Intensive Care Nursing

これならわかる
ICU看護

大事な
ポイント、全部
みせます！

編著 道又元裕

オールカラー

照林社

■編集

道又元裕	Critical Care Reserch Institute（CCRI）代表

■執筆（五十音順）

赤間幸江	東北医科薬科大学病院 ICU/集中ケア認定看護師
大久保美香	東海大学医学部付属病院/集中ケア認定看護師
尾野敏明	東海大学看護師キャリア支援センター/集中ケア認定看護師
清水　祐	国立大学法人千葉大学大学院/集中ケア認定看護師
高橋悠葵	秋田県立病院機構秋田県立循環器・脳脊髄センター HCU 主任/集中ケア認定看護師
長尾　工	榊原記念病院 ICU/集中ケア認定看護師
中村紀子	近江八幡市立総合医療センター/集中ケア認定看護師
濱野　繁	杏林大学医学部付属病院 ICU/集中ケア認定看護師
原田愛子	国立循環器病研究センター PICU/NICU/GCU 副看護師長/集中ケア認定看護師
平敷好史	那覇市立病院集中治療室主任/集中ケア認定看護師
増居洋介	北九州市立医療センター看護部看護管理室/集中ケア認定看護師
町田裕子	千葉市立海浜病院 ICU 病棟/集中ケア認定看護師
松田勇輔	杏林大学医学部付属病院 SICU 副主任/集中ケア認定看護師
道又元裕	Critical Care Reserch Institute（CCRI）代表
諸見里勝	那覇市立病院呼吸器内科病棟主任/集中ケア認定看護師
山田剛史	小倉記念病院看護部 ICU/集中ケア認定看護師

はじめに

　ICU（インテンシブケアユニット）は、外科系・内科系を問わず、呼吸・循環・代謝・脳神経系などの重篤な臓器不全に対して、強力かつ集中的な治療とケアを行うことで臓器機能を回復させ、重症患者の救命を優先した集中治療（インテンシブケア）を行う場です。その場で看護を提供することをICU看護と呼びます。急性重症状態にある、いわゆるクリティカル（重篤）な患者の呼吸・循環・代謝管理を中心とした全身管理を多種の先端医療機器の活用のもとで行っている場で、集中的かつ高密度な看護ケアを提供するのがICU看護の特徴です。

　ICUでは、過大侵襲によって重度の急性機能障害の状態にある患者の障害を最小限にとどめながら、早期に回復させるために、看護師や医師をはじめとする多職種によるチーム医療が展開されています。なかでも、患者の最も傍にいて、最も密接にかかわりながらモニタリング、アセスメント、濃厚なケアを実践しているのがICUの看護師です。クリティカルな状態にあるICUの患者に、日々絶え間なく濃密かつベストな看護を提供するためには、幅広く深い学びを継続することが力となります。

　かつて、ICUへ配属される看護師は、それなりの看護経験を持っていることが要件となっていました。しかし、今は、基礎教育を終えたばかりの新卒看護師の方々がICUへ配置となることも当たり前になっています。

　ICUで看護師経験をスタートする新人看護師の方々は、臨床実践のなかで、学生時代には学習・経験する機会が少なかったクリティカルケア看護にかかわる多くの専門知識とスキルを習得することになります。その学びのプロセスに、わかりやすく解説された入門書があれば、きっと大きな助けになることでしょう。そこで、これからICU看護に携わる、また、携わって間もない看護師の方々にとって役立つ指南書が欲しいというリクエストにお応えすべく編集したのが、本書です。

　本書は、さまざまな施設のICUで指導者として活躍している集中ケアの認定看護師の方々が中心となって執筆してくださいました。難解なショックから呼吸、循環、脳神経、輸液、栄養、血液浄化、薬剤、ポジショニング、早期離床、感染管理、画像の見方など、ICUでの看護をはじめるに際して、はずすことのできない基本的な知識と技術についてわかりやすく解説しています。

　本書を活用しながら、ICUでの看護が好きになって、ICUでステキな看護を展開してくれる看護師の方々が一人でも増えてくれることを願っています。

2018年3月

道又元裕

CONTENTS

総論 ICUナース必須の知識 「ショック」の理解 … 道又元裕　2

概要
ショックは心肺停止に次ぐ重症病態 … 8
ショックは「機序」によって分類される … 10

病態の理解
血液分布異常性ショック … 13
循環血液量減少性ショック … 19
心原性ショック … 23
心外閉塞・拘束性ショック … 26

① 呼吸モニタリング … 増居洋介　28

基礎知識
呼吸は「換気」と「ガス交換」に分けて考える … 28

観察ポイントとケア
SpO_2：異常を早期に見抜くため「100%にしない」 … 30
E_TCO_2：「換気の異常」とその原因を鋭敏に反映する … 35

② 酸素投与 … 濱野　繁　42

基礎知識
酸素投与は、循環が維持されている場合の対症療法 … 42

観察ポイントとケア
デバイスは、必要な酸素濃度、F_IO_2、加湿を考えて選ぶ … 46
高流量システムは、厳密な酸素濃度管理が可能 … 48
低流量システムでは、厳密な酸素濃度管理が難しい … 51

③ 人工呼吸管理 … 中村紀子　56

基礎知識
人工呼吸器もNPPVも「生命維持装置」である … 56

観察ポイントとケア

人工呼吸器：基本のモードは3つだけ ・・・・・・・・・・・・・・・・・・・・・・・ 60
NPPV：換気補助を行うモードは3つだけ ・・・・・・・・・・・・・・・・・・ 67
人工呼吸管理中は「ABCDE バンドル」に沿ってケアする ・・・・・・・・ 71

④ 人工呼吸器離脱 ・・・・・・・・・・・・・・・・・・・・・・・・ 諸見里勝　74

基礎知識

人工呼吸器離脱：現在の主流は「SBT」 ・・・・・・・・・・・・・・・・・・・・ 74

観察ポイントとケア

離脱の進め方：常に再挿管のリスクを念頭に置く ・・・・・・・・・・・・・・ 76

⑤ 循環モニタリング ・・・・・・・・・・・・・・・・・・・・ 山田剛史　86

基礎知識

循環は、前負荷、心収縮力、心拍数、後負荷からなる ・・・・・・・・・・・ 86

観察ポイントとケア

心電図：モニターは大まかに、12誘導は詳細に心臓をみる ・・・・・・・ 87
動脈圧：観血的動脈圧モニターでは血圧変動をみる ・・・・・・・・・・・・ 90
血行動態：フロートラック センサー併用なら低侵襲 ・・・・・・・・・・・・ 95
心機能：フォレスター分類はスワンガンツカテーテルで評価 ・・・・・・ 98

⑥ 補助循環 ・・・・・・・・・・・・・・・・・・・・・・・・・・・・・・・・ 長尾 工　102

基礎知識

IABP や PCPS は、循環器薬が効かなくなった場合に用いる ・・・・・・ 102

観察ポイントとケア

IABP は「大動脈圧」をコントロールして心臓を補助する ・・・・・・・・ 103
PCPS は「流量」をサポートすることで心臓を補助する ・・・・・・・・・ 109
ECMO は「肺を休める」ために用いる ・・・・・・・・・・・・・・・・・・・・・ 112

⑦ ペーシング　原田愛子　116

基礎知識
ペーシングの対象となるのは徐脈性不整脈 ･･････････････････････････ 116

観察ポイントとケア
恒久的ペースメーカー：心タンポナーデと感染を見逃さない ････････ 123
一時的ペースメーカー：位置異常による機能不全を防ぐ ･･･････････ 124
CRT（心臓再同期療法）：心不全の悪化徴候を見逃さない ･･･････････ 125
経皮的ペーシング：急変時すみやかに使えるようにしておく ･･･････ 126

⑧ 輸血・輸液管理　大久保美香　128

基礎知識
輸血は血漿の補填、輸液は血漿以外の体液維持が目的 ･･･････････････ 128

観察ポイントとケア
輸血：バイタルサイン変化と呼吸困難に注意 ･･････････････････････ 131
輸液：輸液過剰によって生じる心不全症状に注意 ･･････････････････ 134

⑨ 血液浄化　道又元裕　138

基礎知識
血液浄化は「濃度の差」「圧力」によって腎機能を代替する ･････････ 138

観察ポイントとケア
血液透析（HD）：頭痛の出現に注意して観察 ･･･････････････････････ 140
持続的血液濾過透析（CHDF）：臓器からの出血に注意して観察 ･･････ 142

⑩ 薬剤投与　濱野 繁　146

基礎知識
効き方によりアゴニストとアンタゴニストに分かれる ･･･････････････ 146

観察ポイントとケア

循環器薬：血圧を維持し、ショックからの離脱を図る・・・・・・・・・149
鎮痛薬：適切に使用して、苦痛を最大限に除去する・・・・・・・・・153
抗凝固薬は、主として DIC の対症療法として用いられる・・・・・・・・・157

⑪ 感染管理 ・・赤間幸江　160

基礎知識

ICU 入室患者に感染が生じると、生命の危機に直結しうる・・・・・・・・・160

観察ポイントとケア

感染に関連する重症病態「敗血症」を理解する・・・・・・・・・168
広域抗菌薬の長期使用は、耐性菌定着や二次感染を招く・・・・・・・・・176

⑫ 代謝管理 ・・町田裕子　178

基礎知識

ICU 患者の多くは血糖・電解質異常をきたしている・・・・・・・・・178

観察ポイントとケア

血糖管理：問題になるのは「高血糖」より「低血糖」・・・・・・・・・182
電解質管理：治療に伴う電解質異常にも注意する・・・・・・・・・184

⑬ 栄養管理 ・・平敷好史　188

基礎知識

重症患者は、筋・脂肪を分解してエネルギーを得ている・・・・・・・・・188

観察ポイントとケア

栄養アセスメント：主観的な評価を軽視してはいけない・・・・・・・・・191
栄養投与：ICU であっても不要な絶食は避ける・・・・・・・・・193
栄養評価：「疾患の改善と比例しているか」をみる・・・・・・・・・198

⑭ 体温管理 …… 清水 祐　200

基礎知識
ICU入室患者には「セットポイント異常」が生じている ……… 200

観察ポイントとケア
体温異常への対応：全身の酸素化と循環維持が最優先 ……… 203
低体温療法：代謝・循環の抑制による弊害に注意 ……… 205

⑮ ドレーン管理 …… 松田勇輔　208

基礎知識
ドレーン排出物の状況から、術後の異常を察知する ……… 208

観察ポイントとケア
胸腔ドレーン：「気泡」「呼吸性変動」に注意して観察 ……… 210
腹腔ドレーン：「どこを監視するか」で挿入部位が異なる ……… 213
脳神経系ドレーン：「わずかな圧変化」が生命危機に直結する ……… 214
「排液の性状」「刺入部」「固定状況」は必ず確認する ……… 216
安全で苦痛ないドレーン管理をしながら、離床を進める ……… 218

⑯ 脳神経モニタリング …… 高橋悠葵　220

基礎知識
脳神経障害は「生命の危機」や「生活機能障害」に直結する ……… 220

観察ポイントとケア
フィジカルアセスメント：意識障害に伴う症状を見抜く ……… 224
ICPモニター：頭蓋内圧をみる際は血圧・脈拍にも注意 ……… 234
BISモニター：RASSも併用して鎮静度をみる ……… 238

⑰ ポジショニングと早期離床 …… 清水 祐　240

基礎知識
侵襲と長期臥床は、患者の全身状態に多大な悪影響を及ぼす ……… 240

観察ポイントとケア
離床の判断：疾患との関連、呼吸・循環への影響を考慮 ･････････ 245
ポジショニング：目的に合う体位を無理なく安全に保持 ･･･････ 247
早期離床：患者を「疲れさせない」よう、安全に施行 ･････････ 250

⑱ 画像の見かた ･････････････････････････････ 尾野敏明　252

基礎知識
ICUでは「ポータブルX線写真」が主流である ･･････････････ 252

観察ポイントとケア
胸部X線写真：肺、心臓と大血管、挿入物の状況がわかる ･････ 253
腹部X線写真：ガス、脂肪組織に接する部位に注目 ･･･････････ 258

資料 ･･ 262
索引 ･･ 266

あわせて知りたい！

虚脱とは　9／サバによるアナフィラキシー？　18／脊髄ショック　18／高齢者のプレショック　22／ショックの種類と「呼吸不全」の現れ方　25／ショックの治療3原則　27／過剰な酸素は毒になる　45／酸素は原疾患治癒までの時間稼ぎ　55／無気肺　55／換気血流比不均等分布　55／経肺圧　58／気管チューブの固定　72／気道加湿　72／カフ圧管理　72／体位変換　72／口腔ケア　73／心筋虚血とST変化　89／動脈圧波形：その他の異常　93／補助循環用ポンプカテーテル　105／補助循環実施中の廃用予防　115／スパイク on T　121／モニターアラーム設定は早期発見がカギ！　127／フィルター交換　145／カテーテル管理　145／体位管理　145／薬剤投与　145／多くの薬剤を限られたルートで投与するための工夫　159／SOFAスコアをみるときに知っておきたい知識　170／CRBSI：観察ポイント　172／CAUTI：ケアのポイント　173／術後の電解質補正はなぜ重要？　180／bacterial translocation　197／プロスタグランジン　202／ICUでの体温測定法　204／低体温療法の流れ　207／サイフォンの原理　209／筋トーヌス　223／ショック体位の効果は一過性　249／ICU-AW　251

Column

最も気をつかう点滴「カテコールアミン製剤」の交換　137／プロバイオティクスとプレバイオティクス　199／改めて胃管について考えよう　219／X線写真は、看護に必要？　261

●本書で紹介しているアセスメント方法や、治療・ケアなどの方法は、各執筆者が臨床例をもとに展開しています。実践により得られた方法を普遍化すべく努力しておりますが、万一、本書の記載内容によって不測の事故等が起こった場合、編者、著者、出版社はその責を負いかねますことをご了承ください。
●本書に記載している薬剤・機器等の選択・使用法などについては、出版時最新のものです。薬剤や機器等の使用にあたっては、個々の添付文書や取扱説明書を参照し、適応や使用法等については常にご留意ください。
●本書に掲載した写真は、臨床例のなかから、患者さん本人・ご家族の同意を得て使用しています。

装丁：大下賢一郎（KENアート事務所）　本文デザイン：糟谷一穂　本文DTP：広研印刷　イラスト：飯山和哉

総論 ICUナース必須の知識
ショックの理解

道又元裕

概要
ショックは心肺停止に次ぐ重症病態

ショックは、全身に起こる急性循環不全のことで、侵襲の程度としては、最も高いレベルにあります（表1）。つまり、ショックは、心肺停止に次いで、患者に加わる侵襲度が高い、ということです。

ショックの病態を理解することは、さまざまな侵襲によって起こる急性疾患や病態を理解するために、大きく役立ちます。なぜなら、ショックのメカニズムは複雑ですが、その変化はダイナミックであるため、病態の特徴をつかみやすいからです。

ショックの病態の特徴がわかれば、ショックに至らない急性病態にある患者アセスメントにもつながります。すなわち、患者の状態悪化を回避したり、可及的すみやかな対応を行ったりすることにもつながる、ということです。

ショックは、急激にホメオスタシスが破綻した状態を指す

■血圧低下＝ショックではない

ショックは、狭義的には「心拍出量の低下と血管の虚脱によって、急激な灌流不全が起こり、細胞レベルの代謝障害と機能不全に至る過程とその状態」と定義づけられます。

表1　侵襲の程度

軽度の侵襲	中程度の侵襲	高度な侵襲
●恐怖 ●寒冷 ●痛み ●疲労 ●麻酔 ●飢餓 ●出血	●低灌流 ●呼吸不全	●敗血症 ●広範囲の組織壊死 ●ショック

侵襲が高度になればなるほど、組織障害のレベルも高くなる

しかし、臨床では「血圧が低下していないけれども、身体内部ではショック状態に陥っている」ケースがたくさんあります。感染性ショック（敗血症性ショック p.14）の初期などが、その代表例です。つまり「ショックは血圧が急激に低下するもの」と理解するのは、厳密には誤りなのです。

そのため、ショックは「重要臓器や細胞、組織の機能の維持に十分な酸素と栄養素を供給するための血液循環が短時間に得られなくなり、種々の異常を伴っていく過程とその状態（症候群）」とする広義的な定義のほうが正しく理解しやすいでしょう。

面蒼白、虚脱、冷汗、脈拍触知不能、呼吸不全といった特徴的な症状（ショックの5P）が観察されます（図1）。

しかし、すべての患者が、一様に、すべての症状を示すわけではありません。なぜなら、ショックに陥る過程の生体反応は、きわめてダイナミックに変動しているからです。

生体が侵襲を受けると、短い時間のなかで、最大限に全身の細胞・組織の生理機能を高めながら、何とか正常を保とうとする機構（代償機転）がはたらきます。

しかし、その機構だけでは正常を保つことができなくなったとき、生体の生理機能がほぼ破綻し、全身がいわゆる虚脱状態となります。これが、ショックです。

つまり、ショックの5Pのうち、1つでも当てはまる症状がみられた場合は、ショックを疑って対応することが大切なのです。

「ショックの5P」は全患者にみられるわけではない

ひとたびショックに陥ると、多くの場合、顔

図1　ショックの5P

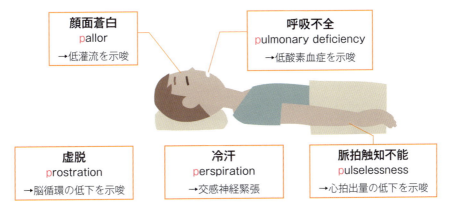

- 顔面蒼白 pallor →低灌流を示唆
- 呼吸不全 pulmonary deficiency →低酸素血症を示唆
- 虚脱 prostration →脳循環の低下を示唆
- 冷汗 perspiration →交感神経緊張
- 脈拍触知不能 pulselessness →心拍出量の低下を示唆

あわせて知りたい！

虚脱とは
- 急激な循環機能の低下によって、正常な判断能力が失われ、極度の無気力となった状態である。
- 身体調整機能（自律神経や運動機能など）の低下によって正常な生活行動がとれない極度に脱力化した状態と考えるとわかりやすい。

概要

ショックは「機序」によって分類される

「循環の規定因子」のいずれかが破綻するとショックとなる

　ショックの分類を考えるうえで基本となっているのが、循環の規定因子です p.86 。

　つまり、血液循環を心臓（心臓のポンプ作用の状態）、血液（循環血液量と性状）、血管（血管抵抗と血管床の量）の3つに分けて考えているのです（図2）。

　「ショックの分類」は、これらの因子のいずれかが異常な状態となり、生体の代償機転が破綻した場合にショックが発生することを示している、といえるでしょう。

対応の基本は「ショックの分類」に沿った循環管理

　ショックは、発症機序、すなわち「循環の規定因子の"どこ"が破綻したのか」によって、血液分布異常性ショック、循環血液量減少性ショック、心原性ショック、心外閉塞・拘束性ショックの4つに大きく分けられます（図3）。この4つの分類のなかに、各分類に該当する要因・原因が盛り込まれています。この分類が用いられるようになったのは、2000年以降のことです。

　従来、ショックの分類は、要因別（血液量減少性、心原性など）と原因別（感染性、アナフィラキシーなど）が混在したものが用いられてきました。しかし、それでは、循環管理を行ううえで不都合が生じたため、現在のような発症機序をふまえた分類が用いられるようになったのです[1]。

図2　循環を規定する因子

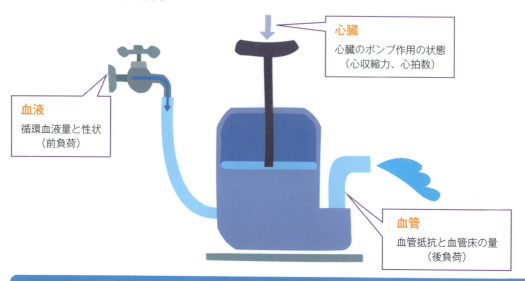

心臓
心臓のポンプ作用の状態
（心収縮力、心拍数）

血液
循環血液量と性状
（前負荷）

血管
血管抵抗と血管床の量
（後負荷）

循環の規定因子を観察するために行うのが「循環モニタリング」 p.86

図3 ショックの分類と主な原因

血液分布異常性ショック（distributive shock）

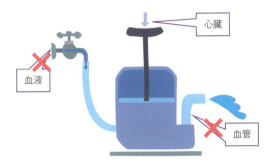

〈主な原因〉
- 感染性ショック（septic shock）
- アナフィラキシーショック（anaphylactic shock）
- 神経原性ショック（neurogenic shock）

循環血液量減少性ショック（oligemic shock）

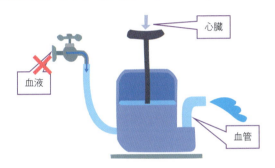

〈主な原因〉
- 出血性ショック（hemorrhagic shock）
- 体液喪失（fluid depletion）

心原性ショック（cardiogenic shock）

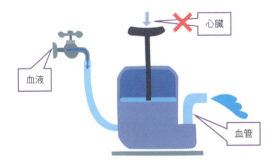

〈主な原因〉
- 心筋性（myopathic）
  ：心筋梗塞、拡張型心筋症
- 機械性（mechanical）
  ：僧帽弁閉鎖不全症、心室瘤、心室中隔欠損症、大動脈弁狭窄症
- 不整脈（arrhythmia）

心外閉塞・拘束性ショック（extracardiac obstructive shock）

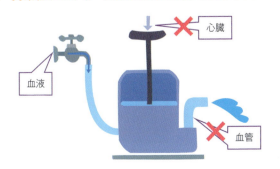

〈主な原因〉
- 心タンポナーデ（pericardial tamponade）
- 収縮性心膜炎（constrictive pericarditis）
- 重症肺塞栓症（massive pulmonary embolism）
- 緊張性気胸（tension pneumothorax）

ショックの重症度は「ショックスコア」で評価できる

ひとたびショック状態に陥ると、多くの患者は、循環系、組織の血液還流、代謝系、中枢神経系に著しい異常をきたします。そのため、これらの項目をスコア化し、ショックの重症度を評価するショックスコアを用いることがあります(表2)[2]。

しかし、これらのパラメーターは、ショックの種類によって若干異なるため、それぞれの特徴を大まかに理解しておく必要があります(表3)。

表2 ショックスコア

項目＼スコア	0	1	2	3
収縮期血圧：BP（mmHg）	100≦BP	80≦BP＜100	60≦BP＜80	BP＜60
脈拍数：PR（回/分）	PR≦100	100＜PR≦120	120＜PR≦140	140＜PR
Base excess：BE（mEq/L）	－5≦BE≦＋5	＋5＜BE≦＋10／－5＞BE≧－10	＋10＜BE≦＋15／－10＞BE≧－15	＋15＜BE／－15＞BE
尿量：UV（mL/時）	50≦UV	25≦UV＜50	0＜UV＜25	0
意識状態	清明	興奮～軽度の応答遅延	著明な応答遅延	昏睡

判断指標
- 5点以上がショック（点数が高いほど重症度が高い）
- 11点以上が重篤

Ogawa R, Fujita T. A scoring for a quantitative evaluation of shock. *J Surg* 1982；12（2）：122-125.

表3 ショックの分類別・パラメーターの特徴

↑ 上昇　↓ 低下　→ 不変

	心原性ショック	循環血液量減少性ショック	血液分布異常性ショック	心外閉塞・拘束性ショック
皮膚温	↓	↓	→	↓
収縮期血圧	↓	↓	↓	↓
脈拍数	↓→↑	↑	↑↓	↑↓
尿量	↓	↓	↓	↓
中心静脈圧	↑	↓	↑↓	↑
ヘマトクリット	→	↓	→	→
PaO_2	↓	↓	↓	↓
$PaCO_2$	↑	↑	↑	↑↓

奥寺敬：重症度診断とトリアージ．矢崎義雄 監修，磯部光章 編，ショックの臨床，医薬ジャーナル社，東京，2002：85-92．より引用

病態の理解

血液分布異常性ショック

血液分布異常性ショックには、感染性ショック（敗血症性ショック）、アナフィラキシーショック、神経原性ショックなどが含まれます。

本来なら、末梢血管を収縮させることで循環を維持すべき状態（交感神経優位）なのに、末梢血管が拡張してしまう（副交感神経優位）ことで、血液分布に異常をきたし、相対的に循環血液量が不足する状態のことです。

副交感神経が優位になるため、冷汗や蒼白を伴わないことがあり、アセスメント時には特に注意が必要です。

血液分布量の異常は、末梢血管拡張によって生じる

血液分布異常性ショックは、循環の維持に必要な血液量、すなわち循環血液量が相対的に不足した状態を意味します。

末梢血管拡張は、血管拡張作用を有するケミカルメディエーター（ヒスタミン、プロスタグランジンE_2、NOなどの化学伝達物質）によって起こります。そして、ここに、血管透過性亢進の発生・進行が加わると、循環血液量の絶対量が不足することになるのです。

でも、なぜ、循環血液量の相対的不足のことを「血液分布異常」と呼ぶのでしょうか。

血液分布量の割合の異常を補いきれなくなると、血圧が低下する

通常、動脈と静脈の血液分布量は、動脈血：静脈血＝2～3：8～7の割合となっています。循環血液量を100％とすると、およそ、肺循環量15％、毛細血管循環量5％、静脈循環量70％、動脈循環量10％という割合です（図4）。

しかし、何らかの原因により、どこかの血管が過拡張すると、血液分布量も変化します。

■現在の循環血液量では不足した血液量を補えなくなると、血圧低下が生じる

動脈が拡張した場合、拡張した量に相当する血液が不足します。この場合、不足分を補填するのは静脈血です。静脈血によって補填できる程度であれば、多くの場合、それほど血圧は低下しません。しかし、静脈が拡張した場合、それを補填するのは動脈血ですから、血圧が低下

図4　循環血液量の分布

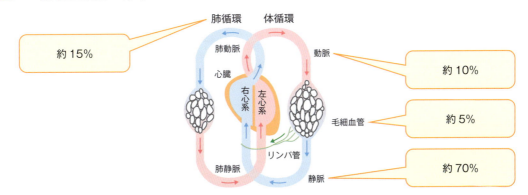

しやすくなります。

そして、不足の程度が大きくなり、拡張した量に相当する循環血液量が得られない（補填されない）状況になると、血圧低下が生じてしまうのです。

敗血症性ショック
：初期は見かけ上、循環が保たれる

敗血症は「感染症によって重篤な臓器障害が引き起こされる状態」です。ICUでは「感染症が疑われ、SOFA総スコア2点以上の急上昇」があれば、敗血症と診断されます p.168。

敗血症性ショックは、敗血症の一分症であり、「急性循環不全により細胞障害および代謝異常が重度となり、死亡率を増加させる可能性のある状態」と新たに定義されました。診断基準は「適切な輸液負荷にもかかわらず、平均血圧≧65mmHgを維持するために循環作動薬を必要とし、かつ血清乳酸値＞2mmol/L（18mg/dL）を認める場合」とされています。

敗血症性ショックの病態は複雑で、いまだ明らかになっていないことも少なくありません。

しかし、血行動態的に、他のショックとは違った過程をたどるのが特徴です。

通常、ショックに陥ると、循環の虚脱が起こって血圧が急激に低下しますが、敗血症性ショックの場合、warm shock（ウォームショック）とcold shock（コールドショック）という相反する様相を呈するのです。

■敗血症性ショックの初期：
warm shockは代償機転によるもの

①循環：心拍出量・血圧は正常

敗血症性ショックの場合、初期には高循環動態（hyperdynamic state）を示します。心拍出量は正常かむしろ増大しており、末梢血管の虚脱はあるものの、見かけ上、血圧は正常な範囲にあります。この時期をwarm shockと呼び、多くの場合、末梢の皮膚が温かくポカポカとした状態となります。これは、感染によって、局所から血管を拡張させるケミカルメディエーターが多く分泌されることによって起こります（図5）。

②呼吸：呼吸促迫、呼吸性アルカローシス

このとき、生体内では、組織への酸素供給機能が種々の要因で低下しています。その結果、

図5　warm shockの機序

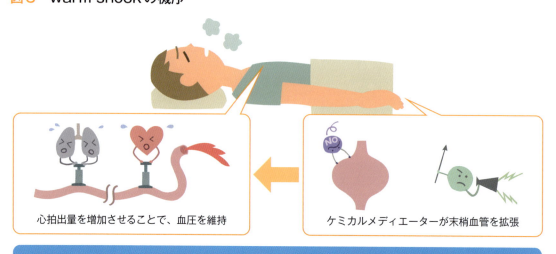

心拍出量を増加させることで、血圧を維持　　ケミカルメディエーターが末梢血管を拡張

warm shockによる高心拍出量の状態は、長くは続かない。
最終的に心機能が低下し、cold shockに移行する

嫌気性代謝が進行して徐々にアシドーシスに傾くため、それを代償するために呼吸促迫となり、呼吸性アルカローシスの状態となることがあります（図6）。

このような状態は、生体が代償機転を最大限に発揮していることを意味します。しかし、代償機転による反応も、そう長くは続きません。適切な対応を逃すと、患者は容易に不可逆的ともいえるcold shockへと陥ってしまうのです。

③その他：発熱、消化器症状、意識障害

感染が存在する場合、発熱（弛張熱やひどいシバリング）、細菌やその毒素などに反応して起こる消化器症状（消化管運動の抑制による腹痛、腹部膨満など）は、危機的状態へ向かっていることを意味する重要なサインとしてとらえるべきです。せん妄様の意識障害を併発することも少なくありません。

ただし、高齢者では、warm shockの時期に体温が低下することもあります。これは、加齢に伴う恒常性保持機能の低下によって熱産生が低下することや、副腎機能の低下によって交感神経緊張が起こりにくく、血管拡張が起こった際に体血管を保持するための代償機転が低下していることから、拡張した末梢血管からの熱放散が高まることなどによります。

また、鎮静下では交感神経が抑制されるため、体血管抵抗が減弱して末梢からの熱放散が高まり、体温が低下しやすくなります（図7）。

図6　敗血症による酸塩基平衡の変化

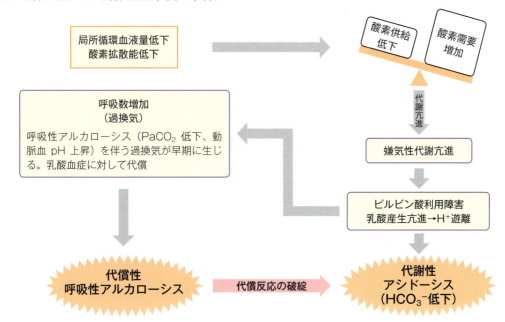

図7　warm shockなのに体温低下が生じる機序

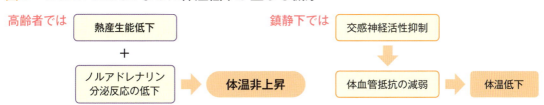

■敗血症性ショックの悪化：cold shock は代償しきれなくなった状態

病態が進展・悪化すると、最終的には心拍出量と血圧が低下するcold shock となります。

warm shockの状態のときは、血管拡張物質（NOなど）によって血管は過剰な拡張状態にあります。しかし、血管内皮細胞傷害が進むと、血管収縮作用に転じて後負荷が増大するため、最大限の代償機転を保ってきた心臓の収縮力が低下してしまいます。その結果、四肢末梢の循環障害が顕著になり、末梢冷感が出現するのです（図8）。

一般に、約6〜10時間でwarm shockからcold shockへ進展するといわれています。この過程で、血管内皮細胞傷害に起因するDIC（disseminated intravascular coagulation：播種性血管内凝固症候群）を発症することが多いともいわれています。

■敗血症性ショックの治療原則は「6時間以内のEGDT」

治療原則は、早期から積極的な治療を行って不可逆的ショックを防ぐこと、そして、カテコールアミン（血管収縮物質など）が効かない状態になっても効果のある薬剤を用いることです。

回復が遅れ、末梢循環が悪い状態が長く続くと、末梢血管が緊張を維持できずに拡張してしまいます。そうすると、カテコールアミンを投与しても反応が悪く、治療効果が期待できなくなってしまいます。

図8　cold shockの機序

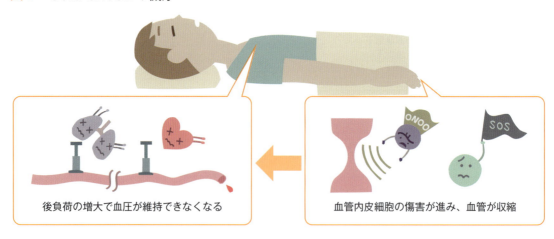

後負荷の増大で血圧が維持できなくなる

血管内皮細胞の傷害が進み、血管が収縮

表4　敗血症性ショックの治療：EGDTの具体例

- 細胞外液を用いた初期輸液30mL/kg以上
- 複合的モニタリング
- 平均血圧（MAP）≧65mmHg
- 尿量≧0.5mL/kg/時
- $ScvO_2$（中心静脈血酸素飽和度）[※1]≧70％ または $S\bar{v}O_2$（混合静脈血酸素飽和度）[※2]≧65％

乳酸値の正常化を目標に

[※1] $ScvO_2$（中心静脈血酸素飽和度）：酸素需給バランス（酸素の運搬と消費の関係）を示す指標で、心拍出量・ヘモグロビン・動脈血酸素飽和度・酸素消費量の4要素によって規定される。70％以上であれば酸素需給バランス安定と考えられるが、過剰に高い場合は、敗血症性ショックなど、組織レベルで酸素を取り込めない状態を示唆する。

[※2] $S\bar{v}O_2$（混合静脈血酸素飽和度）：大静脈血・下大静脈血・冠静脈血が混じり合った血液の酸素飽和度のことで、$ScvO_2$とよく相関することが知られている p.113。

敗血症性ショックと判断されたら、6時間以内を目標にする治療（early goal-directed therapy：EGDT、表4）が推奨されます。輸液と昇圧薬（ノルアドレナリン、バソプレシンなど）をいかに適切に投与するかが鍵とされています p.149。

アナフィラキシーショック：最も警戒すべきは「浮腫」

■アナフィラキシーショックは、短時間に生じる「抗原抗体反応」

アナフィラキシーは、何らかの抗原（薬物や食物など）によって感作された生体が、再びその抗原にさらされたとき、肥満細胞や好塩基球に固着した抗体と反応することで生じる抗原抗体反応です。

この反応には、IgE抗体と、抗原抗体反応によって生じたアナフィラトキシン（anaphylatoxin）が関与しています。

その結果、細胞からヒスタミンなどのケミカルメディエーターが放出され、短時間のうちに急激な症状を引き起こすのです。

■最も注意すべきは、喉頭浮腫による気道閉塞

アナフィラキシーによる抗原抗体反応は、炎症反応と同様に、血管拡張、血管透過性亢進をきたします。痒み、口内異常感、口唇のしびれ、のどが詰まった感じなどから始まり、やがて、眼瞼や顔の浮腫、息苦しさなどが出現します。さらに進行すると、主に静脈系が著しく拡張して相対的循環血液量減少に陥り、ショックへと進みます（図9）。

特に重要なのが、急激な血管透過性亢進によって生じる喉頭浮腫に伴う気道閉塞です。

■いったん軽快しても、症状が再燃することもある

アナフィラキシーショックの患者のうち、数％は二相性（二峰性）の経過をたどるといわれています。つまり、一度、症状が治まった後に、再度症状が現れることがあるのです。

そのため、初期反応後、少なくとも12～24時間は経過観察（厳重注意）が必要です。

2度目の症状は、多くの場合、初期反応の1～8時間後に出現しますが、78時間後に出現することもあります。症状の強さはさまざまですが、死亡例も報告されています。

図9　アナフィラキシーショックの症状

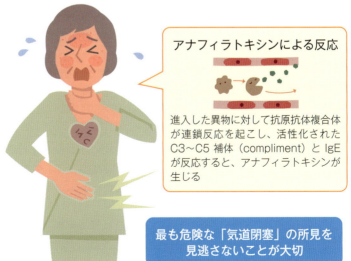

初期症状は…
痒み、口内異常感、口唇のしびれ、のどが詰まった感じ　など

進行すると…
浮腫（眼瞼、顔）、息苦しさ（喉頭浮腫による気道閉塞）

さらに進行すると…
相対的な循環血液量減少（浮腫に伴う）→ショック

アナフィラトキシンによる反応
進入した異物に対して抗原抗体複合体が連鎖反応を起こし、活性化されたC3～C5補体（compliment）とIgEが反応すると、アナフィラトキシンが生じる

最も危険な「気道閉塞」の所見を見逃さないことが大切

■アナフィラキシーショックの治療原則は「気道閉塞を起こさない」こと

治療としては、気道確保、酸素投与、アドレナリン筋肉注射が行われます（表5）。

最も重要なポイントは、喉頭浮腫に起因する気道閉塞を防ぐことです。呼吸困難に至ると致死的な状態となるので、1分1秒を争う迅速な対応が必要となります。

アドレナリン筋肉注射を選択する理由は、静脈路確保がなされていない場合も多いこと、皮下注射よりも吸収が速いことです。

なお、遷延性や二相性の後半の反応を予防するためにステロイドを用いることがあります。しかし、ステロイドが効きはじめる時間は、アドレナリンよりも圧倒的に遅いため、ステロイドよりアドレナリンを優先します。

神経原性ショック：四肢冷感は出現しないことが多い

■神経原性ショックと診断するには「出血性ショックの否定」が必要

神経原性ショックは、上位胸椎より高位の脊髄が損傷され、自律神経系が失調したことによって末梢血管が弛緩し、血圧が低下するものです。血圧低下や徐脈が生じるものの、多くの場合、四肢末梢の皮膚は温かく乾燥しています。

外傷に伴うショックなので、まず、出血性ショックを否定することが前提となります。

■神経原性ショックの治療では「血管収縮薬」を用いる

神経原性ショックの場合、輸液の効果は少なく、血管収縮薬が有効です。徐脈がみられる場合は、副交感神経遮断薬（アトロピン）が用いられます。

多くの場合、血圧は24～48時間で回復します。

表5　アナフィラキシーショックの治療

- 気道確保
- 酸素吸入
- アドレナリン0.3mg（1回量）を筋肉注射
  ：ボスミン®1アンプル1mL（1mg）＋生理食塩液9mL＝トータル10mLに希釈し、初回量3mLを筋肉注射
- 場合により、ステロイド投与を実施

あわせて知りたい！

サバによるアナフィラキシー？
- サバを食べた場合、アナフィラキシー様の症状が出現することがある。この場合、抗ヒスタミン薬やステロイドで十分に対応できることが多い。
- この症状は、サバがヒスタミンを多量に含んでいるために生じたものであり、生体内の肥満細胞を介して引き起こされたわけではないためである。

脊髄ショック
- 「神経原性ショック」と「脊髄ショック（spinal shock）」は別物である。
- 脊髄ショックは、横断性の脊髄損傷に伴う神経症状で、傷害レベル以下の弛緩性麻痺（筋トーヌスすなわち筋緊張の低下）、感覚脱失、尿閉からなる。
- 脊髄ショックの場合、脊髄反射（深部腱反射と表在反射）は一過性に消失するが、数週間後から徐々に回復する。同時に、筋トーヌスが亢進し、痙性麻痺に移行する。

病態の理解

循環血液量減少性ショック

循環血液量減少性ショックには、出血性ショックと体液喪失によるショック（熱傷ショック）が含まれます。

循環血液量減少性ショックは、最もポピュラーな病態

循環血液量減少性ショックは、循環血液量が直接的に減少した結果、心室に還流する血液量が低下し、左室拡張終末期圧低下、左室充満圧低下が生じる病態です。

つまり、このショックは「血圧を低下させるほどの出血・失血などによる循環血液量減少（前負荷の低下）が起こっている」ことを意味します。

循環血液量が減少すると、生体は末梢を締めて中枢を守る

循環血液量が減少していくということは、心室を充満するだけの体液が減少することを意味します。心拍出量が低下し、血圧も低下するのは、そのためです。

そこで生体は、交感神経を刺激してカテコールアミンの分泌を亢進させ、心収縮力増大と心拍数増加、末梢血管の収縮・抵抗増大を図ることで代償しようとします。一方、末梢組織では、血流量が減じることによって、腎血流も低下し、尿量が低下してきます。

循環血液量減少と血圧低下が著しいショック状態の場合における体液・電解質の代償機転について図10にまとめます。

図10　体液・電解質の代償機転

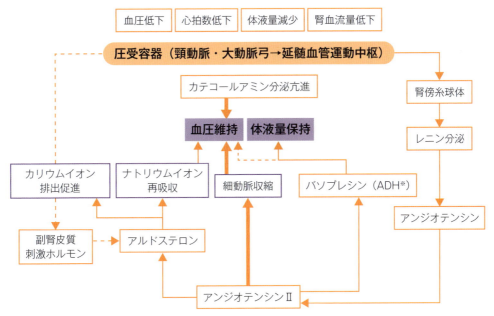

※　ADH（antidiuretic hormone）：利尿ホルモン

出血性ショック：著しい血圧低下を示すのは、ごく一部

■しばらくの間は、細胞外液が血管内に移動することで循環血液量を代償する

出血性ショックの場合、図10に示した体液・電解質の代償機転に加えて、特有の細胞外液代償機転がはたらきます p.143 。出血によって血管内の体液が減少してしばらくすると、血管外の細胞外液（組織間液）の一部が、血管内との浸透圧の均衡を保とうとして、血管内に移動するのです。

これは、血液検査データ（ヘマトクリット値）をみると、よくわかります。ヘマトクリット値は、初期には低下しませんが、組織間液が血管内へ移動しはじめると相対的に低下するからです（図11）。しかし、この代償機転も、長くは続きません。出血性ショックが遷延すると、組織の低酸素と血液の酸性化の道をたどることになります。

■1L（1,000mL）を超える出血がないと、血圧低下は生じない

出血が起きたからといって、すべての患者が、すぐさま著しい血圧低下をきたし、ショックに陥るわけではありません。生体は、約1L（1,000mL）以内の出血であれば、循環血液量が減少しても末梢血管を収縮することで末梢血管抵抗を上昇させ、血圧を維持するためです。

表6に出血量とショックの関係を表したショック指数を示します。ショック指数1.0で約1,000mLの出血があると推定できます。

図11　出血性ショックにみられる細胞外液代償機転

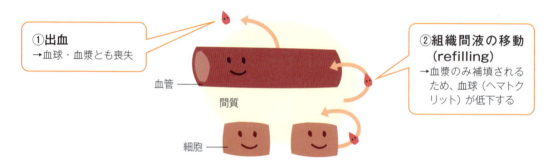

表6　ショック指数

ショック指数	0.5	1.0	1.5	2.0
脈拍数（回/分）	60	100	120	120
収縮期血圧（mmHg）	120	100	80	60
出血量（%）	0	10～30	30～50	50～70

計算式
- ショック指数＝心拍数/収縮期血圧
- 正常：0.5以下

判断指標
- 軽症：0.5～1.0
- 中等症：1.0～1.5
- 重症：1.5～2.0
- 最重症：2.0以上

奥寺敬：重症度診断とトリアージ．矢崎義雄監修，磯部光章編，ショックの臨床．医薬ジャーナル社，東京，2002：85-92．より引用

■バイタルサインより「顔色」「会話」から得られる情報が多い

出血性ショックの場合、通常は、交感神経の緊張が起こり、心拍数を増加させて組織への酸素運搬を正常化しようとします（吐血だと、血圧が低下しても嘔吐反射＝迷走神経反射によって徐脈になることもある）。

つまり、定量的計測から得られたバイタルサインからは、一見、日常となんら変わりないように判断してしまいがちです。

そこで、見逃してはならないのが眼瞼結膜と顔色の変化です。末梢血管が収縮すると、顔色が白っぽく（蒼白）なることが多いためです。

また、会話でチェックできる精神的不安の発現や、軽いめまい、軽度の冷汗なども、出血性ショックを示唆する重要なサインとなることを知っておきましょう。

■出血性ショックの治療は輸液・輸血が鍵

出血性ショックの治療原則は「失った循環血液量を補うこと」です。

細胞外液製剤（乳酸リンゲル液、酢酸リンゲル液）、代用血漿剤（ヘスパンダー®、低分子デキストラン）、輸血（加熱人血漿、新鮮凍結血漿）投与が行われます p.128。

体液喪失によるショック：血液濃縮・血管抵抗の上昇が特徴的

体液喪失によるショックのうち、ここでは、代表的な熱傷ショックについて解説します。

熱傷ショックは、いわゆる低容量性ショック（hypovolemic shock）です。同類の出血性ショックとの違いは、受傷直後に異常な血液濃縮と末梢血管収縮による著しい全身血管抵抗の上昇がみられることです。

また、気道熱傷が併存すると重度の呼吸障害が加わるため、予後はきわめて不良です。

■熱傷ショックでは、創部の浮腫により循環血液量が減少する

熱傷受傷初期は、局所から種々の炎症性メディエーター（ヒスタミンなど）が産生されます。そのため、損傷部と辺縁組織の毛細血管の透過性は、受傷直後から亢進し、血漿成分が血管外へ移行し、浮腫が生じます（図12）。

Ⅱ度以上の熱傷が広範囲（20～30％以上）に及ぶと、それらの反応が全身に及びます。そして、重症化すると熱傷性ショックに陥ることになるのです。

図12　熱傷による浮腫の機序

毛細血管の透過性亢進
- 血漿成分（ナトリウム、タンパク）が血管外へ移行
- 非機能的細胞外液が貯留
  ＝浮腫

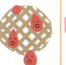

血管透過性の正常化
- 浮腫内の非機能的細胞外液が血管内へ戻る
- 大量の利尿
  →肺うっ血・心不全・肺水腫の危険

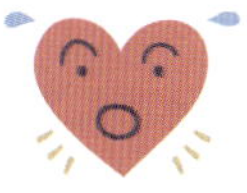

毛細血管透過性の亢進は、6～8時間後がピークで、12時間後には正常化する

■熱傷ショック治療の鍵は、大量輸液とその後の利尿

熱傷ショックに対しては、血球成分以外の血管内体液の減少による低心拍出量と急性腎傷害（acute kidney injury：AKI）の回避を主目的に、乳酸リンゲル液による大量の輸液投与（Parkland方式、表7）が必要となります。

受傷24〜48時間後、血管透過性亢進が消退して適正な尿量も得られ、急性腎傷害を合併することなくショック期を離脱すると、浮腫から大量の非機能的細胞外液がリンパ管を介して循環系に戻り（refilling現象）、大量の利尿が起こります（利尿期）。この時期に、急激なre-filling（再分配）が生じると容量過多となり、容易に肺うっ血、心不全、肺水腫を合併します。

また、ショック（低心拍出量）からの離脱とともに、徐々に基礎代謝量が亢進し、心拍出量が約1.5〜2倍になります。

表7　Parkland方式（Baxterの方式）

計算式
4（mL）×熱傷面積（%）×体重（kg）
- 受傷後8時間で半量を、16時間で半量を投与する
- バイタルサインの安定化と時間尿量0.5〜1.0mL/kgとなるように調整していく

あわせて知りたい！

高齢者のプレショック

- 通常、ショックは「急激に発症」するものである。しかし、臨床では、プレショック（ショックには至っていないが、進行するとショックに陥る状態）がある。
- プレショックも、急激に起こる場合が多いが、緩徐に進行することもある。これは、高齢患者などに比較的多くみられる状態である。

①高齢者は加齢による変化の影響を受ける
- 高齢者は、基本的にストレスへの抵抗力やホメオスタシス機能が低下している。
- その反面、高齢者の場合、発症の時期や病因・進行の機序が不明であったり、多元的であったりするため、疾病に対する反応もはっきりしないことのほうが多く、自覚症状もきわめて乏しい。
- 上記の結果、症状が見過ごされ、重症化や合併症を引き起こすことも少なくない。

②高齢者は脱水傾向にある
- 高齢者は、若年者と比べて細胞外液量こそ大きく低下していないが、細胞内液量は低下している（p.129）。したがって、日常的に細胞内脱水の傾向にある。
- 加えて、腎機能や心肺機能も低下しているため、尿の濃縮能も低く、尿量も少なめで、循環血液量の減少に対する神経反応（心拍数を増加させるなど）も鈍い。
- 知覚鈍麻があることも多く、痛みの発現も緩やかになってしまうことも少なくない。
- 上記から、高齢者は、出血が起こっていても顕在化しにくく、感染を起こしても体温が上昇するとは限らず、ショックの発見が遅れる可能性がある。

病態の理解

心原性ショック

心原性ショックは、心筋梗塞、僧帽弁閉鎖不全症（重症型）、不整脈などの場合に起こります。急激に心臓ポンプ機能不全に陥った場合に起こる病態で、左室ポンプ機能を喪失すると、高度の急性循環不全をきたします。

左室は「全身へ血液を送り出す」循環の要である

心原性ショックの原因疾患として、最も代表的なのが急性心筋梗塞です。ここでは、左室の急性心筋梗塞を例にとって考えてみましょう。

■ **左室の機能不全は、結果的に、心筋虚血の部位を拡大させる**

心筋虚血によって左室ポンプ機能低下が生じると、左室の駆出率（EF：ejection fraction）が低下し、心拍出量の低下が起こります。それとともに大動脈圧が低下した結果、冠動脈の還流圧も低下し、さらに心筋虚血が拡大してしまいます。

■ **左室の機能不全は、後負荷だけでなく、最終的に前負荷まで増大させてしまう**

心拍出量が低下すると、さまざまな代償機転がはたらきはじめます。

特に重要なのは、交感神経が過度に緊張し、内因性カテコールアミン（アドレナリン、ノルアドレナリン）の分泌が亢進することです（図13）。アドレナリンは心収縮力の増大・心拍数増加を、ノルアドレナリンは細動脈（抵抗血管）を収縮させ、心拍出量低下と血圧低下を食い止めようとします。

しかし、細動脈の収縮は、左室の駆出に悪影響を及ぼします。その状況下で、心拍出量の低下がさらに持続すると、前負荷までもが増大してしまうのです。

図13　内因性カテコールアミンのはたらき

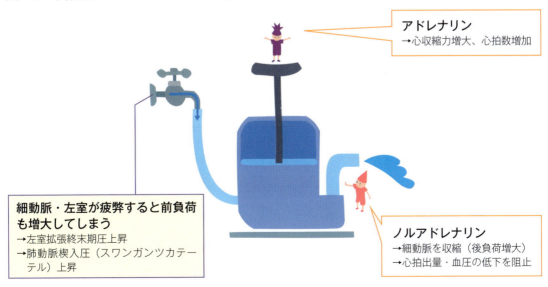

前負荷が増大すると、肺動脈楔入圧（PAWP：pulmonary artery wedge pressure）が上昇します。PAWP 35mmHg以上の上昇は、血管内の体液を漏出させ、心原性の肺水腫に進展・悪化する可能性が高くなります。それに伴い、時間経過とともに中心静脈圧（CVP：central venous pressure）も上昇します。

なお、心拍出量の低下と細動脈の収縮は、末梢組織の血流と酸素運搬を阻害するため、尿量低下を招き、組織では低酸素症、血液は酸性に傾く（アシドーシス）ことになります。

心原性ショックの重症度は身体所見からも評価できる

心原性ショックと心外閉塞・拘束性ショック（後述）の重症度は、一般的に、スワンガンツカテーテルから得られるデータに基づくフォレスター分類によって評価します p.98。

しかし、最近では、2003年に提唱されたノーリア-スティーブンソン分類が活用される場合が多くなっています（図14）。厳密にいうと、この分類は心不全の病態分類であり、心原性ショックの分類ではありませんが、非侵襲的なので臨床の場において有用とされています。ただし、評価には熟練を要します。

■「起座呼吸」は心原性ショックを疑う大事なサイン

代償しきれない左心不全では、一般に、肺うっ血からの呼吸困難感、咳嗽、血痰が認められ、短時間に血圧低下が生じてショック状態となります。

しかし、病態が比較的徐々に進行していく場合には、左心不全であれ右心不全であれ、静水圧（中心静脈圧）が上昇してうっ血状態となります。その際、程度の差こそあれ、患者は呼吸困難感を覚えます。

肺うっ血の前兆としては、やはり起座呼吸が

図14　ノーリア-スティーブンソン分類

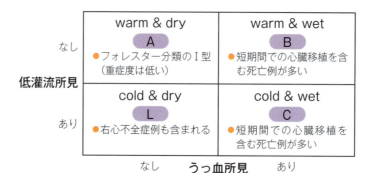

低灌流所見（前方障害）
脈圧<25％、四肢冷感、傾眠、低ナトリウム血症、腎機能悪化
→warmかcoldで評価

うっ血所見（後方障害）
起座呼吸、頸静脈圧上昇、浮腫、腹水、肝頸静脈逆流
→wetかdryで評価

Nohria A, Tsang SW, Fang JC, et al. Clinical assessment identifies hemodynamic profiles that predict outcomes in patients admitted with heart failure. J Am Coll Cardiol 2003；41：1797-1804.

一般的です。これは、うっ血状態を少しでも軽減するために、静水圧を低下させようとして起座位をとるためです（図15）。

したがって、患者が「仰向けより座っていたほうが何となく呼吸が楽」と訴えた場合や、妙に咳き込んだりすることが多くなった場合は要注意です。そんなときには、ただちに呼吸音と呼吸回数をチェックすることが重要です。

■ CRT遷延の有無、冷汗や消化器症状も忘れずに確認する

意外と重要なのが、ブランチテスト、すなわち爪部圧迫による末梢血管再充満時間（CRT：capillary refilling time）の測定です。爪床を5秒間圧迫し、2秒以内に再充満すれば正常ですが、何らかの循環障害が起こっていると3秒以上遷延します。爪床が圧迫困難な場合は、手背部や足底部、前額部を用いて測定することもできます。

末梢循環不全の症状として、冷汗がみられる場合もあります。

また、循環不全によって生じたうっ血が消化管に及んだ場合には、消化管浮腫が起こります。その結果、嘔気などの迷走神経反射を主とする消化器症状を伴うこともあります。

■ 心原性ショックの治療は、過剰な輸液を避けることが大切

心原性ショックの治療としては、乳酸リンゲル液＋ドブタミン・ドパミン投与が行われます。利尿薬・血管拡張薬・ドブタミン・ドパミンを投与することもあります。

図15　肺うっ血の患者が起座呼吸となる理由

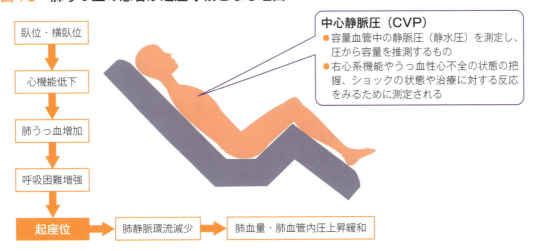

あわせて知りたい！

ショックの種類と「呼吸不全」の現れ方

- アナフィラキシーショック以外では、急激に呼吸不全状態になることは少ない。
- しかし、心拍出量が低下し、組織への酸素供給が急激に障害された場合には、それを反映して最終的にPaO_2は低下する（PaO_2が60Torrからの低下速度は急激である）。
- 一方、$PaCO_2$は、ショックの初期ではむしろ一過性に低下（不変のこともある）した後、上昇していくことが多い。

病態の理解

心外閉塞・拘束性ショック

心外閉塞・拘束性ショックは「心臓以外」が原因で生じる

　心外閉塞・拘束性ショックは、心タンポナーデ、自然気胸、肺塞栓や、重度の心外膜炎などに伴って発生するショックです。

　心臓の周辺で器質的あるいは機能的に障害が生じ、心拍出量が十分に得られない場合に起こります(表8)。

　　　　　　　＊

　ショックが起こる可能性を常に念頭におかなければならないケースは、痛みがあって鎮痛薬を投与している場合、循環血液量減少に対して相応の輸液やタンパク製剤を投与している場合、血圧低下に対して昇圧薬を投与している場合、尿量確保のために利尿薬を投与している場合など、さまざまです。

　これらのケースでは、治療やケアによって「ショックにならないようにしている」反面、行った治療やケアによって「病態の進行が修飾・マスクされている」こともあります。したがって、治療やケアによって患者がどのように変化したかを適切に評価することが不可欠です。

　ショックについて深く知ることは、患者に忍び寄ってくる侵襲と、患者が細胞レベルから訴えている異常を、いち早く察知する手がかりになることでしょう。

表8　心外閉塞・拘束性ショックの代表的な原因疾患

心タンポナーデ	● 血圧低下、脈圧低下、頸動脈怒張、中心静脈圧上昇 　→ショック ● 心臓腔に血液などの体液が貯留し、心臓ポンプ機能が低下 ● 心拍出量低下、静脈還流低下 ● 代表的な原因は、心筋梗塞
肺塞栓	● 血圧低下、呼吸困難、チアノーゼ、失神発作 　→ショック ● 血栓による肺動脈の閉塞・狭窄 　→急性呼吸不全 ● 右室後負荷の増大 　→心拍出量低下、機能不全
自然気胸 (緊張性気胸)	● 患側の呼吸音消失、頻呼吸、胸郭運動低下、胸痛、血圧低下 ● 肺胞が破れて流入した空気が貯留し、縦隔偏位・心臓圧迫 　→心停止 ● 人工呼吸器装着中、中心静脈カテーテル挿入時の誤穿刺、胸部外傷などが代表的な原因

【文献】
1) 小川道雄，齋藤英昭編：臨床侵襲学．へるす出版，東京，1998.
2) 相川直樹，青木克憲編：クリティカルケア SIRS・ショック・MODS．医学書院，東京，2001.
3) 矢崎義雄 監修，磯部光章 編：ショックの臨床．医薬ジャーナル社，東京，2002.

> **あわせて知りたい！**

ショックの治療3原則

①頻脈や徐脈に基づく低血圧
- 輸液や昇圧薬を使用する前に、頻脈や徐脈を制御するための治療が優先される。
- 血管内脱水が起こっているかどうかわからない状態での輸液処置は尚早で、まずは頻脈・徐脈を制御することが重要である。

②循環血液量減少性の低血圧
- 昇圧薬より輸液（細胞外液）が優先される。
- 代謝経路は異なるものの、乳酸リンゲル液（ラクテック®D）や酢酸リンゲル液（ヴィーン®F）などが用いられる。

③循環血液量が正常な心ポンプ障害時
- 過剰な輸液は避け、血管収縮薬・昇圧薬で対処する。なぜなら、心不全の状態で輸液を行うと、水をドレナージできず、輸液過多（オーバーローディング）の状態となり、心不全の悪化・肺うっ血をきたすためである。
- まずは強心薬のドブタミンやドパミンといった心臓をサポートする薬剤の投与を優先する必要がある。

*

- 以下（表）に、ショックの種類に応じた対応の違いをまとめる。

表　各種ショック時の輸液・薬剤

出血性ショック	● 細胞外液製剤：乳酸リンゲル液、酢酸リンゲル液500mL ● 代用血漿剤：ヘスパンダー®、低分子デキストラン ● 血漿製剤：加熱人血漿・新鮮凍結血漿
心原性ショック	● 乳酸リンゲル液＋ドブタミン・ドパミン ● 利尿薬・血管拡張薬・ドブタミン・ドパミン
敗血症性ショック	● 細胞外液製剤：乳酸リンゲル液 ● ノルアドレナリン
アナフィラキシーショック	● 乳酸リンゲル液 ● アドレナリン
神経原性ショック	● 乳酸リンゲル液・酢酸リンゲル液 ● 硫酸アトロピン・イソプロテレノール

1 呼吸モニタリング

増居洋介

> 基礎知識
> 呼吸の異常は「換気」と「ガス交換」に分けて考える

POINT 1
呼吸モニタリングでは
「酸素と二酸化炭素」をみている

　重症患者を収容するICUでは、全身状態の把握や評価のために、さまざまなモニタリング（監視）がされています。呼吸モニタリングも、その1つです。

　呼吸モニタリングでは、呼吸の「何」をモニタリングできるのでしょうか。

▶酸素と二酸化炭素のやりとりが「呼吸」

　呼吸は、酸素を体内に取り込み、組織で生じた二酸化炭素を体外に吐き出すことです（図1）。

　自発呼吸では、呼吸中枢からの司令を受けて呼吸筋が収縮すると、胸腔が陰圧となり、肺にガスが入ります（＝吸気）。逆に、呼吸筋が弛緩すると、胸郭や肺が弾性によって縮み、ガスが出ていきます（＝呼気）。この、肺へのガスの出入りを換気といいます。ちなみに、人工呼吸では、主にこの換気（吸気のみ）を補助・代

図1　呼吸のメカニズム：換気とガス交換

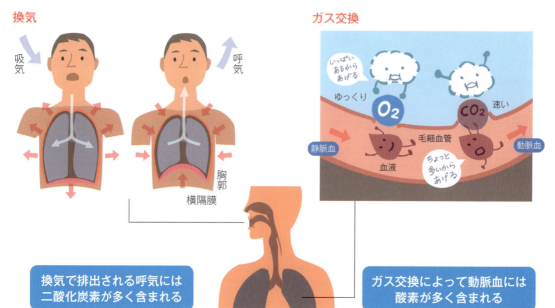

換気で排出される呼気には二酸化炭素が多く含まれる

ガス交換によって動脈血には酸素が多く含まれる

行しています。

そして、肺に取り込まれたガスは、肺胞と毛細血管との間で生じる拡散という現象によって、酸素と二酸化炭素が交換されます。これをガス交換といいます。

▶換気は二酸化炭素、ガス交換は酸素でみる

呼吸モニタリングでみているのは、換気とガス交換です。

ガス交換は、主に酸素の値でみます。なぜなら、酸素は、ガス交換によって血液（動脈血）に取り入れられ、動脈をとおって全身へ流れていくからです。

一方、換気は、主に二酸化炭素の値でみます。なぜなら、換気によって全身の組織から血液（静脈血）で回収された二酸化炭素が、呼気として排出されているからです。肺胞での換気量が多いと二酸化炭素は減少し、肺胞での換気量が少ないと二酸化炭素は増加します。

また、ガス交換には肺の血流も関係しているので、循環も併せて評価しています。

▶呼吸モニタリングの目的は「呼吸器系の異常」の把握

呼吸モニタリングの目的は、生命を営むために必要な「換気」と「ガス交換」そして「循環」を系統的に確認し、患者の病態把握や異常の早期発見をすること、といえます。

POINT 2
なるべく非侵襲的で連続測定可能な方法を選択する

「換気」や「ガス交換」に障害をきたしている患者、または、その可能性のある患者が、モニタリングの適応となります。そのため、呼吸のモニタリングでは、非侵襲的で連続測定が可能な方法が選択されます（表1）。

表1　呼吸モニタリングの方法一覧

「酸素」をモニタリングするもの

パルスオキシメーター（SpO_2をみる）

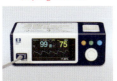

N-BSJ ベッドサイドSpO_2ペイシェントモニタリングシステム（コヴィディエン ジャパン）

経皮ガスモニター（$tcPO_2$をみる）

TCM5 Flex（ラジオメーター）

- 額や指先にセンサーを装着して測定
  →侵襲なし、連続測定可能である
- SpO_2は経皮酸素飽和度、$tcPO_2$は経皮酸素分圧を示しており、現している「もの」が異なる
  →酸素飽和度（SpO_2）は100%が上限であるため、酸素分圧（$tcPO_2$）が高値を示すときには、高酸素血症の評価はできない

「二酸化炭素」をモニタリングするもの

カプノメーター（$EtCO_2$をみる）

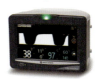

呼気炭酸ガスモニタ OLG-3800 cap TEN（日本光電工業）

経皮ガスモニター（$tcPCO_2$をみる）

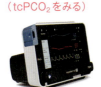

TCM5 Flex（アイ・エム・アイ）

- 呼吸器回路や指先にセンサーを装着して測定
  →侵襲なし、連続測定可能である
- $EtCO_2$は呼気終末二酸化炭素分圧、$tcPCO_2$は経皮二酸化炭素分圧を示しており「測定できる状況」が異なる
  →$EtCO_2$は、基本的に気管挿管された患者に有用だが、気管チューブがない、エアリークがある、1回換気量の少ない小児、高頻度振動（high frequency oscillation：HFO）では正しく測定できない
  →$tcPCO_2$は、センサーが取り付けられれば、どのような状況でも測定できる

「酸素」も「二酸化炭素」もモニタリングするもの

血液ガス分析

- 動脈血・静脈血を採取して測定
  →侵襲あり、連続測定不可能

観察ポイントとケア①

SpO_2：異常を早期に見抜くため「100%にしない」

POINT 1
SpO_2は「低酸素かどうか」を見抜くもの

　パルスオキシメーターは、経皮的に動脈血酸素飽和度（saturation of pulse-oximetory oxygen：SpO_2）を連続測定する機器です。SpO_2がわかれば、酸素解離曲線を利用して動脈血酸素分圧（partial pressure of arterial oxygen：PaO_2）を推測できるため、呼吸管理を必要とする患者に頻用されています。

▶パルスオキシメーターは「光の透過状況」でSpO_2を測定する（図2）

　パルスオキシメーターは、発光部から波長の異なる2種類の光（赤色光：660nm、赤外光：940nm）を出し、体を通過した透過光を受光部で感知して、SpO_2を推測しています。2種類の光を用いるのは「血液中のヘモグロビンの性質」をうまく利用するためです。

　酸化ヘモグロビン（酸素化されたヘモグロビン）は、赤色光を吸収しにくく、赤外光をよく吸収します。逆に、還元ヘモグロビン（酸素化されていないヘモグロビン）は、赤外光を吸収しにくく、赤色光をよく吸収します。つまり、SpO_2は、光の通過状況から「動脈血中に含まれている酸化ヘモグロビンの割合（%）」を酸素飽和度として示しているのです。

▶パルスオキシメーターは「拍動」で動脈血の値を抽出している

　皮下には、動脈だけでなく静脈も存在しています。そのため、パルスオキシメーターは、静脈や組織に由来する非拍動成分を除去し、動脈の拍動成分だけを抽出して測定しています。

図2　SpO_2測定のしくみ

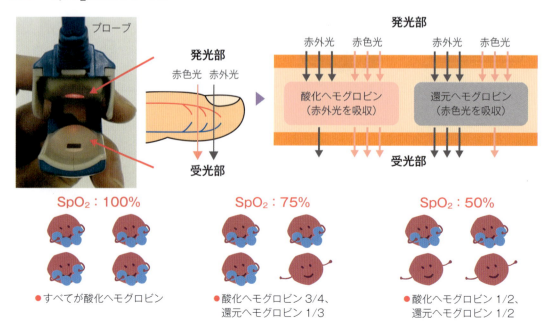

POINT 2
SpO₂の測定値は「光」と「体動」に影響される

パルスオキシメーターでの測定は、経皮的であるがゆえに、誤差が生じがちです。SpO₂の測定に影響を与える因子や、その特徴を理解しておくことが重要です（表2）。

SpO₂が測定できない場合や数値が安定しない場合、まずは、プローブの装着不良がないか、確認してください（図3）。患者の体動によってプローブが外れかかっていたり、発光部と受光部がずれていたりすることは、よくあります。

それでも解決できない場合は、患者の状態が悪化していることも考えられます。

表2　SpO₂の測定に影響を与える因子

プローブの装着不良
例：プローブが外れかかっている、発光部と受光部が直線的でない、発光部と受光部が逆　など
- 信頼性低下または測定不能となる（機器を正しく使えていないため）

末梢循環不全
例：ショック、センサーの固定がきつすぎる、血圧測定など
- 測定不能または信頼性低下となる（脈波が減弱するため）

患者の体動
例：安静を保てない、シバリング、新生児　など
- 測定値の信頼性が低下または測定不能となる（静脈血や組織由来の信号が混入するため）

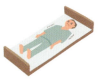

爪の色と形状
例：マニキュア、ネイルアート、爪の変形　など
- 測定の誤差が生じる可能性がある（光の透過性が阻害される可能性があるため）

外部光
例：日光、蛍光灯の光　など
- 信頼性が低下する場合がある（受光部に外部光が入り込む可能性があるため）

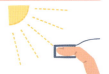

色素製剤の投与
例：メチレンブルー、インドシアニングリーン、インジゴカルミン
- 測定値が低下する（光の透過性が変わるため）

図3　プローブの装着位置

 よい装着位置

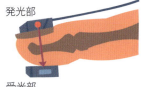
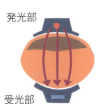

✕ 悪い装着位置

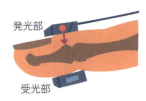
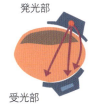

1 呼吸モニタリング

POINT 3
酸素解離曲線を用いるとSpO₂からPaO₂を推定できる

酸素解離曲線の構成は、縦軸がSO₂（≒SaO₂：動脈血の酸素飽和度）、横軸がPO₂（≒PaO₂：動脈血の酸素分圧）となっています。

SaO₂は「動脈血中ヘモグロビンのうち酸素と結合しているヘモグロビンの割合」を示す値です。一方、PaO₂は「血中にどれだけの酸素が溶け込んで圧をかけているか」を示す値です。

臨床では、SpO₂の値を酸素解離曲線（図4）のSO₂と仮定して、PaO₂を予測していますが、実際には、若干の誤差があります。

▶SpO₂解釈時の注意
①誤差の理由

第1の理由は「SpO₂≠SO₂」だからです。SpO₂は経皮的な酸素飽和度ですから、表2 p.31 のような影響を受けて測定誤差が生じ、SaO₂（動脈血中の酸素飽和度）とのずれが生じるのです。

図4 酸素解離曲線

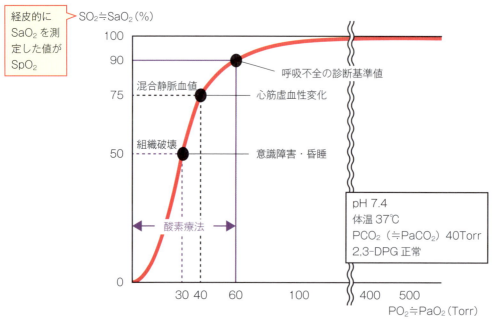

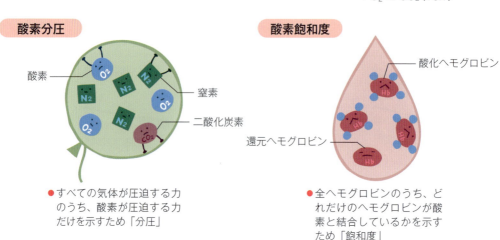

第2の理由は「基準とされる酸素解離曲線は、血液のpH7.4、体温37℃、二酸化炭素分圧（PCO_2）40Torrという条件で成立しているから」です。したがって、温度、PCO_2、pHなどが変化すれば、酸素解離曲線が左右に移動（偏移）し、勾配（傾き方）が変化します（図5）。したがって、SpO_2からPaO_2を予測するときは、これらの因子を考慮する必要があるのです。

②SpO_2 100%はよくない

　SpO_2「100%」は大変危険です。PaO_2が200Torrでも500TorrでもSpO_2は100%を示すので、患者の状態が悪化しても、早期に発見することができません。また、高濃度酸素投与による肺傷害を招く危険もあります。

　SpO_2の下限値をモニタリングすることは重要ですが、上限値にも注意を配る必要があります。よって、アラーム設定では、上限100%、下限90～92%程度とします。

③貧血状態にあるときは、SpO_2が基準値でも安心できない

　ヘモグロビンには、4つの酸素が結合しています。SpO_2はヘモグロビンに結合している酸素の割合を表しています。

　しかし、貧血状態にある場合には、ヘモグロ

図5　酸素解離曲線の左右への移動（偏移）

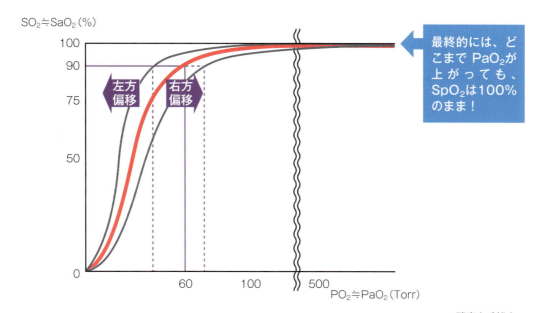

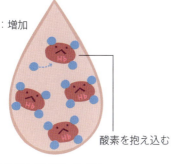

左方偏移
- O_2とHbの親和性：増加
- pH：上昇
- 体温：低下
- PCO_2：低下
- 2,3-DPG：低下

●基準となる酸素解離曲線と同じPaO_2でも、SpO_2は高くなる（O_2をHbが抱え込みやすい）

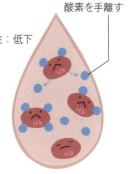

右方偏移
- O_2とHbの親和性：低下
- pH：低下
- 体温：上昇
- PCO_2：増加
- 2,3-DPG：増加

●基準となる酸素解離曲線と同じPaO_2でも、SpO_2は低くなる（O_2をHbが手放しやすい）

ビンに酸素が結合してSpO₂が基準値を示していても、安心できません。なぜなら、ヘモグロビンの絶対量が少なければ、組織は低酸素の状態になるからです p.42 。

④測定部位によるタイムラグ

パルスオキシメーターは、動脈の拍動を感知しているので、循環の影響を受けます。

測定部位が末梢側（心臓から遠い側）になればなるほど、酸素飽和度の変化がSpO₂に反映されるまでに、タイムラグ（ディレイタイム、遅正解離時間）が生じます。つまり、①前額部、②鼻、③耳朶、④手指、⑤足趾の順に反応が遅くなるのです（図6）。そのため、可能な限り足趾での測定を避けることが望ましいです。

気管吸引後は、測定値表示までのディレイタイムを考慮すると、SpO₂の変化をしばらく観察する必要があります。

▶SpO₂測定時の注意：スキントラブル

同一の部位に一定以上の圧力が長時間加わると、圧迫によるスキントラブルの原因となります。また、光源（ダイオード）の発熱によって、低温熱傷が生じる恐れもあります。よって、定期的に装着する部位を替え、圧迫しすぎないことが大切です。

装着部位の変更方法は、装着するプローブによって異なります。左右でSpO₂の値が異なる患者も多いので、同側の別部位（例：右手の第2指→第3指）で変更するのが望ましいでしょう。

ただし、SpO₂以外の場合は、反対側を選択せざるを得ません。

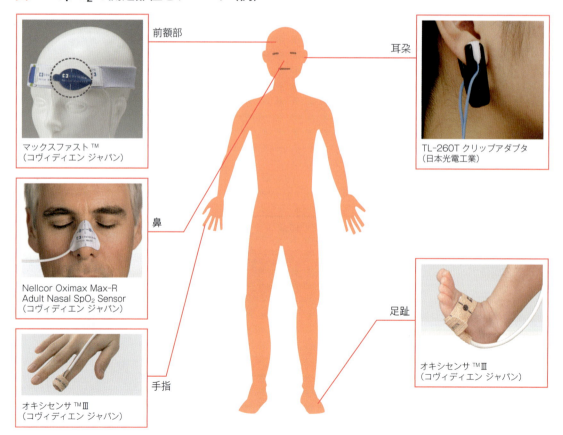

図6　SpO₂の測定部位とプローブ（例）

観察ポイントとケア②

E_TCO_2：「換気の異常」とその原因を鋭敏に反映する

POINT 1
E_TCO_2は「換気できているかどうか」を見抜くもの

カプノメーターは、非侵襲的かつ連続的に、呼気中の二酸化炭素（E_TCO_2［end tidal CO_2］：呼気終末二酸化炭素分圧）をモニタリングする機器です。

測定した二酸化炭素分圧を数値で表したものをカプノメトリー、呼吸の全過程の二酸化炭素分圧を波形で表したものをカプノグラムといいます。

E_TCO_2は、動脈血二酸化炭素分圧（partial pressure of arterial carbon dioxide：$PaCO_2$）の指標として用いられます。通常、E_TCO_2は、$PaCO_2$より2～5mmHg低くなります。

▶カプノメーターは「光の透過状況」で E_TCO_2を測定する（図7）

カプノメーターによる二酸化炭素の測定には、赤外線が用いられています。特定の波長（約4.3μm）の光の吸収率を利用して二酸化炭素の濃度を計測しています。

図7　E_TCO_2測定のしくみ

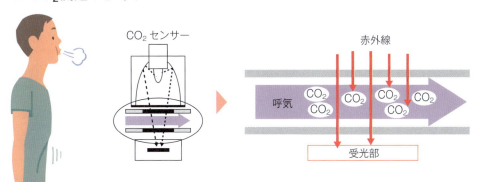

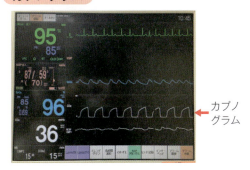

カプノグラム

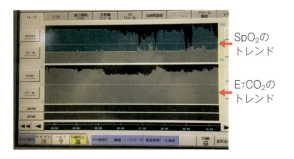

トレンド波形

1 呼吸モニタリング

▶カプノメーターの測定方法は2種類

カプノメーターの測定方法は、呼気ガスのサンプリング方法によって、以下の2種類に分けられます（図8）。それぞれの利点・欠点を理解したうえで、選択・使用する必要があります。

①メインストリーム方式

センサーを人工呼吸器回路に直接接続し、呼気ガスを採取する方法です。センサーをアダプターに装着し、人工呼吸器の回路に挟み込みます。

②サイドストリーム方式

人工呼吸器回路から回路内のガスの一部をサンプリングする方法です。

図8　カプノメーターの測定方法

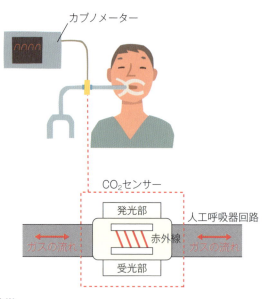
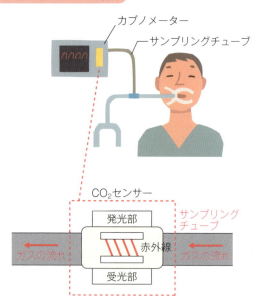

メインストリーム方式

特徴
- 気管挿管：必要（CO_2センサーを人工呼吸器回路に直接接続するため）
- 誤差と校正：誤差は生じにくいが、校正が必要
- 応答時間：早い
- 死腔・抵抗：死腔・抵抗が大きい
- 形状：重い
- 起こりやすいトラブル：エアウェイアダプター内の水滴の影響を受けやすい

サイドストリーム方式

特徴
- 気管挿管：不要（人工呼吸器回路にサンプリングチューブを接続し、呼気の一部を採取するため）
- 誤差と校正：誤差は生じやすいが、校正は不要
- 応答時間：遅い
- 死腔・抵抗：死腔・抵抗は小さい
- 形状：軽い
- 起こりやすいトラブル：水分や気道分泌物による閉塞や、回路内圧低下の可能性がある

---

*1　a-$ADCO_2$（partial pressure of alveolar carbon dioxide：肺胞気動脈血二酸化炭素分圧較差）：全身→肺胞→口元といった「CO_2が体外に出ていく過程での差」を指標としたもの。ちなみに、口元→肺胞→全身といった「O_2が体内に取り込まれる過程での差」を指標としたものがa-ADO_2である。

POINT 2
E_TCO_2 は $PaCO_2$ より少しだけ低い値をとる

E_TCO_2 と $PaCO_2$ は相関関係にありますが、E_TCO_2 のほうが少しだけ低い値をとります。なぜなら、E_TCO_2 は口元で測定されているため、解剖学的死腔の影響を受けて希釈されるからです。そのため、通常、E_TCO_2 は $PaCO_2$ より 2〜5mmHg 低い 値となります。

E_TCO_2 とよく相関する a-$ADCO_2$（肺胞気動脈血二酸化炭素分圧較差）[*1] は、肺胞での換気と血流の障害を鑑別するのに役立ちます。

▶ a-$ADCO_2$ は「肺胞」と「静脈血」の二酸化炭素の差

a-$ADCO_2$ は、$PaCO_2$（動脈血二酸化炭素分圧）と P_ACO_2（partial pressure of alveolar carbon dioxide：肺胞気二酸化炭素分圧）の差を表します（図9）。

心肺機能に問題がなければ、$PaCO_2$ と P_ACO_2 は、ほぼ等しくなります（図9-A）。なお、$PaCO_2$ の指標として E_TCO_2 を用いる場合は「a-$ADCO_2$ ＝ 2〜5mmHg」となります。

▶ E_TCO_2 低下時は a-$ADCO_2$ も開大する

患者の病態や人工呼吸器の異常によって、a-$ADCO_2$ は開大します。

死腔様換気（血流がないため、機能は生きているのに換気に寄与できない肺胞がある状態）だと、ガス交換が行われず P_ACO_2 は「0」となり、a-$ADCO_2$ が著しく開大します（図9-C）。

ただし、シャント様血流（換気できない肺胞はあるが、血流は維持されている状態）だと、肺胞自体の換気が消失しているため E_TCO_2 に影響を与えません（図9-B）。

さまざまな要因が a-$ADCO_2$ に関係するため、実際の血液ガス分析と比較することが大切です。

図9 a-$ADCO_2$ の考え方（換気量4L/分の場合）

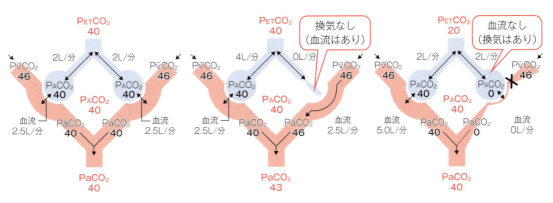

- 肺毛細血管に入ってきた二酸化炭素（$P\bar{v}CO_2$：46）は、肺胞で酸素化される（$PaCO_2$：40）
- 血流はあるが換気のない肺胞があると、その部分は酸素化されない（$PaCO_2$：46のまま）ため、そのぶん、全身の二酸化炭素も高いままとなる
- 換気はあるが血流のない肺胞があると、その部分は酸素化できない（P_ACO_2：0）ため、そのぶん、口元の二酸化炭素も低くなる（$P_{ET}CO_2$：20）

POINT 3
E_TCO_2 は呼吸・循環・代謝・機器の異常を迅速に反映する

E_TCO_2 は、呼吸だけでなく循環や代謝、人工呼吸回路や気道の情報の影響を受けて、短時間で変化を示します（図10）。なぜなら二酸化炭素は、血中に溶けやすく（溶解度は酸素の約24倍）、すみやかに移動する（膜透過性は酸素の約20倍）性質をもつためです。

つまり、E_TCO_2 のモニタリングを行うと、さまざまな変化や異常を早期に発見できるため、人工呼吸管理中には欠かせないモニタリングの1つとなっています。

図10 　E_TCO_2 に影響する因子

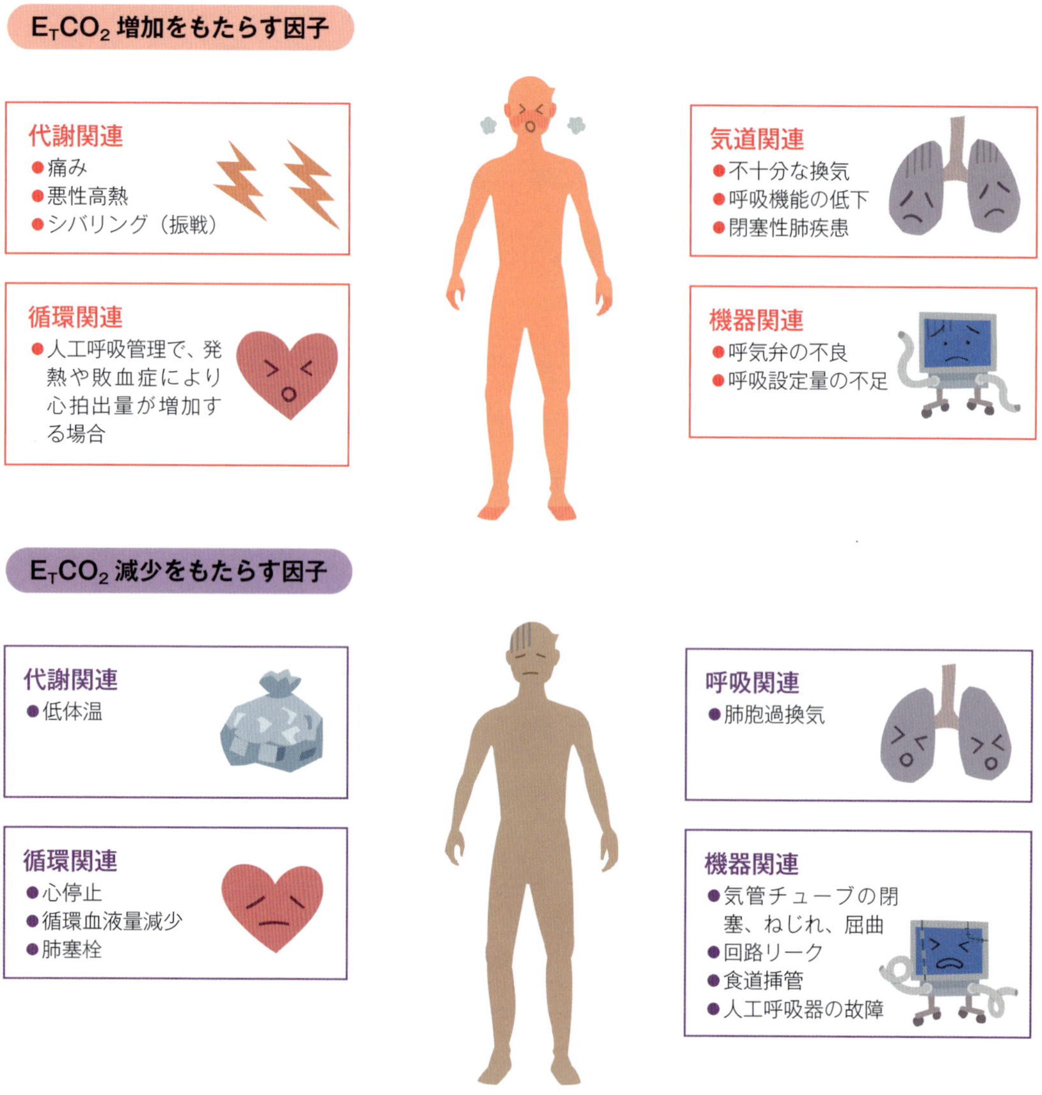

E_TCO_2 増加をもたらす因子

代謝関連
- 痛み
- 悪性高熱
- シバリング（振戦）

循環関連
- 人工呼吸管理で、発熱や敗血症により心拍出量が増加する場合

気道関連
- 不十分な換気
- 呼吸機能の低下
- 閉塞性肺疾患

機器関連
- 呼気弁の不良
- 呼吸設定量の不足

E_TCO_2 減少をもたらす因子

代謝関連
- 低体温

循環関連
- 心停止
- 循環血液量減少
- 肺塞栓

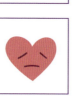

呼吸関連
- 肺胞過換気

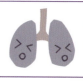

機器関連
- 気管チューブの閉塞、ねじれ、屈曲
- 回路リーク
- 食道挿管
- 人工呼吸器の故障

POINT 4
カプノグラムの変化から「換気の異常」の原因がわかる

カプノグラムの構成は、縦軸が二酸化炭素濃度、横軸が時間となっています。

カプノグラムは、呼吸の全過程（吸気と呼気）における二酸化炭素の変化を示すもので、以下の4相に分かれています（図11）。

▶ **カプノグラムの基本波形**

① 第1相（呼気の始まり）

呼気開始直後には、まず、二酸化炭素がほとんど含まれていない気管チューブや死腔のガスが呼出されます。死腔（解剖学的死腔：口腔、鼻腔、咽頭・喉頭腔、気管、気管支）は、ガス交換には関与しない部分です。そのため、波形はゼロを示します（図11-A）。

② 第2相（呼気上昇相）

死腔のガスがすべて排出されると、二酸化炭素を含む末梢気管支のガスが呼出されます。そのため、二酸化炭素濃度が急上昇し、グラフは急に上がります（図11-B）。

③ 第3相（呼気平坦相）

末梢気管支レベルからのガスがすべて呼出されると、続けて、二酸化炭素を多く含む肺胞のガスが呼出されます。そのため、グラフはほぼ平坦（プラトー）になります（図11-C）。

④ 第4相（吸気相）

呼気が終わると、吸気が始まります。二酸化炭素が急速に低下するため、グラフは急激に下がります（図11-E）。

なお、E_TCO_2は、第3相と第4相の境界（呼気終了点・吸気開始点）の二酸化炭素分圧です（図11-D）。

図11 カプノグラムの基本波形

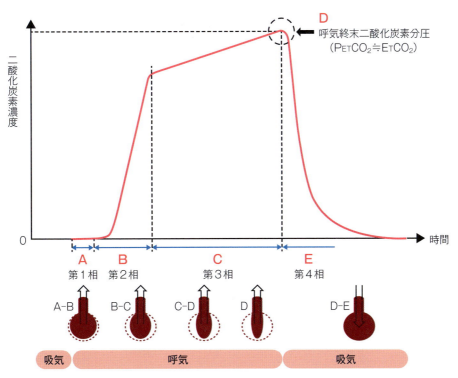

▶カプノグラムの異常波形

カプノグラムは、吸気から呼気に至る全サイクルを波形として表しているため「どの部分で異常が生じているか」で原因を推測することができます(表3)。

> **POINT 5**
> 「換気の異常」の原因はトレンド波形の変化からもわかる

カプノグラムではちょっとした変化しかみえない場合でも、トレンド波形を確認すると、少しずつ変化しているのがわかることがあります。その変化からも、異常の原因を推測することができます。

▶トレンド波形の変化(表4)

トレンド波形は、経時的変化をまとめたものです。

トレンド波形がゆっくり変化しているときは、人工呼吸器の設定(分時換気量、換気回数)、循環動態、体温の確認が必須です。

トレンド波形が「ゆっくり低下」しているときは、換気量の増大(人工呼吸器の設定変更・

表3 カプノグラムの異常波形と考えられる原因

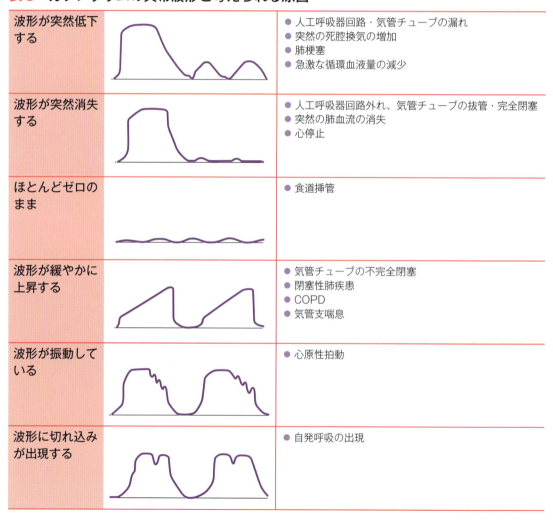

波形が突然低下する		● 人工呼吸器回路・気管チューブの漏れ ● 突然の死腔換気の増加 ● 肺梗塞 ● 急激な循環血液量の減少
波形が突然消失する		● 人工呼吸器回路外れ、気管チューブの抜管・完全閉塞 ● 突然の肺血流の消失 ● 心停止
ほとんどゼロのまま		● 食道挿管
波形が緩やかに上昇する		● 気管チューブの不完全閉塞 ● 閉塞性肺疾患 ● COPD ● 気管支喘息
波形が振動している		● 心原性拍動
波形に切れ込みが出現する		● 自発呼吸の出現

鎮静からの覚醒などが原因となる)や、二酸化炭素産生量の減少(循環抑制や代謝の低下などが原因となる)が考えられるためです。

逆に、トレンド波形が「ゆっくり上昇」しているときは、換気量の低下(人工呼吸器の設定変更・鎮静による換気抑制などが原因となる)や、二酸化炭素産生量の増加(高体温など代謝の亢進が原因となる)が考えられます。

表4 トレンド波形の変化と考えられる原因

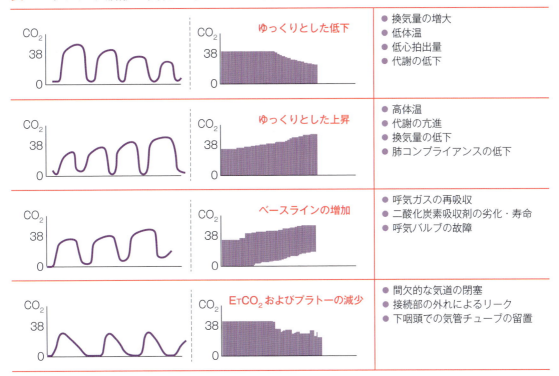

【文献】
1) 大槻勝明：EtCO₂(カプノメータ). 道又元裕, 小谷透, 神津玲 編, 人工呼吸管理実践ガイド. 照林社, 東京, 2009：160-165.
2) 小泉希代子：カプノメータ. 重症患者ケア 2015；4 (1)：12-19.
3) 大槻勝明：SpO₂(パルスオキシメータ). 道又元裕, 小谷透, 神津玲 編, 人工呼吸管理実践ガイド. 照林社, 2009：155-159.
4) 瀬名波栄克：パルスオキシメータ. 重症患者ケア 2015；4 (1)：3-11.
5) 有田孝：呼吸・循環モニタリング. 日本クリティカルケア看護学会 編, 人工呼吸器離脱のための標準テキスト. 学研メディカル秀潤社, 東京, 2015：88-89.
6) 尾頭希代子, 安本和正：パルスオキシメータ. 3学会合同呼吸療法認定士認定委員会 編, 新呼吸療法テキスト. アトムス, 東京, 2012：382-384.
7) 落合亮一：カプノグラフと経皮的ガス・モニター. 3学会合同呼吸療法認定士認定委員会 編, 新呼吸療法テキスト. アトムス, 東京, 2012：385-393.
8) 向後房江：パルスオキシメータ. 重症集中ケア 2016；3 (6・7)：4-10.
9) 中村紀子：カプノメータ. 重症集中ケア 2016；3 (6・7)：11-16.
10) 道又元裕：ICUビジュアルナーシング. 学研メディカル秀潤社, 東京, 2014.
11) 簱智武志, 竹内宗之：呼吸管理のデバイス. 人工呼吸 2017；34 (2)：148-153.

2 酸素投与

濱野　繁

基礎知識
酸素投与は、循環が維持されている場合の対症療法

POINT 1
酸素投与は、適切な循環・ヘモグロビンがある場合に行う

▶酸素がないと、生体を維持する
　エネルギーをつくれない（図1）

　生体は、グルコースをエネルギー源としています。酸素を使って、ミトコンドリアで、グルコースを多くのエネルギー（38個のATP）に変換し、全身の代謝や運動を行っているのです。この際、代謝産物として生じるのは、水と二酸化炭素のみです。

　もし、酸素がなくなると、ミトコンドリアでのエネルギー産生（TCAサイクル）ができず、少しのエネルギー（2個のATP）しか得られません。また、非効率的なエネルギー産生を無理に行った結果、代謝産物として乳酸が生じます。乳酸は、心臓などの限られた組織でしかエネルギーとして使用できず、多量に産生されると生体を酸性に傾けてしまいます。そうしないために、酸素投与を行うわけです。

▶末梢循環が維持されていないと、
　組織に酸素が届かない

　酸素投与を行うにあたって、最も大切なのは「血液が循環している」ことです。

　心肺停止の患者に、酸素だけ投与しても蘇生できません。つまり、末梢循環が維持されていないと、どんなに酸素投与を行っても、組織に酸素は届かないのです。

▶ヘモグロビンが少ないと、
　組織に酸素を届けられない

　ここからは循環が維持されている前提で話を進めていきます。

　肺から血中に入った酸素は、血漿に溶け込んでヘモグロビンに結合します。血中に溶け込んだ酸素量をみるのが「PaO_2（mmHg）」、ヘモグロビンに結合している酸素量をみるのが「SaO_2（%）」です。

　PaO_2は100〜480mmHgと上限がありません。その一方で、SaO_2は100%が最大です。一見、PaO_2が十分だと組織の酸素化も十分であるように感じてしまいますが、違います。ほとんどの酸素は、ヘモグロビン（Hb）によって運ばれているのです（図2）。

　ヘモグロビン値を1g/dL上げるのと同じ効果を酸素投与だけで得るためには、PaO_2を430mmHg上げなければなりません。

　逆に「PaO_2が60mmHg以上ある」「SpO_2（≒SaO_2）が100%」だけで安心してはいけません。ヘモグロビン値が異常に低かったら、ほとんど酸素が運ばれていないことになるためです。

図1　エネルギー産生のしくみ

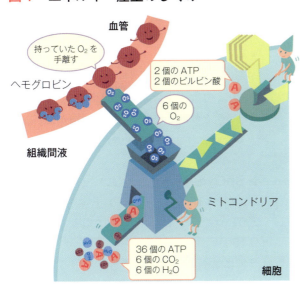

正常なエネルギー代謝（好気呼吸）

ヘモグロビンが運搬した酸素を用いたエネルギー産生（ミトコンドリアによる）
＝
効率がよい

酸素がない場合のエネルギー代謝（嫌気呼吸）

酸素がないと、ミトコンドリアによるエネルギー産生ができない
＝
効率が悪く、不要な物質（乳酸）が生じてしまう

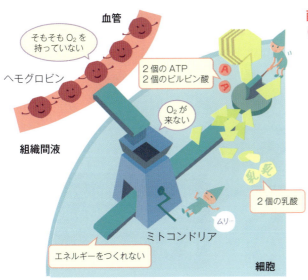

図2　酸素の運ばれ方

血漿中の
　酸素含有量（mL/dL）＝ 0.0031 × PaO_2

　　圧が1mmHgのとき、
　　血液1dLに溶ける酸素の量

Hbの
　酸素含有量（mL/dL）＝ 1.34 × Hb値 × SaO_2

　　血液1dLにHbが1gあるとき、
　　結合できる酸素の量

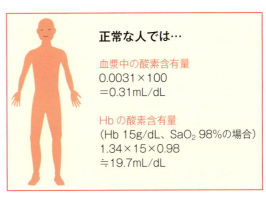

正常な人では…

血漿中の酸素含有量
0.0031 × 100
＝ 0.31mL/dL

Hbの酸素含有量
（Hb 15g/dL、SaO_2 98%の場合）
1.34 × 15 × 0.98
≒ 19.7mL/dL

POINT 2
酸素投与の目的は「治療開始までの時間稼ぎ」でしかない

循環が維持されており、適切なヘモグロビン量があるものの、肺から酸素を取り込めず、ヘモグロビンと酸素が結合できない状態のとき、はじめて酸素投与が役立ちます。

▶ 酸素投与は、あくまで対症療法である

肺障害のある肺であっても、肺の全体が障害されているわけではなく、状態のよい部分と悪い部分が混在しています。そのため、状態のよい部分からはより多くの酸素を吸収させ、状態の悪い部分からも、なんとか酸素を通過させることで、血中により多くの酸素を届け、組織への酸素供給をひとまずしのぎます。このとき「どれくらい血中に酸素を送り込めているか」の指標となるのが PaO_2 値です p.32。

酸素投与によって、疾患がよくなるわけではありません。酸素投与でどうにかこの場をしのいでいる間に、原疾患の治療を行うのです。つまり、酸素投与は、治療のための時間稼ぎでしかないのです。

「酸素濃度を上げたら SpO_2 が上がった。よかった」と油断してしまうと、治療が遅れ、猶予もないということになりかねません。

▶ SpO_2 を100%にしない

SpO_2 は100%以上ありません。PaO_2 が200Torrであっても400Torrであっても、SpO_2 は100%です。

常に SpO_2 を100%で管理していると、肺障害が悪化していることに気づくのが遅れる恐れがあります（図3）。SpO_2 を100%にしないということも大切です。

なお、一般的に「正常な SpO_2 値は96〜98%程度」といわれます。

図3　SpO_2 100%の危険性

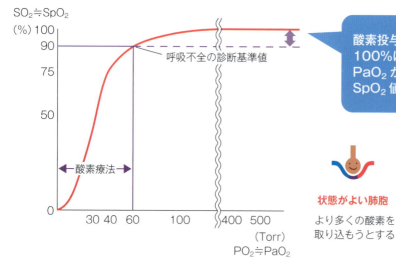

酸素投与によって SpO_2 を100%に維持している場合、PaO_2 が半分以下になっても SpO_2 値に大きな変化は現れない

状態がよい肺胞　より多くの酸素を取り込もうとする

状態が悪い肺胞　可能な限り酸素を取り込もうとする

あわせて知りたい！

過剰な酸素は毒になる

- 本質的に、過剰な酸素は生物にとって有害であり、細胞レベルで障害を引き起こす（図）。酸素も、薬剤と同じように、治療するうえで不可欠なものであるが、あくまでも「必要悪」ととらえ、過剰に投与してはいけない。
- 皆さんは、モニター上「SpO_2 100%だから安心」と感じたことはないだろうか。一般的に正常なSpO_2は96〜98%程度とされており、加齢や慢性的な呼吸器疾患がある患者は、普段からもっと低いSpO_2で生活している。
- 患者背景や治療目標をふまえたうえで、目標酸素飽和度を考えることが、過剰な酸素投与を回避するうえでは必要となる。

図 過剰な酸素による害

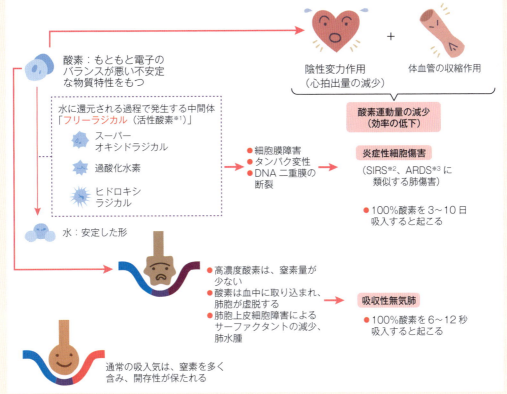

※1 活性酸素：電子バランスが不安定で、他の安定した分子から電子を奪い取ろうとする（＝酸化）性質をもっている酸素のこと。いわゆる「細胞を錆びさせる」性質をもつため、活性酸素を抑制する物質（スカベンジャー）すなわち抗酸化物質の摂取を促す場合もある。
※2 SIRS（systemic inflammatory response syndrome）：全身性炎症反応症候群
※3 ARDS（acute respiratory distress syndrome）：急性呼吸窮迫症候群

2 酸素投与

観察ポイントとケア①
デバイスは必要な酸素濃度、F_IO_2、加湿を考えて選ぶ

POINT 1
酸素投与のデバイスは「高流量」と「低流量」に分かれる

酸素投与のデバイス（装置、器具）は「高流量システム」と「低流量システム」の2つに大きく分かれます（人工呼吸器については、本項では割愛します）。

高流量システムは「設定した酸素濃度を、患者がほぼ確実に吸える」デバイスです。

一方、「外気が混じるため、設定した酸素濃度を確実には吸えない」のが低流量システムです（図4）。

POINT 2
流量は「吸気時間」と「1回換気量」に左右される

ここで、どれくらいの酸素混合気を口元に流せば、患者にねらいどおりの濃度で酸素を届けられるのかを考えてみましょう。

人の生理的な呼吸は、おおよそ「1秒間で吸って（吸気）、1秒間で吐いて（呼気）、1秒間は休む（休止期）」というサイクルを繰り返しています。人工呼吸器の場合、「1分間の呼吸回数×1秒間に吸う量」すなわち分時換気量のぶんだけ酸素混合気を流せばよいのですが、酸素投与デ

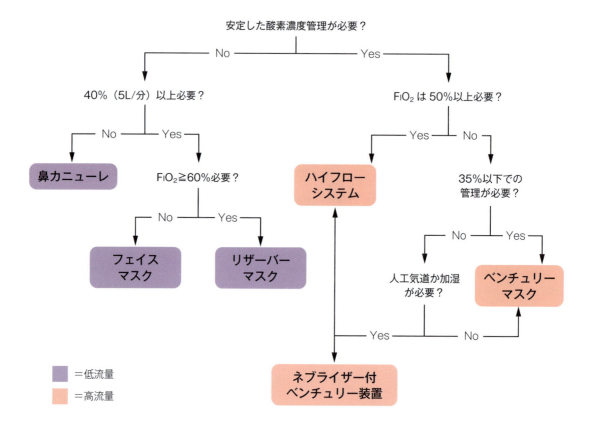

図4　酸素投与のデバイス選択基準

バイスの場合、そうはいきません。

　酸素投与デバイスは、常に、酸素混合気を一定速度で流すことで、患者がいつ呼吸しても「1秒間で吸う量」を吸入できるようにしています。

　しかし、患者の呼吸は、常に一定ではありません。頻呼吸で吸気時間が短縮されている場合や、1回換気量が多い場合、より多くの酸素混合気を流す(設定流量を上げる)必要があります。また、深呼吸をしても、ルームエア(室内空気酸素濃度：21％)が混入した酸素の薄い空気を吸入せずにすむよう、ある程度のゆとりも必要です。

　つまり「患者の吸気をすべて酸素混合気にするために必要な量＝流量」なのです(図5)。この吸気時間と換気量に応じた流量で酸素混合気を流すことができるデバイスが「高流量システム」です。酸素投与デバイスの場合、呼吸回数は関係しないことに注意しましょう。

POINT 3
低酸素症が改善しなければ、早めに陽圧換気を考慮する

　次頁から、ICUで用いられる酸素投与デバイスを紹介していきますが、酸素投与デバイスで行う酸素投与による低酸素症の改善には限界があります。それ以上の改善は、PEEPをかけ、酸素と血流が触れる面積を増やすこと(機能的残気量の増加)が必要になるためです。

　「まだ酸素だけで大丈夫」と限界まで粘ってしまうと、緊急的な気管挿管、人工呼吸器開始となり、患者の余力もなく、医療者も心理的に焦るなど、リスクが増えます。

　必要なFiO_2[*1]が60(60％酸素)を超えてくるようであれば、陽圧換気が必要になるかもしれないということを、医師と看護師が共通認識しておくことが大切です。

図5　酸素流量の考え方

患者が1分間に20回呼吸するときのサイクル

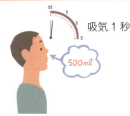 吸気1秒 500mL
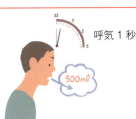 呼気1秒 500mL
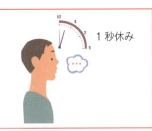 1秒休み

酸素投与デバイスの場合

常にガスを供給し続ける(＝酸素流量)

体重が多いほど増える　　頻呼吸になるほど短くなる

1回換気量(mL) ／ 吸気時間(秒) × 60(秒) ＝ 必要なガス量 ＝ 流量

1秒間に吸うガスの量

上記の患者では…
500mL ／ 1秒 × 60秒 ＝30,000mL/分 ＝ 30L/分

人工呼吸器の場合

吸気時のみガスを供給(＝分時換気量)

呼吸回数(回/分) × 1回換気量(mL) ＝ 必要なガス量 ＝ 分時換気量(L/分)

上記の患者では…
20回/分 × 500mL ＝10,000mL/分 ＝ 10L/分

＊1　酸素濃度の表記は、FiO_2(fraction of inspired oxygen concentration：吸入気酸素濃度)の場合は小数点表記(例：FiO_2 0.4)、投与酸素濃度の場合は整数表記(例：投与酸素濃度40％)とする。

観察ポイントとケア②
高流量システムは、厳密な酸素濃度管理が可能

　高流量システムは、ハイフローシステム、ネブライザー付ベンチュリー装置、ベンチュリーマスクの3つに大きく分けられます。厳密な酸素濃度管理が必要な場合に用いられます。

POINT 1
ハイフローシステムは酸素濃度60％以上に対応

　ハイフローシステム（ネーザルハイフローなど）は、最大60L/分という高流量の酸素混合気を、専用のカニューレから患者に供給するデバイスです（図6）。高濃度の酸素を、高流量で、気管挿管せずに投与できるのが最大の特徴です。

▶ 高流量とするには「ブレンダー」が必要

　ハイフローシステムでは、酸素ブレンダー（圧縮空気式、外気取り込み式）やフロージェネレーター（加温加湿も同時に行うAIRVO 2など）を使用し、高流量の酸素混合気を流します。酸素ブレンダーを用いるため、高濃度の酸素（21～100％）を高流量（最大60L/分）で投与することが可能です。

　圧縮空気を必要としないタイプ（外気取り込み式、AIRVO 2）は、酸素ボンベを用いれば、移動時にも使用できます。ただ、酸素濃度も流量も高い場合は、数分で500Lのボンベを使い切るため、残量をこまめにチェックし、予備のボンベを数本準備する必要があります。

図6　高流量システム①：ハイフローシステム

しくみ（酸素ブレンダーの場合）
- 酸素ブレンダー内で酸素と圧縮空気（または外気）を混合し、加温加湿器で湿度を加えた酸素混合気を患者に投与するシステム
- これまでにない高流量で投与できるのがポイント

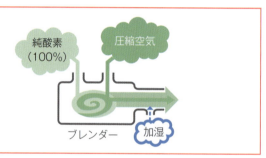

フロージェネレーターを使用する製品（例）

AIRVO 2 加温加湿器搭載型
フロージェネレーター
（フィッシャー&パイケル　ヘルスケア）

酸素ブレンダーを使用する製品（例）

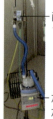
酸素＋圧縮空気式

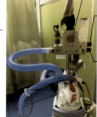
外気取り込み式

▶「カニューレ」で投与するため加湿が重要

ハイフローシステムは、加温加湿をすることで、専用のカニューレ（鼻カニューレ、気管切開チューブ用カニューレ）による高流量酸素投与が可能となります。このうち、鼻カニューレを用いて行う高流量酸素投与のことを、ネーザルハイフローと呼んでいます。

加湿しないと鼻孔粘膜が乾燥し、強い痛みが生じるため、加湿用水は早めに交換します。

▶「嚥下困難」には要注意

ネーザルハイフローは、口腔まで酸素混合気が流れるため、理論上では、口呼吸でも吸入気酸素濃度や加湿が保たれます。鼻カニューレから酸素投与を行うため、経口摂取も可能です。

ただし、口腔が陽圧になるため、嚥下機能が低下している患者では嚥下困難が生じることもあります。

> **POINT 2**
> ネブライザー付ベンチュリー装置で対応できるのは酸素濃度35〜50%

ネブライザー付ベンチュリー装置（図7、表

図7　高流量システム②：ネブライザー付ベンチュリー装置

しくみ
- ベンチュリー効果（管を絞って速い気流を流すと、周りの空気を引き込む仕組み）によって外気を取り込み、高流量（30L/分以上）をつくり出すしくみ
- 酸素濃度は「酸素濃度ダイヤル」で設定（外気取り込み口の大きさを調整し、酸素混合気の酸素濃度を調整する）
- 酸素濃度35%以上で投与できる

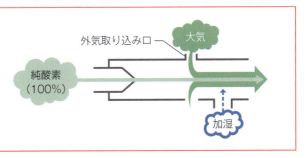

製品（例）

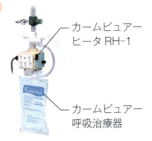

カームピュアー呼吸治療器 加温器付き
（泉工医科工業）

カームピュアー ヒータ RH-1
カームピュアー 呼吸治療器

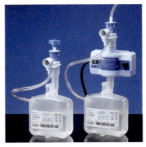

レスピフロー™ 呼吸治療器
（コヴィディエン ジャパン）

その他にも…
- インスピロンネブライザー
- ハイホーネブライザー
が該当する

表1　ネブライザー付ベンチュリー装置の酸素流量と酸素濃度（めやす）

流量 濃度	6L/分	7L/分	8L/分	9L/分	10L/分	11L/分	12L/分	13L/分	14L/分	15L/分
35%	33.9	39.5	45.1	50.8	56.4	62.1	67.7	73.4	79.0	84.6
40%	24.9	29.1	33.3	37.4	41.6	45.7	49.9	54.1	58.2	62.4
50%	16.3	19.1	21.8	24.5	27.2	30.0	32.7	35.4	38.1	40.9
70%	9.7	11.3	12.9	14.5	16.1	17.7	19.3	21.0	22.6	24.2
100%	6.0	7.0	8.0	9.0	10.0	11.0	12.0	13.0	14.0	15.0

色字：高流量として用いる場合

1)は、ベンチュリー効果を利用して高流量の酸素混合気を流しつつ、加湿まで行うデバイスの総称です。

人工気道の患者や、口腔乾燥が強く加湿が必要な患者、酸素濃度50％以下でよい患者に対して使用します。

▶「流量」を変えても「濃度」は変わらない

ネブライザー付ベンチュリー装置の場合、吸入酸素濃度はダイヤルで調整します。しかし、酸素流量は、トータルフロー（外気を引き込む量）を調整しているだけです。

つまり、SpO_2低下時、応急的に「酸素流量を15L/分に上げ」ても、ダイヤルを変更しなければ吸入酸素濃度は変わらないため、SpO_2も上がらない、ということになります。

▶投与できる酸素濃度は50％が限度

ネブライザー付ベンチュリー装置の場合、高濃度の酸素を供給しようとすると、外気の取り込みを減らさざるを得ません。その結果、トータルフローが得られず、十分な酸素流量を確保できなくなります。そのため、実際に投与できる酸素濃度は50％程度が限界だと考えられます（50％・15L/分で約40L/分、60％・15L/分で約30L/分）。

50％以上の高濃度酸素を投与する必要がある場合は、ネーザルハイフローなどの高濃度高流量酸素が流せるデバイスへ変更します。

▶加湿に伴う「結露」に注意

マスクまでのチューブ（蛇管）が低温にさらされると結露が生じます。チューブ内に水がたまると、適切な酸素投与を行えないため、ウォータートラップを組み込む必要があります。

また、結露した水が口元に流れないよう注意することも大切です。

図8 高流量システム③：ベンチュリーマスク

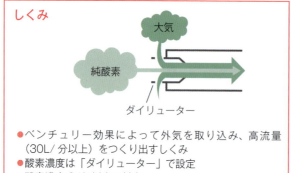

- ベンチュリー効果によって外気を取り込み、高流量（30L/分以上）をつくり出すしくみ
- 酸素濃度は「ダイリューター」で設定
- 酸素濃度24％以上に対応

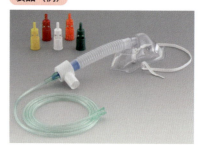

オキシジェンマスク アキュロックス型
（日本メディカルネクスト）

表2 ベンチュリーマスクの酸素流量と酸素濃度（めやす）

ダイリューターの色	濃度（％）	流量（L/分）
青	24	2
黄	28	3
白	31	4
緑	35	6
赤	40	8
オレンジ	50	12

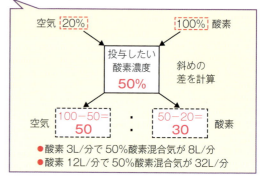

- 酸素3L/分で50％酸素混合気が8L/分
- 酸素12L/分で50％酸素混合気が32L/分

POINT 3
ベンチュリーマスクで対応できるのは酸素濃度24〜50％

ベンチュリーマスクは、ベンチュリー効果を利用して高流量の酸素混合気を流す装置です（図8）。

▶ 酸素濃度は「ダイリューター」で調整する

ベンチュリーマスクの場合、吸入酸素濃度は、付属のダイリューターで変更します。酸素濃度24％から設定できるため、慢性高二酸化炭素血症でCO_2ナルコーシスの可能性がある患者にも、比較的安全に使えます。

▶ 加湿できないため、長期使用には向かない

ベンチュリーマスクは、加湿を行うことができません（ベンチュリー効果によって取り込まれる外気の湿度・量に依存する）。酸素濃度40％までは加湿不要とされていますが、ICU内は乾燥していることが多いため、長時間使用する場合や高い酸素濃度が必要な場合には、ネブライザー付ベンチュリー装置への変更を考慮してもよいでしょう。

各施設に「○％の設定で、○L/分の酸素を流すと、トータル○Lの酸素混合気が流れる」という一覧表があると思います。手元にない場合は、計算することもできます（表2）。

観察ポイントとケア③
低流量システムでは、厳密な酸素濃度管理が難しい

低流量システムは、リザーバーマスク、オキシマスク™、フェイスマスクと鼻カニューレに大きく分けられます。

POINT 1
リザーバーマスクは酸素濃度60％以上・流量6L/分以上で使用

リザーバーマスクは、酸素マスクと、純酸素をためておくバッグ（リザーバーバッグ）からなります。呼気時にリザーバーバッグ内にためた酸素を、吸気時に流すシステムであるため、高濃度の酸素吸入が可能です（図9、表3 p.52）。

しかし、酸素マスクは、顔と密着しているわけではないので、どうしても外気を吸ってしまうことになり、吸入気酸素濃度が不安定になるため、低流量システムに分類されています。

高濃度酸素が必要であるが、すぐにハイフローシステムのデバイスを準備できない場合に使用されます。

▶ 使用前に「ゴムバルブの装着」を確認

リザーバーマスクには、マスク側部に2つ、マスクとリザーバーバッグの間に1つ、1方弁となるようなゴムバルブ（円盤）が付いています。

マスク側部の弁がないと外気を吸う量が増えてしまいます。一方、マスク−バッグ間のゴムバルブがないと、リザーバーバッグに呼出した二酸化炭素がたまって再吸入が生じるため、必ず装着されていることを確認してから使用します。

▶ 使用時には「バッグの膨らみ」を確認

リザーバーマスク装着中は、吸気前に、十分にリザーバーバッグが膨らんでいるか確認してください。

患者の呼吸が大きく速くなってくると、リザーバーバッグ内の酸素を吸いきってしまい、外気の吸入量が増えるため、バッグがつぶれない程度の酸素流量に設定します。

図9　低流量システム①：リザーバーマスク

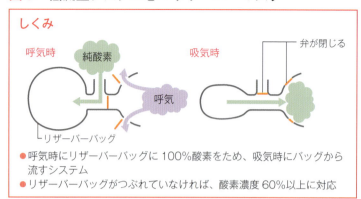

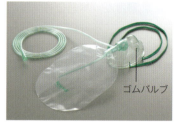

酸素フェースマスク リザーバーバッグ付
非再呼吸タイプ
（アトムメディカル）

- 呼気時にリザーバーバッグに100%酸素をため、吸気時にバッグから流すシステム
- リザーバーバッグがつぶれていなければ、酸素濃度60%以上に対応

表3　リザーバーマスクの酸素流量と酸素濃度（めやす）

流量（L/分）	1～5	6	7	8	9	10
濃度（%）		60	70	80	90	90～

図10　低流量システム②：開放型酸素吸入システム（オキシマスク™）

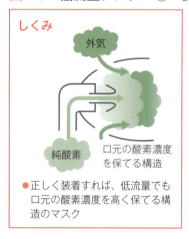

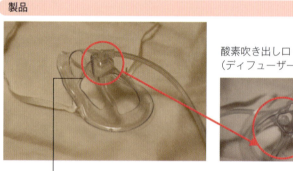

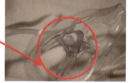

酸素吹き出し口（ディフューザー）

口元が広く開放されている

- 正しく装着すれば、低流量でも口元の酸素濃度を高く保てる構造のマスク

表4　オキシマスク™の酸素流量と酸素濃度（めやす）

流量（L/分）	1	2	3	5	7	10
FiO_2（%）	23	25	28	33	40	45

> オキシマスク™については報告が少なく、カタログとの差も大きいため、左記はあくまでめやすである

POINT 2
オキシマスク™は低流量・高濃度の酸素を投与できる

オキシマスク™（開放型酸素吸入システム）は、酸素吹き出し口を特殊な形状にすることで、口元の酸素濃度を高く保つことが可能となった酸素マスクです（図10、表4）。

閉塞感やにおいに対する不快感を強く訴える患者に対して使用します。

▶ **低流量でも二酸化炭素の再吸入が起こりにくい**

オキシマスク™は、理論的には、10L/分で60％強、20L/分で80％程度の酸素濃度が得られる、とされています。

酸素流量を下げても、マスク内に呼気が貯留しないため、二酸化炭素の貯留と再吸入を起こしにくいことから、5L/分以下でも使用可能です。

▶ **正しく装着しないと酸素濃度が低下する**

開放的な構造で、閉塞感が少なく、においを感じにくいこともメリットの1つです。

その反面、正しい装着位置を常に保つようにしなければなりません。装着位置がずれると、吸入酸素濃度が不安定になりやすいためです。十分に説明し、患者の協力を得ることも大切です。

POINT 3
酸素マスクは酸素濃度40〜50％・流量5〜8L/分で用いる

酸素マスクは、鼻カニューレでは酸素が不足する患者や、厳密な酸素濃度管理は不要の患者に対して使用します。

▶ **二酸化炭素の再吸入が起こりやすい**

酸素マスクは、口と鼻を覆うため、多くの酸素を吸えそうですが、1回換気量の半分以上を外気から吸入しています（図11、表5）。

また、患者は、マスクの中に息を吐き出すため、二酸化炭素がマスク内に貯留してしまいます。そのため、5L/分以上で流さないと、マス

図11 低流量システム③：酸素マスク

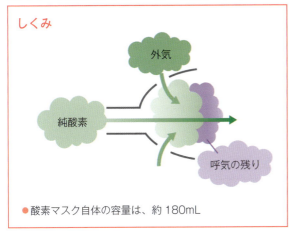

● 酸素マスク自体の容量は、約180mL

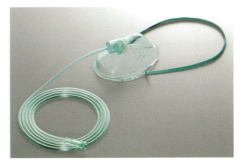

酸素フェースマスク（アトムメディカル）

表5 酸素マスクの酸素流量と酸素濃度（めやす）

流量（L/分）	1〜4	5	6	7	8	9〜10
濃度（％）		40	40〜50	50〜60	60	

クの中のガスを洗い流すことができず、二酸化炭素の再吸入が生じてしまいます。

5L/分以下でもSpO_2を維持できる場合には、鼻カニューレへ変更します。

なお、酸素マスクの側面には、二酸化炭素を排出するための孔が開いています。この孔を決してふさがないように注意しましょう。

POINT 4
鼻カニューレは酸素濃度24～40%・流量5L/分以下で用いる

鼻カニューレは、少量の酸素のみ必要な患者や、食事をとる患者、鼻閉塞のない患者に対して使用します。

鼻カニューレは、閉塞感が少なく、経口摂取も可能で、低コストなデバイスです（図12、表6）。

しかし、口呼吸では酸素吸入が減少してしまうほか、5L/分以上では鼻孔粘膜の乾燥による痛みが生じるうえに、吸入酸素濃度がほとんど上がらないため、高濃度酸素投与には適しません。

また、呼吸が速く・大きくなればなるほど吸入酸素濃度が下がってしまうことにも注意が必要です。

▶「口呼吸になっていないか」必ず確認する

口呼吸となっていたら酸素マスクへの変更が必要であるため、注意深い観察が重要となります。

また、耳の上（チューブをかける位置）の皮膚トラブルや、チューブの長さの調節（首がしまらないように）にも注意しましょう。

図12　低流量システム④：鼻カニューレ

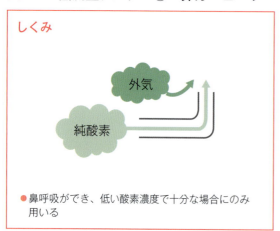
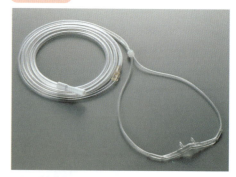

アトム酸素鼻孔カニューラ OX-20
（アトムメディカル）

表6　鼻カニューレの酸素流量と酸素濃度（めやす）

流量（L/分）	1	2	3	4	5	6～
濃度（%）	24	28	32	36	40	

【文献】
1) 福田康一郎：呼吸．本郷利憲，廣重力，豊田順一 監修，標準生理学 第6版．医学書院，東京，2005：645-650, 661-663.
2) 諏訪邦夫：血液ガスの臨床 第3版．中外医学社，東京，2006：1-33.
3) 三根啓二：メーカー担当者が解説！新しい酸素投与装置①オキシマスク．呼吸器ケア 2013；11（8）：49.
4) 新福留理恵，篠崎正博：ネーザルハイフローの口腔加湿の有効性について．ICUとCCU 2015；39（4）：251.
5) 星拓男：オキシマスク™及び単純顔マスクによる酸素投与時の吸入酸素分画及び二酸化炭素分圧．日集中医誌 2013；20：643-644.

> **あわせて知りたい！**

酸素は原疾患治癒までの時間稼ぎ
- 酸素投与は、あくまで疾患によって酸素を取り込めないときの対症療法である。
- SpO_2 が低下したとき、やみくもに酸素投与量を増やして SpO_2 を戻し、原因に目を向けないことは、問題の先送り・状況の悪化を招くことと同じである。
- 他の臓器疾患とは異なり、呼吸障害は「よくも悪くも、看護に大きく影響されることが多い」といわれる。代表的な例を以下に示す。

①無気肺の場合
- 換気血流比不均等分布を是正することで SpO_2 を維持できたり、その原因を除去したりすることができる。

②間質性肺炎などの非細菌性疾患の場合
- 看護での改善は難しい。しかし、だからといって安静臥床にしておくと、無気肺や肺炎を続発するリスクがある。
- 「悪くさせない」という点でも看護の力が必要になってくる。

無気肺
- 無気肺は、分泌物が増加し、それがうまく排泄されずに蓄積している状態である。
- 無気肺は、長時間の臥床や咳嗽力の低下などによって生じるが、高濃度酸素投与によって吸入窒素量が減ることで生じる「吸収性無気肺」もある。
- 無気肺が生じた場合、聴診や X 線写真で貯留部位を確認し、体位ドレナージを行うのが一般的である。同時に、咳嗽力低下や離床の妨げとなる「痛み」を的確にとることも大事なケアである。

換気血流比不均等分布
- 呼吸障害のある患者の肺には、多くの場合「障害が大きく換気ができない部位」と「比較的軽度で換気を行いやすい部位」が存在する。
- ARDS などでは、臥床時に荷重のかかる「背側」に障害が起こりやすいが、肺血流も重力を受ける「背側」のほうが多くなる。つまり、いくら血液が多くても酸素を取り込むことができない。反対に、前胸部側は障害が少ないが、血流が背側に回ってしまうため、絶対的な酸素取り込み量は減る。
- 無気肺や細菌性肺炎などで左右に障害の差がある場合は、側臥位時に上記のような減少が生じる。つまり、障害側を下にすると SpO_2 は低下し、健側を下にすると SpO_2 が上昇するのである。このような場合は、左右交互にルーチンとして行う体位変換を考え直し、障害側が下となる体位の時間を増やしつつ、時折、健側を上にして、健側の無気肺を予防するポジショニングを行う。

3 人工呼吸管理

中村紀子

基礎知識
人工呼吸器もNPPVも「生命維持装置」である

POINT 1
人工呼吸器は肺の機能を代行・補助する機器である

人工呼吸器は、生命維持装置の1つです。何らかの原因で、肺のガス交換や換気機能が低下（または停止）したときに、その機能を代行あるいは補助するために使用します。

人工呼吸器の使用目的は、肺胞換気量の維持、酸素化障害の改善、呼吸仕事量の軽減、全身管理の一環、の4つに大きく分けられます（表1）。

▶**肺胞換気量の維持**

肺胞低換気[*1]は、自発呼吸が停止した場合や、呼吸が極端に低下した場合に生じます。

人工呼吸器を使用して、適正な換気量で人工呼吸を行うことで、肺胞換気量を維持します。

▶**酸素化障害の改善**

肺での酸素化障害の多くは、肺胞虚脱に伴う換気血流比の異常や肺シャント[*2]によって生じます。

人工呼吸器を使用して、空気が入らずに虚脱してしまった肺胞を開くことで、肺の酸素化を改善し、ガス交換を改善します。

▶**呼吸仕事量の軽減**

呼吸不全や全身疾患などにより、自己による呼吸が不十分となった患者は、呼吸に対する仕事量が大きくなります。つまり、呼吸するためにかなりのエネルギーが必要となる（努力しないと呼吸ができない）ということです。こうした状態が続くと呼吸筋が疲労し、肺胞低換気となります。

人工呼吸器を使用して、適正な換気量で人工呼吸を行うことで、患者の呼吸筋の仕事量を軽減し、肺胞低換気を防ぐことができます。

▶**全身管理の一環**

心臓への酸素供給や心仕事量の軽減、術後の全身管理が必要な場合も、人工呼吸器を使用します。

[*1] 肺胞低換気：何らかの原因によって、生体に必要な換気量（特にガス交換に直接かかわる換気量）が低下すること。肺胞低換気になると、肺胞内や血液中で、酸素不足・二酸化炭素蓄積が生じ、低酸素血症・高二酸化炭素血症となる。

[*2] 肺シャント：肺胞の毛細血管の静脈血が、胸腔のガスをガス交換できずに左心系に還流した状態。気管支の痰などの貯留によって肺胞が虚脱することによって起こる無気肺、それ以外に肺炎や肺水腫が原因であることが多い。

表1　人工呼吸器の使用目的

肺胞換気量の維持

- 肺胞換気量とは、死腔を差し引いて、肺胞に達してガス交換に関与する呼吸量のことである。基本的には1分間の換気量（分時肺胞換気量）を指す
- 肺胞換気量を考えるときには、死腔量を念頭に置く必要がある。吸気を行った場合、肺胞に届く新鮮なガスは、気道の容量分（＝死腔量）だけ少ないためである

肺胞と換気

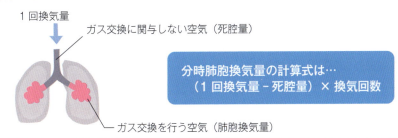

分時肺胞換気量の計算式は…
（1回換気量 − 死腔量）× 換気回数

酸素化障害の改善

- 酸素化は吸気によって取り込まれた酸素を肺胞で血液に取り込むこと、肺胞でのガス交換とは、「酸素化」と、組織から運ばれた二酸化炭素を取り込んで呼気として排出するしくみのことである p.28
- 換気血流比（肺胞での換気と肺毛細血管に流れる血流の比）の異常や、肺シャント（肺胞毛細血管の血流は正常だが、肺胞内に換気がない状態）があると、酸素化障害が生じる
- 酸素の拡散は、すばやく行われる。肺胞から毛細血管へ流入後、0.25秒で酸素分圧は平衡となる。一方、肺毛細血管を流れる血液が肺胞を抜ける時間は、安静時で約0.75秒である。つまり、低心拍出量状態となって流速が遅くなっても酸素化は保たれるが、代謝亢進や運動などによって流速が0.25秒より速くなると酸素化できなくなってしまう

肺胞でのガス交換の様子

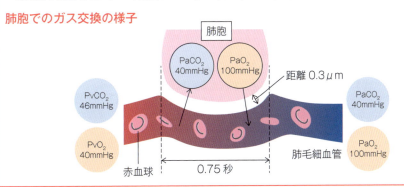

呼吸仕事量の軽減

- 呼吸仕事量とは、呼吸運動によって換気が行われるときに必要なエネルギーのこと。呼吸仕事量が大きくなるほど「呼吸がしづらい」ことを表す
- 呼吸仕事量が大きくなると、補助呼吸筋まで動員して呼吸を行う（＝努力呼吸）ことになる。その結果、呼吸筋疲労が生じ、酸素需要に供給が追いつかなくなった状態を肺胞低換気という

呼吸仕事量増加所見

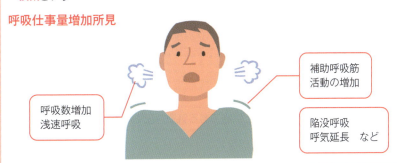

全身管理の一環

- 心臓への酸素供給や心仕事量の軽減
- 術後の全身管理が必要な場合

3 人工呼吸管理

> **POINT 2**
> NPPVは「挿管しない」
> 人工呼吸器である

▶NPPVも人工呼吸器である

NPPV（non-invasive positive pressure ventilation：非侵襲的陽圧換気療法）は、マスクを使って非侵襲的に行う人工呼吸療法です。

気管挿管を必要としないため、多数のメリットがあります。しかし、その一方で、デメリットも少なくありません（表2）。

NPPVの使用目的は、適切な換気の維持、酸素化の改善、呼吸仕事量の軽減、人工呼吸器離脱支援、の4つに大きく分けられます。

▶NPPVの適応範囲は、環境によって左右される

NPPVの適応はガイドラインに示されています（表3）。

しかし、その成否は、疾患のみならず、施行者の熟練度やケアの体制、患者の性格などによって左右されてしまいます。

そのため、環境に合わせた柔軟な対応が必要になります。

▶NPPVが有効な病態は限られている

NPPVが有効な代表的な病態は、COPD（chronic obstructive pulmonary disease：慢性閉塞性肺疾患）急性増悪、心原性肺水腫、免

表2　NPPVのメリット・デメリット

メリット	デメリット
●気管挿管に伴う合併症を回避できる 　→バイタルサインの変動、誤嚥、食道挿管、歯牙損傷を回避できる ●気道感染リスクを減少できる 　→人工呼吸器関連肺炎（VAP）の発生率が減る 　→線毛運動の阻害・薬剤使用による咳嗽反射の抑制が少ない ●会話・食事ができる 　→嚥下機能を温存できる	●誤嚥のリスクがある 　→陽圧換気による腹部膨満・嘔吐が生じる可能性がある ●気道浄化が難しい 　→鼻・口の乾燥、気道分泌物の量、咳嗽力が問題となる ●肺で高い圧を維持できない 　→完全な閉鎖回路にできないため、換気や酸素化の改善が不十分になる可能性がある ●皮膚障害を生じるリスクがある ●患者の協力が必要である

あわせて知りたい！

経肺圧

- 経肺圧（transpulmonary pressure：Tpt）は、肺胞内外圧較差のことで、肺胞壁にどれくらいの圧がかかるか、すなわち、肺胞がどれくらい膨張するかを示す指標である。
- 肺胞にかかる圧力を考えるときは、人工呼吸器による圧（最高気道内圧、プラトー圧、PEEP）から、肺に外からかかる圧（人工気道や胸郭による圧）を差し引く必要があるため、経肺圧のチェックは重要である。
- 経肺圧の計算式を以下に示す。

> 経肺圧＝肺胞内圧（近似値である気道内圧で代用）－胸腔内圧

- 肺胞は、経肺圧が大きいほど膨張するほうにはたらく。つまり、ARDS（acute respiratory distress syndrome：急性呼吸窮迫症候群）などに対する肺保護戦略においては、肺の過伸展・過膨張を防ぐために、経肺圧の開大を防ぐことが重要となる。

疫不全における急性呼吸不全などです（表4）。
しかし、推奨される病態であっても、すべての患者が対象となるわけではありません。

適応と禁忌（表3）を理解し、その患者に使用できるかアセスメントすることが重要です。

表3　NPPVの適応と禁忌

一般的な適応	● 意識がよく協力的であること ● 循環動態が安定していること ● 気管挿管が必要でないこと：気道が確保されている、喀痰の排出ができること ● 顔面の外傷がないこと ● マスクの装着が可能なこと ● 消化管が活動している状態であること（閉塞がない）
適応注意・禁忌	● 非協力的で不穏な場合 ● 気道が確保できない場合 ● 呼吸停止・昏睡・意識状態が悪い場合 ● 循環動態が不安定な場合 ● 自発呼吸のない状態での換気が必要な場合 ● 最近の腹部、食道手術後の場合 ● 顔面の外傷、火傷、手術や解剖学的異常でマスクがフィットしない場合 ● 2つ以上の臓器不全がある場合 ● 心筋梗塞が起こりつつある場合、不安定狭心症の場合 ● 咳反射がない、または、弱い場合 ● ドレナージされていない気胸がある場合 ● 嘔吐や腸管の閉塞、アクティブな消化管出血がある場合 ● 大量の気道分泌物がある、または、排痰ができない場合

日本呼吸器学会NPPVガイドライン作成委員会：日本呼吸器学会NPPVガイドライン改訂第2版．南江堂，東京，2015：3．より転載

表4　NPPVの推奨される疾患・状態

レベル1推奨 〔行うよう強く勧められる。強い根拠があり、明らかな臨床上の有効性が期待できる〕	● COPD急性増悪 ● COPD患者の抜管およびウィーニング ● 心原性肺水腫 ● 免疫不全患者
レベル2推奨 〔行うよう勧められる。中等度の根拠がある、または、強い根拠があるが臨床の有効性がわずか〕	● 気管挿管拒否 ● 終末期患者の緩和ケア ● COPD、心不全の抜管失敗予防 ● COPD患者の市中肺炎 ● 術後呼吸不全の予防と治療 ● 喘息急性増悪の予防　など
レベル3推奨 〔科学的根拠は少ないが、行うことを考慮してもよい。有効性が期待できる可能性がある〕	● 神経・筋疾患/亀背側弯症 ● 上気道の部分的閉塞 ● 胸部外傷 ● 喘息の急性呼吸不全
レベル4推奨 〔十分な科学的根拠がないので、明確な推奨ができない。有効性を支持または否定する根拠が十分ではない〕	● 75歳以上の高齢者 ● 嚢胞性線維症 ● 肥満低換気　など

日本呼吸器学会NPPVガイドライン作成委員会：日本呼吸器学会NPPVガイドライン改訂第2版．南江堂，東京，2015：17．より転載

観察ポイントとケア①
人工呼吸器：基本のモードは3つだけ

POINT 1
人工呼吸器は人工気道を通じて陽圧のガスを送り込む

▶自発呼吸は「陰圧呼吸」

呼吸運動のほとんどは、横隔膜が担います。肺は、自ら膨らんだり縮んだりできないため、横隔膜の上下運動で胸郭内の圧を変化させて、肺を膨らませたり縮めたりしているのです。

私たちが普段行っている自然な呼吸（自発呼吸）は、ガス（吸気）を肺の中に引き込んで行うため、陰圧呼吸といわれます（図1）。

▶人工呼吸は「陽圧呼吸」が主流

一方で、人工呼吸は、回路を通じて患者の肺にガスを送ることを主な役割としています。ガスに圧をかけて肺の中に押し込むため、陽圧呼吸といわれます（図2）。

人工呼吸器は、各メーカーからさまざまな種類の機器が発売されており、患者の病態によって使い分けられています（図3）。基本的に、新しいタイプの人工呼吸器ほど、患者の呼吸の負担が少なく、安全に管理するために役立つ機能が追加され、便利になってきています。

図1　陰圧呼吸（自発呼吸）

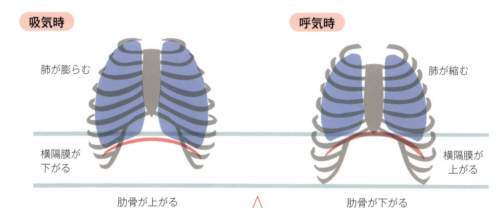

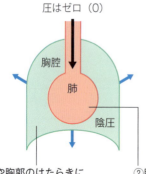

ガスは、圧が「高いほうから低いほうへ」流れる。自発呼吸では、吸気時に胸腔内圧（陰圧）を下げて圧の差をつくり、肺にガスを取り込む

①横隔膜や胸郭のはたらきによって、胸腔を陰圧にする
②胸腔が陰圧になると、肺も陰圧になるので、ガスが取り込まれる

図2　陽圧呼吸（人工呼吸）

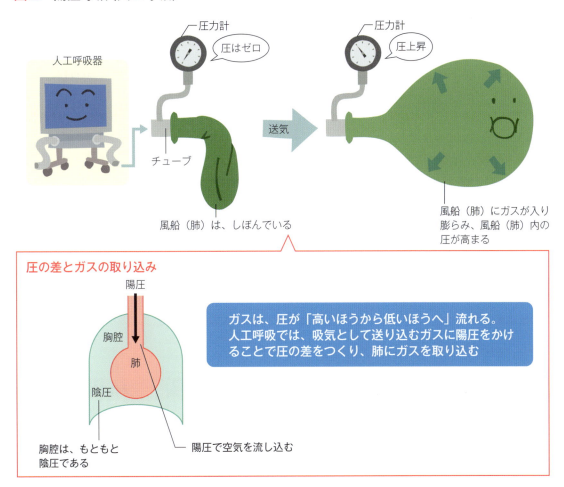

図3　人工呼吸器の分類

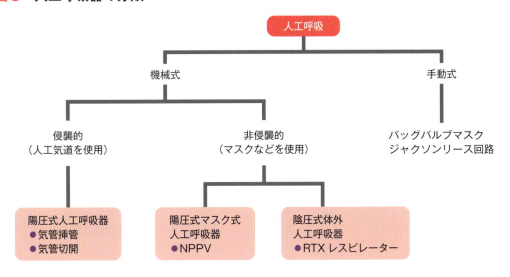

換気の補助は「モード」、酸素化の補助は「付加機能」が担う

　人工呼吸器は、肺の機能を代行・補助する機器ですから、換気だけでなく酸素化（肺胞でのガス交換）も維持し、その結果、呼吸仕事量も軽減させなければなりません。

　呼吸仕事量の軽減は、モードと付加機能によって調節されます。

　換気の補助は、モードによって行われます。

　酸素化の補助（すなわち拡散の補助）は、換気モードの1つであるCPAP（持続気道陽圧）と、付加機能の1つであるPEEP（呼気終末陽圧）、そして吸入酸素濃度（FiO₂）によって行われます。

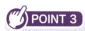

モードは「強制換気」「補助換気」「自発呼吸」の3つを押さえる

　モードとは、換気方法（機械的に行われる呼吸の方法）のことです。

　人工呼吸器を装着している患者は、呼吸がしにくい状態にあります。そのため、患者の状態に応じて、呼吸のリズムをさまざまに変化させる必要があります。そのためには、モードの設定・調整が不可欠です。

　人工呼吸器のモードは、略語を見ると難しそうですが、強制換気、補助換気、自発呼吸の3つを押さえておけば大丈夫です（図4）。

図4　人工呼吸器の3つのモード

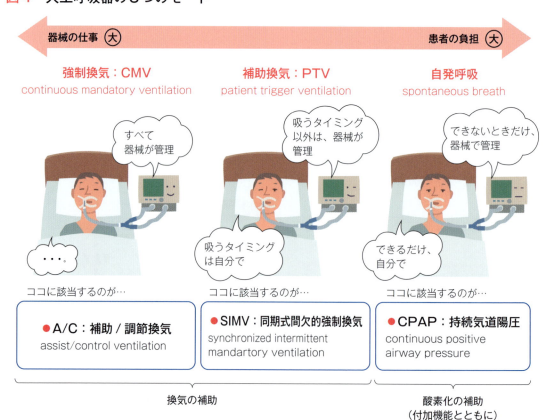

▶換気様式が分かれるのは「強制換気」「補助換気」のモードだけ

強制換気と補助換気のモードは、それぞれ、2つの換気様式（従量式か、従圧式か）に分かれます（図5）。

量と圧を考える際の大きなポイントは、患者の肺コンプライアンス（肺の柔らかさ）です。

そもそも、人工呼吸器を装着する患者には呼吸障害があり、肺コンプライアンスが悪い（硬い＝伸縮しにくい）状態にあります。そのため「どれだけ換気を優先する必要があるか（肺が損傷するリスクより、換気の確保を優先すべきか）」が重要となります。

モードと換気様式の関係性を表5 p.64 にまとめますので、参考にしてください。

①従量式（量による換気）：とにかく一定「量」を肺に送り込む

従量式は、とにかく一定量の空気を送り込み、最低限の呼吸を保証する換気様式です。

緊急時など、ひとまず換気して呼吸不全を改善しなければならないときに役立ちます。

しかし、肺コンプライアンスに関係なく設定量の空気を送り込んでしまうため、気胸（肺が損傷する）のリスクが増大します。

②従圧式（圧による換気）：肺が損傷しない「圧」で空気を送り込む

従圧式は、個々の患者の肺コンプライアンスの状態に合った圧で、肺を損傷させない程度に空気を送り込む換気様式です。

肺損傷のリスクが低いぶん、十分な空気が入らないリスクがあります。

POINT 4　モードによって、観察ポイントも異なる

▶強制換気のモード（A/C）では「換気量」「自発呼吸の状況」「同調性」に注目

①換気量

A/C（強制換気のモード）では、換気量低下に注意が必要です。そのため、実際の1回換気量と分時換気量の観察が重要となります。

換気量低下の原因は、換気様式によって異なります。

VCV（従量式）の場合は、あらかじめ送り込むガスの「量」が決まっています。そのため、換気量低下の原因は、リーク（漏れ）、気道内圧の上昇、相対的な換気量不足に限られます。なかでも気道内圧の上昇は、圧による肺損傷（肺胞が高い膨張圧にさらされて損傷する）につながる危険性があるため、特に注意が必要です。

図5　換気様式の考え方

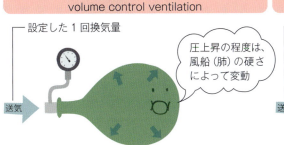

従量式：VCV
volume control ventilation

- 肺に送り込むガスの量（1回換気量）を設定
- 設定量になるまで、一定の速さ（吸気流速）でガスを送る

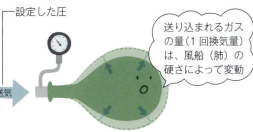

従圧式：PCV
pressure control ventilation

- 肺の圧（PC圧）の上がり具合を決める
- 設定圧になるまで一気にガスを送り、その圧を維持したまま、決めた長さ（吸気時間）の間ガスを送る

表5 人工呼吸器のモード：基本と特徴

A/C（強制換気のモード）

適切に設定されていれば、患者の呼吸仕事量が最も少なくてすむモード

- すべての自発呼吸に合わせて設定した換気を行う（A：assist）が、自発呼吸がない場合は、通常の強制換気（C：control）を行うモード
- VCV（従量式）の場合、1回換気量は保証されるが、肺コンプライアンスが悪いと気道内圧が高くなる
- PCV（従圧式）の場合、過度な陽圧換気を回避できるが、1回換気量は肺コンプライアンスに左右される

A/C-PCV の圧波形（例）

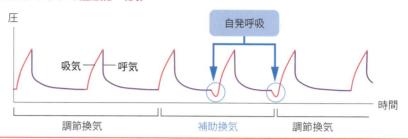

SIMV（補助換気のモード）

自発呼吸があったりなかったりする場合に用いられるモード

- 自発呼吸に同期・シンクロして強制換気を行うモード（設定した回数の強制換気を行うが、それ以外は自発呼吸に任せる）。ただし、ある程度の時間（トリガーウィンドウ）が経過しても自発呼吸がみられない場合には、強制的に調節換気を行う
- VCV（従量式）でもPCV（従圧式）でも、設定した換気回数が保証される
- 人工呼吸器との同調性は、CPAPに比べて劣る

SIMV-VCV の圧波形（例）

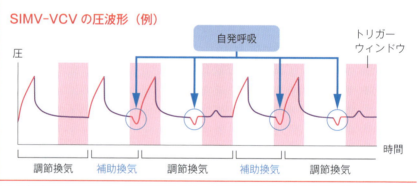

CPAP（自発呼吸のモード）

自発呼吸がある患者にしか使えないモード（換気を補助するわけではない）

- 吸気時にも呼気時にも一定の陽圧をかけ、自発呼吸をしやすくするモード
- 人工呼吸器との同調性はよいが、無呼吸や呼吸回数が少ない患者には使用できない
- PS（吸気時に設定した陽圧をかけて換気を補助する）と組み合わせて使うこともある。PSは、人工呼吸器離脱に使用することが多い

CPAP の圧波形（例）

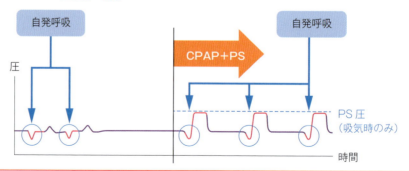

---

*3 auto-PEEP：痰貯留や気管攣縮などで気道が細くなってガスが通りにくくなり、呼出時間が長くなったため、ガスを呼出し終える前に次の吸気が始まってしまう（エアトラッピング）状況となり、肺の圧力と設定PEEP圧が等しくならず、陽圧が残ったままの状態となること。total PEEPとset PEEPの差を求めることで計算できる。

VCVの場合、換気量が規定されているため、フロー波形より圧波形を優先して確認します。リークがあると換気量が下がることに、注意が必要です。

PCV（従圧式）の場合、換気量は、患者の気道抵抗や肺コンプライアンスによって変動します。そのため、気道抵抗上昇や肺コンプライアンス低下が生じると「吸気圧の設定を変えていないのに、換気量減少が生じる」といったことが生じます。しかし、気道抵抗や肺コンプライアンスの状況は、気道内圧の値からは推測できません。そのため、換気量低下に注意し、フロー波形の形を参考にする必要があります。

②自発呼吸の状況

自発呼吸が多く出現したにもかかわらず、強制換気が続くと、呼吸回数の増加により、過換気になる可能性があります。

③同調性

同調性（患者の吸気努力と人工呼吸器の送気が同調しているか）の観察も重要です。同調性の観察では、呼吸仕事量増大をもたらすトリガー不全やオートトリガーの有無に注意が必要です（図6）。

トリガー不全とは、患者が吸気努力をしているのに、人工呼吸器が吸気を送気しない現象のことで、auto-PEEP（内因性PEEP）[*3]によって生じます。auto-PEEPは、感度調整だけでは是正できないため、auto-PEEPの原因を除去するか、auto-PEEPと同じ程度のPEEPを付加する必要があります。

図6　トリガー不全とオートトリガー

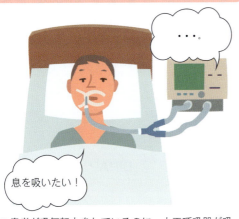

トリガー不全（ミストリガー）

- 患者が吸気努力をしているのに、人工呼吸器が吸気を送気しない現象
- auto-PEEPがあると、トリガー不全が増加する

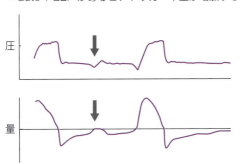

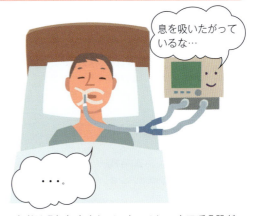

オートトリガー

- 患者は吸気努力をしていないのに、人工呼吸器が誤感知して、吸気を送気してしまう現象
- auto-PEEPは、フロー波形をみるとわかる

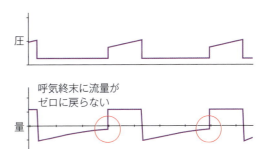

一方、オートトリガーとは、患者は吸気努力をしていないのに、人工呼吸器が「自発呼吸あり」と誤感知して、吸気を送気してしまう現象です。オートトリガーが発生している場合、一見、呼吸は規則的ですが、異常な呼吸回数増加や、ファイティング（非同調）が生じます。原因は、鋭敏すぎる感度（感度設定値が高すぎる）か、回路や生体からのリークです。リークの是正や感度を鈍くする（感度設定値を低くする）ことが必要です。

▶補助換気のモード（SIMV）では「換気量または気道内圧」「同調性」に注目

SIMV（補助換気のモード）では、自発呼吸のうち、設定した回数分のみ補助換気を行って、その他は自発呼吸のままに任せることになります。そのため、A/C（強制換気のモード）に比べ、ファイティングが起こりにくいといえます。

注意点は、換気様式によって異なります。

VCV（従量式）の場合、補助換気時の換気量は一定ですが、気道内圧はそのつど異なります。そのため、圧が高すぎないか確認することが大切です。

PCV（従圧式）の場合、補助換気時の気道内圧は一定ですが、換気量はそのつど異なります。そのため、1回換気量と分時換気量の観察が重要となります。

▶自発呼吸のモード（CPAP）では「自発呼吸の有無」「換気量」に注目

CPAP（自発呼吸のモード）は、自発呼吸がない患者に対しては使えません。自発呼吸が止まると送気も止まってしまうため、自発呼吸の有無に最も注意が必要です。

また、CPAPが行うのは、陽圧（PEEP）をかけ続けることだけです。そのため、換気量（1回換気量と分時換気量）と呼吸回数の観察は必須です。

▶APRVやBIPAPは、「CPAPの仲間」としてとらえる

近年、APRV（気道圧開放換気）やBIPAP（二相性気道陽圧）など新しいモードが増えてきました。

これらは、二相性CPAPと呼ばれるモードで、ARDS（acute respiratory distress syndrome：急性呼吸窮迫症候群）に代表される重症呼吸不全の治療に用いられます（図7）。

図7　APRVとBIPAP

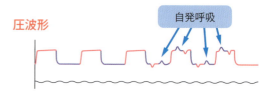

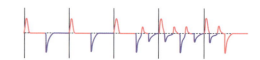

- 高圧CPAPをベースに、ごく短時間の低圧CPAP（二酸化炭素のリリース）を設定するモード
- 自発呼吸は高圧のときに行われ

- 低圧CPAPと高圧CPAPを繰り返すモード
- 低圧と高圧の切り替えは、設定時間をベースに、自発呼吸に同期して行われる

観察ポイントとケア②

NPPV：換気補助を行うモードは3つだけ

POINT 1
NPPVはマスクを通じて非侵襲的に陽圧のガスを送り込む

▶回路の構成には2種類がある

①NPPV専用機は1本回路（図8-A）

NPPV専用機は1本回路で呼気弁がありません。したがって、呼気を逃す孔（呼気ポート）のあるマスクを選択し、呼気の排出ルートを確保する必要があります。

NPPVマスクは、口・鼻を覆って陽圧換気を行います。そのため、マスク周囲や呼気ポートから、どうしてもリーク（空気の漏れ）が生じます。ただし、NPPV専用機にはリーク補正機能があるため、ある程度まで自動的に供給流量を調整し、設定圧を維持できます。

②汎用機は2本回路（図8-B）

近年、NPPV機能を搭載した人工呼吸器（汎用機）が増えてきています。

汎用機は、2本回路で呼気弁があるため、呼気ポートのないマスクを使うことができます。

図8 1本回路と2本回路

A NPPV専用機（1本回路）

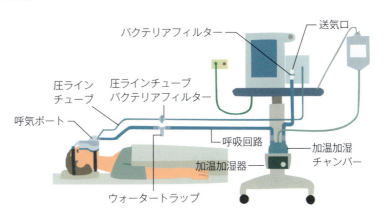

B 汎用機（2本回路）

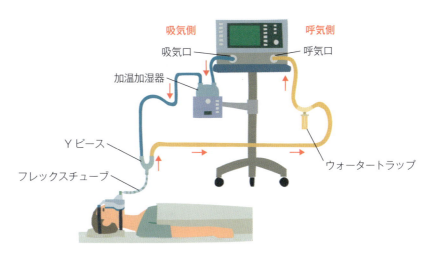

▶「2種類の陽圧」で換気を補助する

NPPVの換気様式は、二相性の圧制御です。つまり、気道内圧を、吸気時（高い圧：IPAP アイパップ）と呼気時（低い圧：EPAP イーパップ）の2種類設定し、換気サイクルに合わせて交互に転換することで、換気を補助する仕組みです（図9）。

POINT 2
主なモードは「S」「T」「S/T」「CPAP」の4つ

NPPVの主なモードは、二相性圧制御を行う3つのモード（S、T、S/T）と、それ以外（CPAP）の4つです（表6）。換気補助が可能なのは、二相性圧制御のモードだけです。

換気補助が主目的ではなく、酸素化の改善や無呼吸の回避が目的の場合には、圧レベルを切り替えず、低い圧（EPAP）を持続的にかけ続けることもあります（CPAPモード）。

▶観察項目はどのモードでも、共通

NPPV施行中の主なモニタリング項目を以下に示します。
① 動脈血液ガス分析（pH、$PaCO_2$、PaO_2など）
② SpO_2
③ 呼吸困難などの自覚症状
④ 呼吸数、呼吸パターン、呼吸音
⑤ 1回換気量、分時換気量
⑥ NPPV同調性、リーク量
⑦ 血圧、脈拍、意識レベル、不穏状況
⑧ マスクフィッティング

上記から、呼吸状態を含む全身状態が改善しているかアセスメントし、中止や継続、気管挿管への変更の判断を行う必要があります。

POINT 3
最も重要なのは「マスクフィッティング」である

マスクフィッティングがNPPVの成否を左右するため、マスクの選択は重要です（図10 p.70）。

ポイントは「フィットするか」「鼻のみの呼吸が可能か」です。鼻呼吸ができない場合には、フェイスマスクかトータルフェイスマスクを選択します。

▶NPPVでは、ある程度のリークは許容する

うまくマスクを装着するポイントは、図11 p.70 に示す4つです。

図9　NPPVによる呼吸補助のしくみ

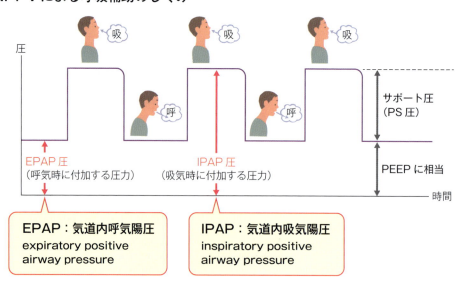

表6 NPPVのモード

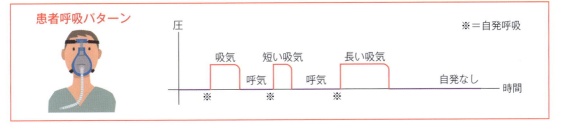

患者呼吸パターン

S（自発） spontaneous
- 自発呼吸のタイミングでIPAPとEPAPを切り替え、換気を補助するモード
- 吸気・呼気の始まりのタイミングや呼吸回数は、自発呼吸によって決まる
- 自発呼吸がないと換気補助されないため、自発呼吸があることが前提

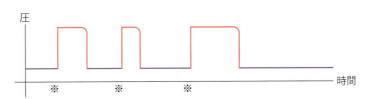

T（時限） timed
- 設定した換気回数・吸気時間でIPAPとEPAPを切り替え、換気を補助するモード
- 患者に自発呼吸がないか、あっても非常に弱い場合が適応

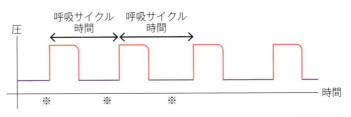

S/T spontaneous/timed

使用頻度が最も高い

- 自発呼吸がある場合はSモード、設定時間内に自発呼吸がなければTモード（バックアップ換気）で換気を補助するモード

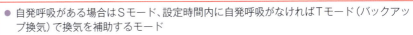

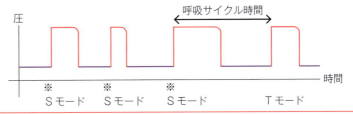

CPAP continuous positive airway pressure
- 全呼吸サイクルで一定の陽圧（EPAP）をかけるモード
- 換気補助はできない

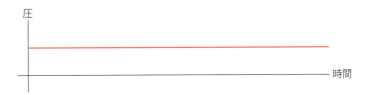

①マスクの圧迫感を軽減させること
②皮膚障害を起こさないこと
③リークを完全になくそうとしないこと

　リークは、10〜30L/分をめやすに調整します。リークが多すぎると、風が眼に当たって、開眼困難になったり、角膜の乾燥や炎症を起こしたりすることがあるため、注意が必要です。

POINT 4
NPPVは
すぐに気管挿管できる環境下で行う

　安全なNPPV管理のためには、スタッフ教育や実施環境の整備が重要です。多職種で構成される呼吸ケアサポートチーム（Respiratory support team：RST）で、NPPVに関する教育を行うと同時に、日常の臨床ではガイドラインに基づく運用や観察方法の標準化を行い、安全を確保する取り組みが必要です。

　さらに、NPPV管理は緊急時に気管挿管などの処置が迅速に実施でき、心電図やパルスオキシメーターなどのモニターが準備された環境が必要です。そのため、原則的にはICUやHCUで行うことが望まれます。

図10　NPPVマスクの種類

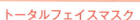 ＝皮膚障害の好発部位

リーク　大　　　　　　　　　　　　　　　　　　　　圧迫感　大

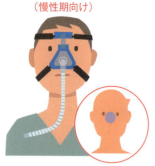

鼻マスク
（慢性期向け）
- 軽く、閉塞感が少ない
- 鼻呼吸ができない（口呼吸主体）患者には使えない
- 口を閉じておかなければならないため、必要時にはチンストラップを使用

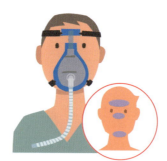

フェイスマスク
- 口呼吸主体の患者にも使える
- 圧迫感・閉塞感がある
- 窒息・誤嚥のリスクが高い
- 急性期NPPVの第一選択

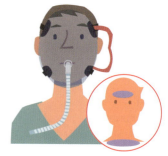

トータルフェイスマスク
- マスクフィッティングが容易
- 死腔が大きいため、再呼吸の可能性がある
- 眼の乾燥が起こりうる

図11　マスク装着のポイント

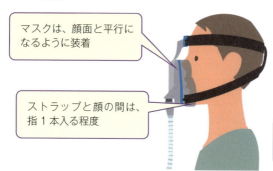

- マスクは、顔面と平行になるように装着
- ストラップと顔の間は、指1本入る程度
- 上のストラップは「こめかみの上」、下のストラップは「耳の下」を通す
- リークが多ければ皮膚保護材などで補正

観察ポイントとケア③

人工呼吸管理中は「ABCDEバンドル」に沿ってケアする

POINT 1
バンドル=エビデンスある「よいケアの束」ととらえる

集中治療領域における早期回復を妨げる要因は、症状の遷延だけでなく、長期人工呼吸管理、不適切な鎮静、せん妄、ICU神経筋障害（ICU acquired weakness：ICU-AW）などがあります。これらは、患者の生命予後とQOL、在院日数の長期化に影響を与えます。

そこで、人工呼吸器装着患者の早期回復に向けた介入として、図12に示したバンドル（束）に基づいて、アセスメントやケアを選択するという概念が、現在の主流となっています。

図12　ABCDEバンドルの考え方

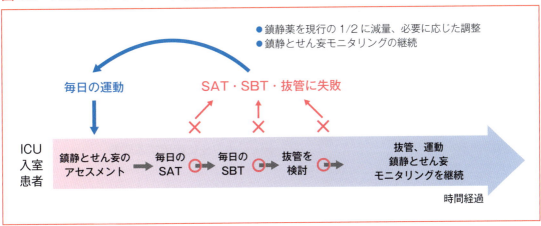

A：毎日の鎮静覚醒トライアル	awaken the patient daily：sedation cessation ● 毎日、鎮静薬の減量・中止を試み、過剰鎮静を防ぐ	
B：毎日の人工呼吸器離脱トライアル	breathing daily interruptions of mechanical ventilation ● 条件を満たした患者は、人工呼吸器への依存をできるだけ少なくしていく	
C：AとBの毎日の実践	coordination：daily awakening and daily breathing ●「毎日の鎮静覚醒トライアル」「毎日の人工呼吸器離脱トライアル」を毎日実施する	
C：鎮痛鎮静薬の選択	choice of sedation or analgesic exposure ● せん妄発症リスクの高いベンゾジアゼピン系薬を避け、デクスメデトミジンを使う	
D：せん妄の評価と管理	delirium monitoring and management ● 信頼できるツールを用いてモニタリングを行い、せん妄のリスク因子をマネジメントする	最近は、左記に「F：家族の力の活用・促進（family engagement/empowerment）」が加わった
E：早期離床	early mobility and exercise ● ベッド上や座位での可動訓練→端座位→椅子への移動・立位保持→歩行の順にステップアップ	

Vasilevskis EE et al.：Reducing iatrogenic risks：ICU-acquired delirium and weakness-crossing the quality chasm. Chest 2010；138：1224-1233.

あわせて知りたい！

気管チューブの固定

- 最近は、浅い鎮静での人工呼吸管理を行うことが多いため、クリティカルケアにかかわる看護師には「患者の口周囲の不快感を最小限にしながら、安全な固定を行う」技術が求められる。
- 患者が安楽に過ごせるよう、状態に合った固定方法を選択する必要がある。
- 患者が開口しても気管チューブの先端位置がずれない「上顎固定（図1）」は、有用である。

図1　気管チューブの上顎固定

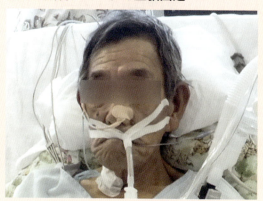

気道加湿

- 乾燥した気体（＝人工呼吸中に吸入する医療ガス）を吸入していると、気道粘膜の乾燥や変性、線毛運動の障害、肺胞虚脱、気道閉塞、感染などが生じやすい。そのため、人工呼吸器装着中の気道加湿は必須である。
- 人工呼吸器装着中の気道加湿方法は「加温加湿器」「人工鼻」の2つである。それぞれのメリット、デメリットをふまえ、年齢や換気量、人工呼吸期間、基礎疾患、体温などから、個々の患者に適したものを選択する。
- NPPVでも気道加湿は必要である。快適さと分泌物の粘稠度の視点などから、加温加湿器の使用が推奨されている。

カフ圧管理

- カフ圧調整は、エアリークや分泌物の垂れ込みを防ぐために不可欠である。
- カフ圧を高くしても、誤嚥は防げない。カフ圧の適正圧は20～30cmH₂Oで、それより高圧だと気管壁の圧外傷、低圧だとVAP（ventilator associated pneumonia：人工呼吸器関連肺炎）の発生につながるといわれる（図2）。
- カフ圧を一定に保ち、カフ圧に起因する気管損傷やmicro aspiration（マイクロアスピレーション）を防ぐには、自動カフ圧計が有用である。

図2　カフ圧に起因する問題

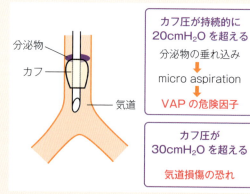

体位変換

- 人工呼吸管理中の体位変換は、気道クリアランス、荷重側（下肺）肺障害や換気血流不均等分布の予防・改善、肺容量の増加、VAP・褥瘡予防、安楽、離床に向けた援助を目的として行う。特に、人工呼吸管理中の患者は、鎮静を行っている場合が多く、安静仰臥位による弊害が起こりやすいため、目的に応じた計画的な体位変換が必要となる。
- 体位変換を実施する際は、安全と安楽を確保するため、できるだけマンパワーを確保して実施する。

> **口腔ケア**
> - 経口摂取を行えない経腸栄養患者は、口を動かすことが少なく、唾液による自浄作用が期待できない。
> - 人工呼吸器装着中は、自ら口腔ケアを行えないことが多い。また、経口挿管によって開口状態にあるため、口腔の水分が蒸散して乾燥しやすく、口腔の汚染・細菌増殖が生じやすい状況にあることから、口腔ケアが重要となる。
> - 気管チューブにより口腔・咽頭の分泌物や逆流した胃内容物が気管に入りやすくなり、VAP予防の観点からも口腔ケアは非常に重要である。
> - 口腔ケアは、VAP予防だけでなく、患者が再び「口から食べる」ことができるよう、口腔環境を整え、口や舌を動かす機会をつくり、摂食・嚥下に関与する筋群を衰えさせないようにするためにも重要である。

【文献】
1) 道又元裕,露木菜緒 編:人工呼吸器デビュー.学研メディカル秀潤社,東京,2014.
2) 廣瀬稔 編:人工呼吸ケア実践ガイド.学研メディカル秀潤社,東京,2011.
3) 石松伸一 編:大特集 ビジュアル人工呼吸管理.月刊ナーシング 2016;36(11):5-96.
4) 村中烈子:ウィーニング.道又元裕 編,ICUケアメソッド.学研メディカル秀潤社,2014:275-282.
5) 日本呼吸器学会NPPVガイドライン作成委員会:NPPVガイドライン改訂第2版.日本呼吸器学会,東京,2015.
6) 四本竜一:非侵襲的陽圧換気(NPPV).ICNR 2016;3(1):44-52.
7) 卯野木健,四本竜一:決定版 人工呼吸器ケアのポイント300.呼吸器ケア 2012;(冬期増刊):243.
8) 讃井將満:ICUスタッフのための人工呼吸ケア.メディカ出版,大阪,2015:163.
9) 露木菜緒:使いこなし人工呼吸器.南江堂,東京,2013.
10) 讃井將満:ICUスタッフのための人工呼吸ケア.メディカ出版,大阪,2015.
11) 松村千秋:加温・加湿.重症集中ケア 2014;12(6):62-70.
12) 露木菜緒:カフ圧管理.重症集中ケア 2014;12(6):79-85.
13) 日本集中治療医学会 ICU機能評価委員会:人工呼吸関連肺炎予防バンドル2010改訂版.http://www.jsicm.org/pdf/2010VAP.pdf[2018.2.7 アクセス].

4 人工呼吸器離脱

諸見里勝

基礎知識
人工呼吸器離脱：現在の主流は「SBT」

POINT 1
離脱の期間が短くなれば、合併症も減る

POINT 2
人工呼吸器離脱は、プロトコルに沿って行う

人工呼吸の過程は、6段階に分けられます（図1）。

1期は人工呼吸管理を要する病態の治療を行う時期です。

2～3期は、人工呼吸離脱過程へ移行できるか判断する時期です。

4期以降が離脱の期間とされていて、人工呼吸期間の約50％を占めるといわれています。

▶迅速かつ安全な離脱が重要

人工呼吸期間が延長すると、人工呼吸器関連肺炎（ventilator-associated pneumonia：VAP）や人工呼吸器関連肺障害（ventilator induced lung injury：VILI、ventilator associated lung injury：VALI）、せん妄や廃用などのリスクが高くなり、予後にも影響するといわれています。人工呼吸期間を短くできれば、これらのリスクを軽減できるため、人工呼吸開始時より離脱を考慮した管理が必要です。

ただし、離脱失敗による再挿管は、予後を悪化させてしまいます。そのため、離脱は、可能な限り迅速に、そして安全に行う必要があります。

人工呼吸器から離脱するには、人工呼吸が必要になった病態・状態の改善が必要です。

患者状態の評価項目はいくつかありますが、すべての項目が正常化するのを待つ必要はありません。全項目の正常化を待つことで、人工呼吸が遷延する可能性があるためです。

そのため、近年、対象や開始基準・中止基準をあらかじめ定めたプロトコルを用いた離脱が推奨されています。プロトコルに沿ってコメディカル主導で離脱を行った場合、従来の医師主導の離脱より、優位に人工呼吸期間が短くなったとの報告[1]があります。

人工呼吸器離脱は「大丈夫だと思ったが、うまくいかなかった」「無理だと思っていたが、意外とうまくいった」ということが多々あります。従来の医師や特定のスタッフの判断で離脱を行うのではなく、一定の基準に達していたら「まずは離脱を試みてみよう」という考え方が、不要な人工呼吸管理期間をなくすことにつながります。

人工呼吸器離脱プロトコルにも、いくつか種類がありますが、わが国では3学会合同人工呼吸器離脱プロトコルが主に使用されています（図2）。

図1　人工呼吸の過程

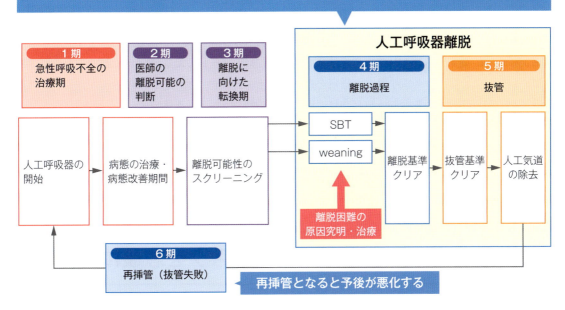

図2　人工呼吸器離脱プロトコル

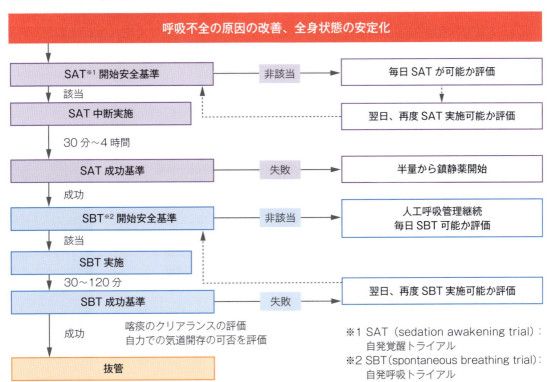

日本集中治療医学会，日本呼吸療法医学会，日本クリティカルケア看護学会：人工呼吸器離脱に関する3学会合同プロトコル．http://www.jsicm.org/pdf/kokyuki_ridatsu1503b.pdf［2018.2.7アクセス］．より一部改変のうえ転載

人工呼吸器離脱の方法は「weaning」「SBT」の2種類

人工呼吸器離脱には、2種類の方法（weaningとSBT）があります（図3）。

weaningは、従来から行われている方法です。SIMVモードなどで、徐々に呼吸器の設定を自発呼吸へ近づけていき、数時間～数日かけて離脱可能か判断する方法です。

SBTは、一定の条件を満たしていたら、CPAPモードもしくはTピースでの自発呼吸を試み、30分～2時間程度で離脱の可否を判断する方法です。

▶現在の主流は「SBT」

SBTは突然自発呼吸を促すため、weaningのほうが患者に優しい印象があります。しかし、SIMVモードによるweaningとSBTを比較すると、SBT群で優位に人工呼吸期間が短かったとの報告[2)]があります。

3学会合同人工呼吸器離脱プロトコルでも、SBTでの離脱が推奨されているため、今回はSBTを中心に述べていきます。

観察ポイントとケア

離脱の進め方：常に再挿管のリスクを念頭に置く

覚醒を促さなければ離脱はできない（SAT）

近年、人工呼吸管理中は、患者の苦痛を軽減するために、持続的に鎮痛・鎮静を行うのが一般的です。そのため、人工呼吸管理中には、1日1回の持続鎮静薬の中断（SAT）が必要です。

SATは、深鎮静による弊害を軽減し、人工呼吸期間やICU入室期間を短縮します（図4）。

また、SATをSBTと組み合わせると、予後が改善されることがわかっています。

図3　weaningとSBT

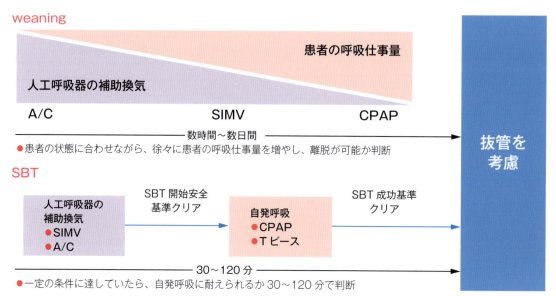

▶SATの実際

SAT開始安全基準（**表1**）を満たした患者に対して、鎮静薬を中断もしくは減量して覚醒を促します。目標である「口頭での指示で開眼、もしくは指示動作が可能」な状態を30分以上保てれば成功とし、30分〜4時間程度継続します。

SAT成功基準（**表2**）をクリアした患者は、SBTの過程に移行します。

図4 深鎮静の弊害と浅い鎮静の利点

深鎮静の弊害
1. 無気肺
2. 血圧低下
3. 筋萎縮・筋力低下
4. 人工呼吸器依存
5. 感染症増加（肺炎など）
6. 人工呼吸期間・ICU入室期間の延長
7. 血栓・塞栓症の増加
8. 褥瘡増加
9. 腸管運動の低下
10. 耐糖能異常
11. せん妄・幻覚・妄想の誘発
12. 死亡率上昇

→ 医療者にとっては管理が容易になるが、患者にとっての弊害が多い

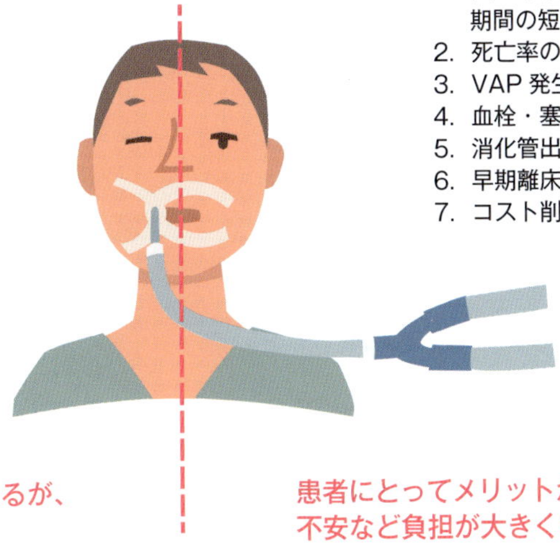

浅い鎮静の利点
1. 人工呼吸期間・ICU入室期間の短縮
2. 死亡率の低下
3. VAP発生の低下
4. 血栓・塞栓症の低下
5. 消化管出血の低下
6. 早期離床が容易になる
7. コスト削減

→ 患者にとってメリットが多いが、痛みや不安など負担が大きくなる場合もある

表1 SAT開始安全基準

- 興奮状態が持続し、鎮静薬の投与量が増加している
- 筋弛緩薬を使用している
- 24時間以内に新たな不整脈や心筋虚血の徴候
- けいれん、アルコール離脱症状のため鎮静薬を持続投与中
- 頭蓋内圧の上昇
- 医師の判断

> 左記に該当しない患者にはSATを実施できる

日本集中治療医学会，日本呼吸療法医学会，日本クリティカルケア看護学会：人工呼吸器離脱に関する3学会合同プロトコル．http://www.jsicm.org/pdf/kokyuki_ridatsu1503b.pdf［2018.2.7アクセス］．より一部改変のうえ転載

表2 SAT成功基準

①RASS：−1〜0	● 口頭指示で開眼や動作が容易に可能
②鎮静薬を中止して30分以上過ぎても、右記の状態とならない	● 興奮状態 ● 持続的な不安状態 ● 鎮痛薬を投与しても痛みをコントロールできない ● 頻呼吸（呼吸数≧35回/分 5分以上） ● SpO$_2$＜90％が持続し対応が必要 ● 新たな不整脈

> ①②ともにクリアできたら「成功」、できなければ「不適合（失敗）」とし翌日再評価

日本集中治療医学会，日本呼吸療法医学会，日本クリティカルケア看護学会：人工呼吸器離脱に関する3学会合同プロトコル．http://www.jsicm.org/pdf/kokyuki_ridatsu1503b.pdf［2018.2.7アクセス］．より一部改変のうえ転載

クリアできなかった患者は、鎮静を開始前の半分量から開始し、目標の鎮静深度となるよう調整します。そして翌日、再度SATを実施します。

▶ SAT実施中のケア

SAT実施中は、これまで、鎮静によって隠されていた患者の苦痛や不安などが表面化します。苦痛や不安により、交感神経が刺激されて代謝亢進が生じると、酸素消費量が増大するため、呼吸仕事量が増加し、離脱困難になる危険があります。

① 痛みと覚醒のアセスメント

覚醒状態や痛みは、医療者間で評価に偏りがないよう、客観的なアセスメントツールを用いて評価します。

覚醒状況はRASS（Richmond agitation-sedation scale：リッチモンド鎮静興奮スケール、表3）とSAS（sedation-agitation scale：鎮静興奮スケール、表4）を用いて評価することが推奨されています。

痛みはBPS（behavioral pain scale：行動疼痛スケール、表5）とCPOT（critical-care pain observation tool：重症患者疼痛観察法、表6 ）を用いて評価することが推奨されています。

② 薬物・非薬物の両面から介入

常時ベッドサイドにいる看護師は、痛みや不安の要因をアセスメントし、特定できた要因に対しては鎮痛薬投与などの薬物的な介入を行います。

同時に、不安を軽減できるよう、励まし、ポ

表3　RASS（リッチモンド鎮静興奮スケール）

スコア	用語	説明	刺激
＋4	好戦的な	明らかに好戦的な、暴力的な、スタッフに対する差し迫った危険	
＋3	非常に興奮した	チューブ類またはカテーテル類を自己抜去：攻撃的な	
＋2	興奮した	頻繁な非意図的な運動、人工呼吸器ファイティング	
＋1	落ち着きのない	不安で絶えずそわそわしている、しかし動きは攻撃的でも活発でもない	
0	意識清明な 落ち着いている		
－1	傾眠状態	完全に清明ではないが、呼びかけに10秒以上の開眼およびアイ・コンタクトで応答する	呼びかけ刺激
－2	軽い鎮静状態	呼びかけに10秒未満のアイ・コンタクトで応答	呼びかけ刺激
－3	中等度鎮静状態	呼びかけに動きまたは開眼で応答するがアイ・コンタクトなし	呼びかけ刺激
－4	深い鎮静状態	呼びかけに無反応、しかし、身体刺激で動きまたは開眼	身体刺激
－5	昏睡	呼びかけにも身体刺激にも無反応	身体刺激

評価法

ステップ1
30秒間、患者を観察する。これ（視診のみ）によりスコア0～＋4を判定する

ステップ2
❶ 大声で名前を呼ぶか、開眼するように言う
❷ 10秒以上アイ・コンタクトができなければ繰り返す。以上2項目（呼びかけ刺激）によりスコア－1～－3を判定する
❸ 動きが見られなければ、肩をゆするか、胸骨を摩擦する。これ（身体刺激）により、スコア－4、－5を判定する

日本呼吸療法医学会 人工呼吸中の鎮静ガイドライン作成委員会：人工呼吸中の鎮静のためのガイドライン．人工呼吸 2007；24（2）：146-167．より転載

表4　SAS（鎮静興奮スケール）

スコア	状態	例
7	緊急不穏状態	● 気管チューブやカテーテルを引っ張る ● ベッド柵を越える ● ベッドの端から端へ移動する ● 医療スタッフに暴力をふるう
6	高度不穏状態	● 度重なる注意にもかかわらず不穏がある ● 身体の抑制が必要 ● 気管チューブを噛む
5	不穏状態	● 不安あるいは軽度不穏 ● 座ろうとするが注意すれば鎮静化する
4	平静で協力的	● 平静 ● 容易に覚醒し、命令に従う
3	鎮静状態	● 覚醒困難 ● 声をかけるか軽くゆすると覚醒するが、再び眠る ● 簡単な命令に従う
2	鎮静過剰	● 身体刺激で覚醒 ● 意思は通じない ● 命令に従わない ● 自発運動はある
1	覚醒不能	● 強い刺激によってわずかに反応する、あるいは反応しない ● 意思は通じない ● 命令に従わない

Riker RR, Picard JT, Fraser GL. Prospective evaluation of the Sedation-Agitation Scale for adult criticaly ill patients. *Crit Care Med* 1999；27：1325-1329.

表5　BPS（行動疼痛スケール）

項目	行動	スコア
表情	穏やかな	1
	一部硬い（例えば、眉が下がっている）	2
	まったく硬い（例えば、まぶたを閉じている）	3
	しかめ面	4
上肢の動き	まったく動かない	1
	一部曲げている	2
	指を曲げて完全に曲げている	3
	ずっと引っ込めている	4
人工呼吸器との同調性	同調している	1
	時に咳嗽、大部分は呼吸器に同調している	2
	呼吸器とファイティング	3
	呼吸器の調整が利かない	4

日本呼吸療法医学会 人工呼吸中の鎮静ガイドライン作成委員会：人工呼吸中の鎮静のためのガイドライン．人工呼吸 2007；24：146-167. より転載

表6 CPOT-J(日本語版 critical-care pain observation tool)

指標	状態	説明	点
表情	筋の緊張がまったくない	リラックスした状態	0
	しかめ面・眉が下がる・眼球の固定・まぶたや口角の筋肉が萎縮する	緊張状態	1
	上記の顔の動きと目をぎゅっとするに加え固く閉じる	顔をゆがめている状態	2
四肢の動き	まったく動かない(必ずしも無痛を意味していない)	動きの欠如	0
	緩慢かつ慎重な運動・疼痛部位を触ったりさすったりする動作・体動時注意をはらう	保護	1
	チューブを引っ張る・起き上がろうとする・手足を動かす/ばたつく・指示に従わない・医療スタッフを叩く・ベッドから出ようとする	落ち着かない状態	2
筋緊張(上肢の他動的屈曲と伸展による評価)	他動運動に抵抗がない	リラックスした	0
	他動運動に抵抗がある	緊張状態・硬直状態	1
	他動運動に強い抵抗があり、最後まで行うことができない	極度の緊張状態あるいは硬直状態	2
人工呼吸器の順応性(挿管患者)または発声(抜管された患者)	アラームの作動がなく、人工呼吸器と同調した状態	人工呼吸器または運動に許容している	0
	アラームが自然に止まる	咳き込むが許容している	1
	非同調性:人工呼吸器の妨げ、頻回にアラームが作動する	人工呼吸器に抵抗している	2
	普通の声の調子で話すか、無音	普通の声で話すか、無音	0
	ため息・うめき声	ため息・うめき声	1
	泣き叫ぶ・すすり泣く	泣き叫ぶ・すすり泣く	2

山田章子,池松裕子:日本語版 Critical-Care Pain Observation Tool(CPOT-J)の信頼性・妥当性・反応性の検証.日集中医誌 2016;23(2):134. より転載

ショニングを調整するなど、非薬物的な介入を行います。

POINT 2
SBTでは「自発呼吸に耐えられるか」を判断する

SATをクリアし、SBT開始安全基準(表7)を満たした患者には、SBTを実施します。

▶ SBTの実際

SBTは「最低限のPEEPと、CPAPモード(PSを付加)もしくはTピース」の状態を、30～120分間継続できるか観察し、離脱可能か判断するものです。

SBT成功基準(表8)をクリアした患者は、気管チューブの抜管を検討します。

クリアできなかった患者は、人工呼吸を再開します。呼吸筋疲労の回復には24時間程度かかるといわれているため、再度SBTを行う場合は、疲労を考慮し、翌日に実施します。

SBTに失敗した場合は、失敗要因(図5 p.82)をアセスメントし、改善させる必要があります。

▶SBT実施中のケア

SBT中は、陽圧が最低限もしくは解除された状態であるため、挿管チューブ抵抗が増大して**機能的残気量**が低下し、肺胞は虚脱の方向へシフトします。それにより**呼吸仕事量**が増大するため、患者が呼吸負荷に耐えられるかを注意深く観察する必要があります。

成功基準の項目だけでなく、バイタルサインや表情・動作から快適な状態にあるか判断し、快適性を阻害する苦痛や不安の軽減に努めます。

表7　SBT開始安全基準

①酸素化が十分である	● $FiO_2 ≦ 0.5$ かつ $PEEP ≦ 8cmH_2O$ のもとで $SpO_2 > 90\%$
②血行動態が安定している	● 急性の心筋虚血、重篤な不整脈がない ● 心拍数 ≦ 140bpm ● 昇圧薬の使用については、少量は容認する（DOA ≦ 5μg/kg/分、DOB ≦ 5μg/kg/分、NAD ≦ 0.05μg/kg/分）
③十分な吸気努力がある	● 1回換気量 > 5mL/kg ● 分時換気量 < 15L/分 ● RSBI※（1分間の呼吸回数/1回換気量[L]）< 105回/分/L ● 呼吸性アシドーシスがない（pH > 7.25）
④異常呼吸パターンを認めない	● 呼吸筋の過剰な使用がない ● シーソー呼吸（奇異性呼吸）がない
⑤全身状態が安定している	● 発熱がない ● 重篤な電解質異常を認めない ● 重篤な貧血を認めない ● 重篤な体液過剰を認めない

> 原疾患の改善を認め、①～⑤をすべてクリアした場合、SBTを行う

※ RSBI（rapid shallow breathing index）：呼吸数と1回換気量の比

日本集中治療医学会，日本呼吸療法医学会，日本クリティカルケア看護学会：人工呼吸器離脱に関する3学会合同プロトコル．http://www.jsicm.org/pdf/kokyuki_ridatsu1503b.pdf［2018.2.7アクセス］．より一部改変のうえ転載

表8　SBT成功基準

- 呼吸回数 < 30回/分
- 開始前と比べて明らかな低下がない
  （たとえば $SpO_2 ≧ 94\%$、$PaO_2 ≧ 70mmHg$）
- 心拍数 < 140bpm、新たな不整脈や心筋虚血の徴候を認めない
- 過度の血圧上昇を認めない
- 以下の呼吸促迫の徴候を認めない（SBT前の状態と比較する）
  ①呼吸補助筋の過剰な使用がない
  ②シーソー呼吸（奇異性呼吸）
  ③冷汗
  ④重度の呼吸困難感

> 左記を30分以上継続できたら「成功」、できなければ「不適合（失敗）」とし、原因への対策を行う

日本集中治療医学会，日本呼吸療法医学会，日本クリティカルケア看護学会：人工呼吸器離脱に関する3学会合同プロトコル．http://www.jsicm.org/pdf/kokyuki_ridatsu1503b.pdf［2018.2.7アクセス］．より一部改変のうえ転載

POINT 3
抜管前に、再挿管のリスクを評価する

SBTをクリアしたら、抜管を検討します。抜管が可能かの判断は、再挿管後に「自力で気道を維持できるか」「気道クリアランスを保てるか」が重要な要因となります（図6）。

▶気道の維持の評価：カフリークテスト

挿管中に喉頭損傷がある患者は、喉頭浮腫、粘膜潰瘍、肉芽形成などにより上気道狭窄・閉塞を起こします。上気道の狭窄の有無の判断には、カフリークテストが用いられます。

カフリークテストは「カフの圧が適切な状態」と「カフの空気を抜いた状態」での1回換気量を比較するものです。前後の1回換気量が110mL以上もしくは10％以上の差があれば、上気道狭窄がないと判断します。

上気道狭窄に対してはステロイドの予防投与が有効との報告もあるため、リスクが高い患者に対しては、ステロイドの投与を検討します。

▶気道クリアランスの評価
：カフピークフロー

咳嗽力が弱い場合や、気道分泌物が多い場合は、自力での痰喀出が困難となり、換気障害や

図5　人工呼吸器離脱の障害因子（失敗要因）

呼吸負荷
- 呼吸仕事量の増大：不適切な呼吸器設定
- 肺コンプライアンスの低下：肺炎、肺水腫、肺線維症、肺出血、びまん性肺浸潤
- 気管支収縮
- 呼吸抵抗の増大
  ①SBT 実施中：細すぎる気管挿管チューブ
  ②抜管後：声門浮腫、気道分泌の増加、痰の貯留

心負荷
- 既存の心機能障害
- 心仕事量増大に伴う心筋障害：肺の過膨張、代謝亢進、敗血症

神経・筋
- 中枢性呼吸刺激の低下：代謝性アルカローシス、調節呼吸、鎮静薬
- 末梢性障害：神経、筋疾患、CIPNM

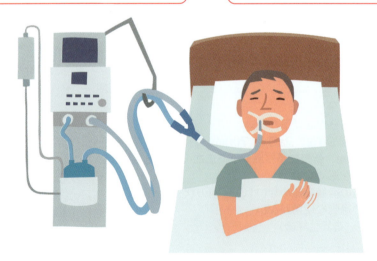

中枢神経
- せん妄
- 不安・抑うつ

代謝
- 代謝性疾患
- ステロイド
- 高血糖

栄養
- 過体重
- 栄養障害

貧血

Boles JM, Bion J, Connors A, et al. Weaning from mechanical ventilation. *Eur Respir J* 2007；29：1033-1056.

気道閉塞が生じます。そのため、カフピークフローによる咳嗽力の評価が有効です。

カフピークフローは、患者をファーラー位にし、咳嗽した際のフロー（呼気流速）をみるものです。フローが60L/分以下であれば、再挿管のリスクが高いとされています。

多量の分泌物は、再挿管のリスクとなりますが、分泌物のコントロールができる状態（咳嗽力が十分で、体位ドレナージが実施可能など）なら、抜管可能と判断する場合もあります。

POINT 4
抜管後、数時間は注意深い観察を継続する

SAT・SBTによって抜管可能と判断された患者でも、10～20％程度は再挿管となることが報告されています（表9）。抜管後は「気道を維持できているか」「呼吸・循環への影響はあるか」などの評価が必要です（図7 p.84）。

▶気道の維持の評価

上気道狭窄・閉塞の症状は、抜管直後より出現することがあります。そのため、抜管後10分程度はベッドサイドを離れず、患者を注意深く観察する必要があります。

上気道狭窄は、喉頭浮腫、肉芽形成、粘膜潰瘍などによって引き起こされます。

抜管直後は無症状でも、数時間後に症状が現れることもあるので継続した観察を行う必要があります。

図6　抜管前の評価

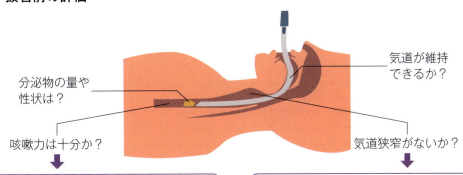

- 分泌物の量や性状は？
- 咳嗽力は十分か？
- 気道が維持できるか？
- 気道狭窄がないか？

カフピークフロー
- 患者をファーラー位にした状態で咳嗽させ、その時のフロー（呼気流速）を評価
- カフピークフローが 60L/分以下 であれば、咳嗽力が不十分であり再挿管のリスクが高くなる

カフリークテスト
- カフを膨らませた状態とカフの空気を除去した状態での、1回換気量を比較
- 前後の1回換気量が 110mL以上 もしくは 10％以上 差がない場合は、気道狭窄があると判断される

表9　抜管失敗の因子

- 抜管後2時間で呼吸数＞25回/分
- 心拍数＞140回/分、抜管前から20％以上の変動あり
- 呼吸筋疲労、呼吸仕事量増加を示唆する所見の出現
- SaO_2＜90％、PaO_2＜80mmHg（FiO_2≧0.5）
- $PaCO_2$＞45mmHg、抜管前から20％以上増加
- pH＜7.33

Boles JM, Bion J, Connors A, et al. Weaning from mechanical ventilation. *Eur Respir J* 2007；29：1033-1056.

▶呼吸・循環への影響の評価

抜管後は、陽圧が解除され肺の機能的残気量が低下し、肺胞は虚脱の方向へシフトします。そのため、呼吸仕事量が増大します。

また、抜管後には、胸腔内圧が低下するため、静脈還流が増加します。心機能が低下している患者や、抜管前に輸液過多になっている患者の場合、心臓の前負荷の増大となり心不全症状が出現する場合もあります。

POINT 5
抜管時には、迅速に再挿管ができるよう準備しておく

再挿管の予防に関して、NPPV（noninvasive positive pressure ventilation：非侵襲的陽圧換気）やHFT（high flow therapy：ハイフローセラピー）などのデバイスの有効性が示されています。

NPPVによる陽圧換気や、HFTによる死腔洗い流し効果には、呼吸仕事量の軽減が期待できます。

しかし、これらの効果は、予防的に使用することで得られるものです。そのため、再挿管のリスクが高い場合には、抜管早期からの使用が再挿管の予防につながる可能性がある、と考えられます。

しかし、どのような患者であっても、再挿管のリスクはゼロではありません。そのため、常に再挿管を行う可能性があることを念頭に置き、いつでも再挿管が迅速に実施できるよう、物品と体制を整えておくことが重要です。

【文献】

1) Girard TD, Kress JP, Fuchs BD, et al. Efficacy and safety of a paired sedation and ventilator weaning protocol for mechanically ventilated patients in intensive care（Awakening and Breathing Controlled trial）: a randomised controlled trial. *Lancet* 2008；371（9607）：126-34.
2) Esteban A, Frutos F, Tobin MJ, et al. A comparison of four methods of weaning patients from mechanical ventilation. Spanish Lung Failure Collaborative Group. *N Engl J Med* 1995；332（6）：345-350.
3) 日本集中治療医学会，日本呼吸療法医学会，日本クリティカルケア看護学会：人工呼吸器離脱に関する3学会合同プロトコル．http://www.jsicm.org/pdf/kokyuki_ridatsu1503b.pdf［2018.2.7アクセス］．
4) Boles JM, Bion J, Connors A, et al. Weaning from mechanical ventilation. *Eur Respir J* 2007；29：1033-1056.
5) 日本呼吸療法医学会 人工呼吸中の鎮静ガイドライン作成委員会：人工呼吸中の鎮静のためのガイドライン．人工呼吸 2007；24：146-167.
6) Riker RR, Picard JT, Fraser GL. Prospective evaluation of the Sedation-Agitation Scale for adult criticaly ill patients. *Crit Care Med* 1999；27：1325-1329.
7) Gélinas C, Fillion L, Puntillo KA, et al. Validation of the critical-care pain do servation tool in adult patients. *Am J Crit Care* 2006；15：420-427.
8) 日本集中治療医学会 J-PADガイドライン作成委員会 編：日本版・集中治療室における成人重症患者に対する痛み・不穏・せん妄管理のための臨床ガイドライン．総合医学社，東京，2015：14.
9) Brochard L et al. Comparison of three methods of gradual withdrawal from ventilatory support during weaning from mechanical ventilation. *Am J Respir Crit Care Med* 1994；150（4）：896-903.

図7　抜管後に生じる呼吸・循環への影響

呼吸への影響

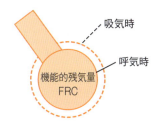

機能的残気量（FRC）
- 呼気時に肺に残っている空気の量
- 酸素化に影響するほか、肺胞を開存するために重要であり、一定量を下回ると肺胞が虚脱しやすくなる
- 肺胞が虚脱すると、再び広げるために大きな力（呼吸仕事量）が必要となる

抜管前

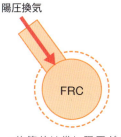

- 抜管前は常に陽圧がかかっているため、機能的残気量は保たれている

抜管後

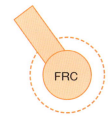

- 抜管後は陽圧が解除されるため機能的残気量は低下する

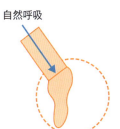

- 機能的残気量が一定量を下回ったため、肺胞が虚脱してしまった

循環への影響

抜管前

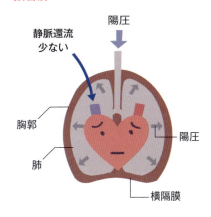

- 人工呼吸中は、呼吸器から換気が送られる

胸腔は陽圧となり、心臓に戻ってくる静脈還流が制限される

抜管後

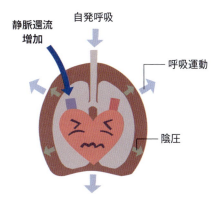

- 抜管後は、胸郭や横隔膜の呼吸運動によってつくり出される陰圧によって肺が膨らみ、空気を取り入れる

胸腔が陰圧になると静脈還流が増える

心機能が低下している症例だと、心負荷になる危険性がある

5 循環モニタリング

山田剛史

> **基礎知識**
> 循環は、前負荷、心収縮力、心拍数、後負荷からなる

POINT 1
循環モニタリングでは「心拍出量」をみている

ICU入室中の患者は、手術や外傷などの侵襲により、循環・体液動態が著しく変動します。つまり、いわゆる重症な場合が多く、循環管理が非常に重要となります。

循環すなわち心拍出量を規定する因子は、前負荷・心収縮力・心拍数・後負荷の4つです（図1）。患者が循環不全に陥った場合には、上記4つの因子のうち、どこに問題があるのか、複数の問題があるのかを把握していないと、安全で確実な循環管理を実施できません。

POINT 2
循環モニタリングは「変化をすばやく察知する」ために行う

ICU入室患者の循環管理の目的は、以下の2点です。
①組織に必要な酸素供給を行い、新たな臓器障害を生じさせないこと
②重症不整脈や心筋虚血による循環動態の変化を早期に察知し、状態を安定させること

ICUで種々の循環モニタリング機器が使用されるのは、循環管理を円滑に行うためです。

図1 循環（心拍出量）を規定する因子

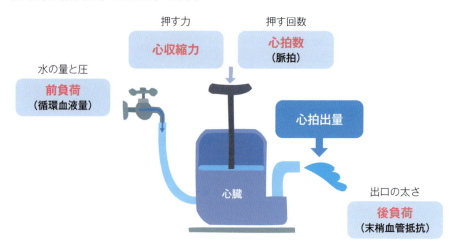

観察ポイントとケア①

心電図：モニターは大まかに、12誘導は詳細に心臓をみる

POINT 1
モニター心電図では「循環系の異常の有無」をみる

ICU入室中の患者は、常にモニター心電図により心拍のモニタリングをしています。

モニター心電図により、リアルタイムでの心拍リズムの観察（モニタリング）を行うと、不整脈や虚血性心疾患、電解質異常を早期に発見できます。そのため、病態把握や治療の評価、処置やケアに関連した循環動態の変化の観察に有用です。

ただし、モニター心電図でわかるのは、大まかな異常だけです。虚血性変化を詳しく把握するには、12誘導心電図が必要です。

▶3点誘導と5点誘導（図2）

3点誘導（赤・黄・緑）は、12誘導心電図の四肢誘導で得られるⅠ・Ⅱ・Ⅲ誘導のうち、どれか1つを連続的にモニタリングできます。

5点誘導（赤・黄・緑・黒・白）は、12誘導心電図の四肢誘導で得られるⅠ・Ⅱ・Ⅲ・aV_R・aV_L・aV_Fと、12誘導心電図の胸部誘導で得られるV₁〜V₆誘導のうち、どれか1つを連続的にモニタリングできます。

図2　モニター心電図の誘導

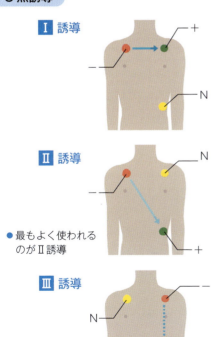

3点誘導

Ⅰ誘導

Ⅱ誘導
● 最もよく使われるのがⅡ誘導

Ⅲ誘導

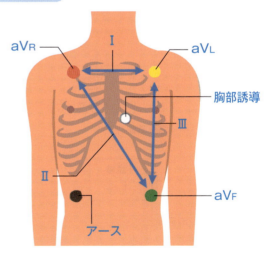

5点誘導

● 白の電極は、任意の胸部誘導部位（12誘導心電図：V₁〜V₆のどれか）に貼付する

POINT 2
12誘導心電図では「異常が生じた心臓の部位」をみる

モニター心電図では、大まかな異常には気づけますが、虚血性変化について詳しく知るには12誘導心電図が必要です。

12誘導心電図は、モニター心電図より多角的に心臓をモニタリングします。そのため、変化のあった波形がどこから生じているかをみれば、虚血変化が生じた部位の特定が可能です。

▶四肢誘導と胸部誘導（図3）

四肢誘導（赤・黄・緑・黒）では、以下の6箇所の観察ができます。

①Ⅰ誘導：左室の側壁をみる
②Ⅱ誘導：心臓を心尖部からみる
③Ⅲ誘導：右室側壁と左室下壁をみる
④aV_R誘導：右肩から心臓をみる
⑤aV_L誘導：左肩から心臓をみる
⑥aV_F誘導：心臓をほぼ真下からみる

最も明瞭な波形が得られるのはⅡ誘導です。

胸部誘導（赤・黄・緑・茶・黒・紫）でも、以下の6か所の観察ができます。

①V_1誘導：主に右室から心臓をみる
②V_2誘導：右室と左室前壁側から心臓をみる
③V_3誘導：心室中隔と左室前壁から心臓をみる
④V_4誘導：心室中隔と左室前壁方向をみる

図3　12誘導心電図の誘導

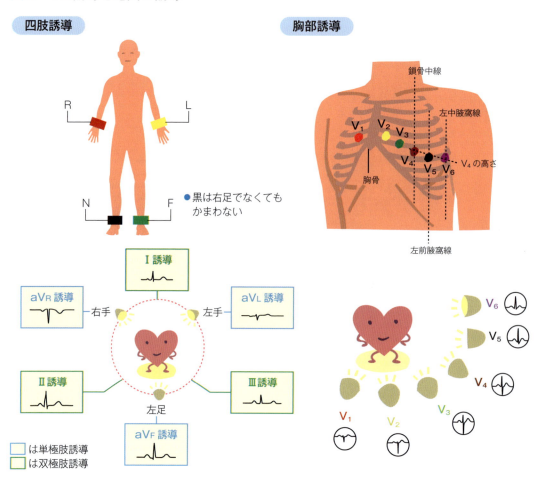

⑤V₅誘導：左室前壁と側壁をみる
⑥V₆誘導：左室側壁をみる

　胸部誘導の場合、電極装着位置をしっかり覚える必要があります。位置が1肋間ずれただけでも、正しい波形が得られなくなるためです。

▶虚血性変化は「ST変化」をみる

　虚血性変化は、主にST波形に現れます。
　異常が認められた場合は、表1を参考に、どの部位で異常（心臓の栄養血管である冠動脈の狭窄）が起きているのかを考えてください。

表1　虚血性変化の出現部位

梗塞部位	梗塞波形が出現する誘導												主な閉塞枝
	Ⅰ	Ⅱ	Ⅲ	aV_R	aV_L	aV_F	V₁	V₂	V₃	V₄	V₅	V₆	
前壁中隔							○	○	○	○			左前下行枝
広範前壁	○				○		○	○	○	○	○	△	左前下行枝
側壁	○				○						○	○	左前下行枝 左回旋枝
高位側壁	○				○								左前下行枝 左回旋枝
下壁		○	○			○							右冠動脈
純後壁							※ R波 増高	※ R波 増高					左回旋枝 右冠動脈

あわせて知りたい！

心筋虚血とST変化

- 心筋虚血のときにみられる心電図波形は、時間経過とともに変化していく。
- 波形の形から、発症時期を見きわめることも可能である。

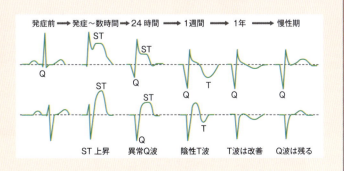

発症前 → 発症〜数時間 → 24時間 → 1週間 → 1年 → 慢性期

ST上昇　異常Q波　陰性T波　T波は改善　Q波は残る

観察ポイントとケア②

動脈圧：観血的動脈圧モニターでは血圧変動をみる

ICU入室中の患者は、過大侵襲をきたす疾患や大手術後で、循環が不安定になります。そのため、動脈圧ライン（いわゆるAライン）を挿入し、動脈圧モニタリングを行います（図4）。それにより、継続的に、精密な血圧モニタリングを行うこと（血圧変動の観察）が可能となり、不安定な循環状態を詳細に把握することができるのです。

しかし、動脈圧ラインのリスクは高度です。予定外抜去による出血や、頻繁な採血による感染などが起こる危険性をしっかりと認識してかかわることが重要です。

 POINT 1

正常な動脈圧波形は「安定した2相の山型」

正常な動脈圧波形は、2相の山型を呈します（図5）。正常洞調律で体血液量不足がない、すなわち血管内脱水がない場合には、山の位置に

図4 観血的動脈圧モニターのしくみ

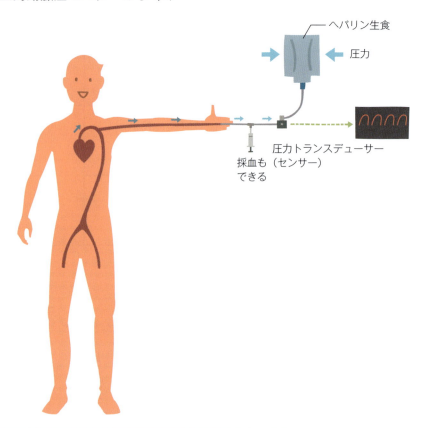

動脈圧ラインは、頻繁な採血・動脈血ガス分析を行うための採血ルートとしても使用される

変動のない安定した波形を示します。

▶「小さなくぼみ」の有無を必ず確認する

1つめの山の立ち上がりは「大動脈弁が開いて血液が拍出されたとき」です。

その後、血液の拍出が終わって大動脈弁が閉鎖すると血液の逆流が起こるため、小さなくぼみが生じます。これが、大動脈弁閉鎖ノッチ（dicrotic notch）です。

その後に現れる2相目の緩やかな山は、拡張期を示します。

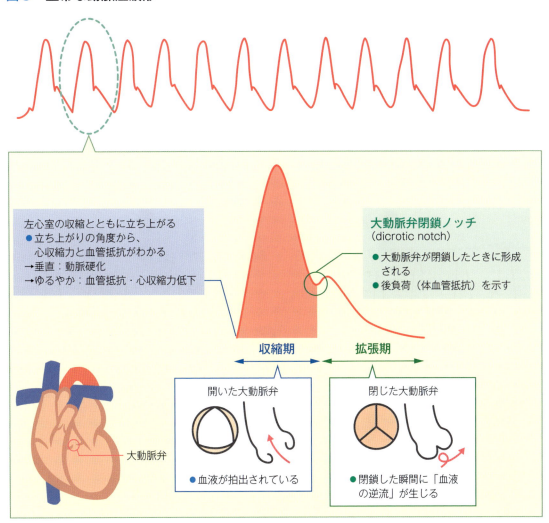

図5 正常な動脈圧波形

大動脈弁閉鎖ノッチは、心音でいうとⅡ音、心電図波形のT波にあたる p.103

POINT 2
動脈圧波形の「山の頂点がうねる」ときは血管内脱水を疑う

▶ **重症患者の多くは血管内脱水をきたしている**

ICU入室患者の多くは、疾患や大手術後などで過大侵襲をきたしています。そのため、多くの場合、体液がサードスペースへ移動し、血管内脱水（血管内の血液不足）となっています。

血管内脱水があると、動脈圧波形の山の頂点は、呼吸と同調して変動します。これが、呼吸性変動です（図6）。

呼吸性変動は、胸腔内圧の変化によって、静脈還流が変動することで生じます。

一方、血管内が血液で満たされている（＝正常）ときは、安定した血液循環が維持されます。つまり、胸腔内圧による影響はほとんど受けません。

POINT 3
動脈圧波形をみるときは「平均血圧」もチェックする

通常、血圧の指標は、収縮期圧（上の血圧）と拡張期圧（下の血圧）です。この2つからは、高血圧や血管の状態に関する重要な情報が得られます。

ただし、血圧の観察を行う際には、平均血圧も注意して観察することが重要です（図7）。

図6　異常な動脈圧波形：呼吸性変動

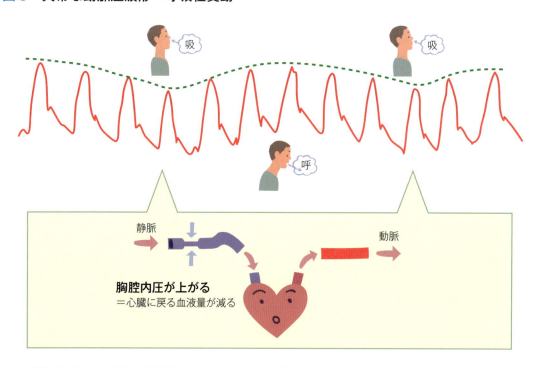

▶「平均血圧≦70mmHg」は危険なサイン

平均血圧が60mmHgを下回っている場合、体内の重要臓器への循環障害が生じている可能性があります。

特に、高血圧や脳梗塞、腎機能障害を患っている患者で、平均血圧70mmHg以下が持続している場合には、体内臓器への循環不全の可能性があるため、注意する必要があります。

図7 動脈圧波形からわかること

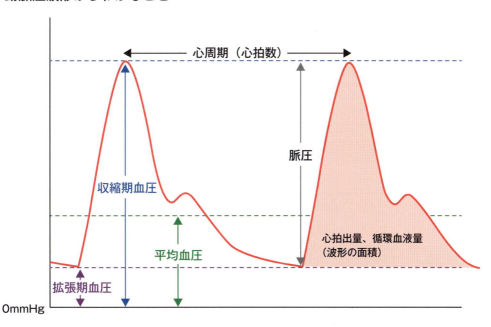

平均血圧は「拡張期血圧＋（収縮期血圧－拡張期血圧）÷3」の式で算出できる
↓
この部分が「脈圧」に該当

あわせて知りたい！

動脈圧波形：その他の異常

- 動脈圧波形には、呼吸性変動のほかにも、いくつか異常波形がある。
- 代表的なものを以下に示す。

波形が出ない
- 回路の閉塞・血栓形成
- 接続の外れ
→ 三方活栓の向きを確認

波形が鈍っている
- 刺入部の屈曲や閉塞
- 回路内の気泡や血栓
→ 加圧バッグの圧や残量、接続のゆるみを確認

極度に尖っている
- 高血圧、動脈硬化
- ラインの屈曲
- 血管収縮薬投与

5 循環モニタリング

POINT 4
測定値が疑わしいときは「校正」を行う

　動脈圧と非観血的血圧が著しく乖離している場合は、動脈圧のゼロ点設定を見直します。ゼロ点の見直しは、正確な動脈圧測定には不可欠です。

　ゼロ点は右房の高さです。つまり、ゼロ点設定とは、右房の高さにトランスデューサーのセンサー部を合わせることをいいます（図8）。

図8　ゼロ点設定の見直し方法

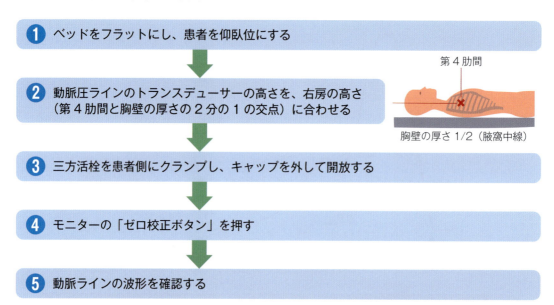

1. ベッドをフラットにし、患者を仰臥位にする
2. 動脈圧ラインのトランスデューサーの高さを、右房の高さ（第4肋間と胸壁の厚さの2分の1の交点）に合わせる
3. 三方活栓を患者側にクランプし、キャップを外して開放する
4. モニターの「ゼロ校正ボタン」を押す
5. 動脈ラインの波形を確認する

第4肋間
胸壁の厚さ1/2（腋窩中線）

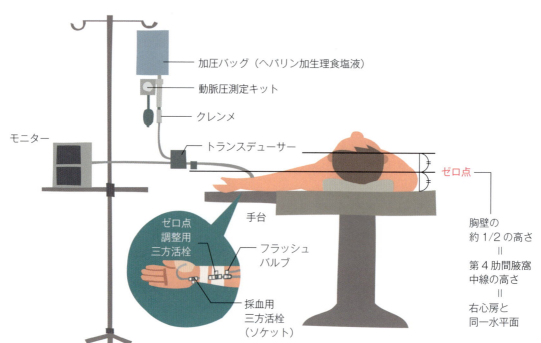

観察ポイントとケア③

血行動態：フロートラック センサー併用なら低侵襲

体外式連続心拍出量測定用センサー（フロートラック センサー）は、動脈圧カテーテルを介して測定した圧波形を解析し、循環に関する種々のパラメーター（心拍出量など）を数値で表示するものです（図9、表2 p.96）。

動脈圧カテーテルを介してモニタリングするため、低侵襲であるのが最大の特徴です。

POINT 1
フロートラック センサーは動脈圧波形を数値化する

1回拍出量（SV）は、動脈圧波形の「心臓収縮期の面積」から算出されます。心拍出量（CO）は、1回拍出量をもとに算出されます。加えて、動脈圧波形のばらつきの状況から、1回拍出量変化（SVV：呼吸性変の指標）も算出されます。

これらの指標は、すべて動脈圧波形をもとに算出されるため、動脈圧波形が正確に抽出できていないと、正しい測定値を得られません。注意深く観察することが大切です。

POINT 2
算出された心拍出量から、末梢血管抵抗も数値化される

フロートラック センサーは、体血管抵抗（SVR）も数値化します。体血管抵抗とは、左室からの拍出のしにくさ（＝後負荷の状況）を表すものです。

図9　フロートラック システム

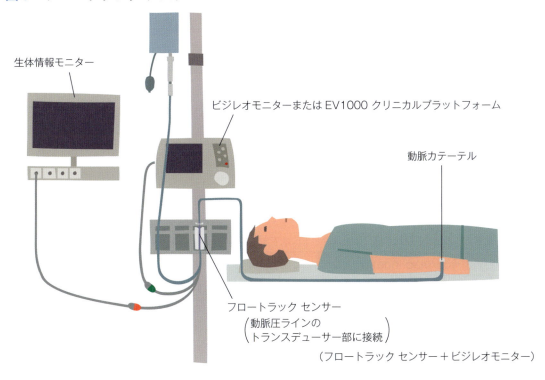

（フロートラック センサー＋ビジレオモニター）

ショック状態にあるときやカテコールアミン使用時などは、末梢血管が細くなって抵抗が増すため、体血管抵抗が上昇する傾向にあります。

一方、敗血症やアナフィラキシーなど末梢血管が拡張する疾患では、体血管抵抗が低下する傾向にあります。

表2 フロートラックシステムで測定できるパラメーターと基準値

略称	測定できるパラメーター	基準値
SV	**1回拍出量**（stroke volume） ● 心室が1回の収縮で拍出する血液の量 ● IABPやPCPSなどの補助循環装置使用時や小児患者、重度の大動脈弁閉鎖不全症患者では、有効性が検証されていない 心臓収縮期の面積から拍出量を割り出している	60〜100mL/beat
CO	**心拍出量**（cardiac output） ● 心臓が1分間に送り出す血液の量（1回拍出量×心拍数） SVから「1分間の拍出量」を算出した値が心拍出量	4.0〜8.0L/分
SVV	**1回拍出量変化**（stroke volume variation） ● 1回拍出量の呼吸性変動を変化率で表した値で、血管内脱水の指標となる（10〜15%以上では呼吸性変動が示唆される） ● 不整脈がある場合は、1回拍出量に変動をきたすため、信頼性が低い ● 自発呼吸が混在する人工呼吸管理下でPEEPが10cmH$_2$O以上ある場合は、信頼性が十分に検証されていない 吸気　呼気　吸気　呼気	10〜15%以上で輸液反応性あり
SVR	**体血管抵抗**（systemic vascular resistance） ● 左室の拍出に対する抵抗 ● ショック時などには上昇、敗血症などでは低下することが多い	800〜1,200 dyne・秒/cm^5
CI	**心係数**（cardiac index） ●「心拍出量÷体表面積」で算出する値	2.5〜4.0L/分/m^2
SVI	**1回拍出量係数**（stroke volume index） ●「1回拍出量÷体表面積」で算出する値	33〜47mL/beat/m^2
SVRI	**体血管抵抗係数**（systemic vascular resistance index） ● SVR算出時、COの代わりにCIを使用したもの	1,970〜2,390 dyne・秒・m^2/cm^5

POINT 3
他の機器と組み合わせると、より多くの情報が得られる

より多くの体内情報を得るために、フロートラック センサーと他の機器を組み合わせて使用することもあります（図10）。

▶ 急変予測のために「酸素消費量」を
　把握したい場合

プリセップCVオキシメトリーカテーテルは、中心静脈血酸素飽和度（$ScvO_2$）を測定できる中心静脈ラインです。

$ScvO_2$は、心拍出量（CO）、ヘモグロビン（Hb）、動脈血酸素飽和度（SaO_2）、酸素消費（$\dot{V}O_2$）より算出されるパラメーターで、体内の酸素消費量を表します。

$ScvO_2$は、循環動態が急激に変動しやすい大手術後や敗血症の急変予測に有用です。

▶ 重症度が高く「水分量」を
　厳密に把握したい場合

ボリュームビューセットは、フロートラックセンサーならびにプリセップCVオキシメトリーカテーテルと組み合わせて使用します。

厳密な水分管理が必要な患者（表3）に用いる機器で、肺血管外水分量（EVLW）、肺血管透過性係数（PVPI）、胸腔内血液量（ITBV）、全拡張終期容量（GEDV）、全駆出率（GEF）などを算出できます。

これらのパラメーターは、熱希釈曲線（ボリュームビューカテーテルを大腿動脈より挿入し、中心静脈から冷水を注入したことで生じる血液温度の変化を測定して得られる）から算出されています。

図10　フロートラック センサーと組み合わせて使用する機器

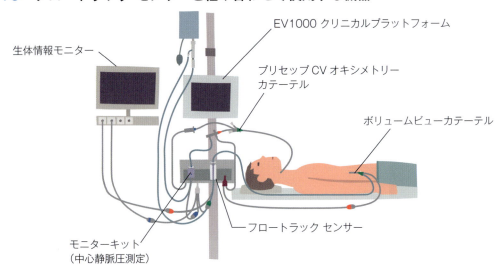

表3　ボリュームビューセットの適応患者

呼吸・循環における厳密な水分管理が必要な場合	● 心不全 ● 救急患者（熱傷、多発外傷、敗血症など） ● 各種ショック状態や肺水腫による呼吸不全の患者 ● ハイリスク手術患者の周術期管理
肺血管外水分量の把握	● 肺水腫の重症度の推測 ● 過剰輸液の防止
肺水腫の鑑別	● 心不全などによる心原性肺水腫と、ARDSなどによる非心原性肺水腫の鑑別

観察ポイントとケア④

心機能：フォレスター分類はスワンガンツカテーテルで評価

肺動脈カテーテル（スワンガンツカテーテル）は、重症患者の術前・術中・術後管理に不可欠な各種パラメーターが得られるモニタリング方法です。使用するカテーテルの種類によって得られる情報が異なります（図11）。

スワンガンツカテーテルは、心機能評価や、心不全の評価・治療効果判定を目的として挿入されます。挿入の長さ（先端位置）を変更すれば、連続して経時的にモニタリングできるのが特徴です。

図11　スワンガンツカテーテル：カテーテルの種類

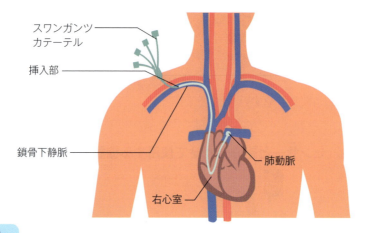

製品（例）

スワンガンツ・サーモダイリューション・カテーテル　（エドワーズライフサイエンス）

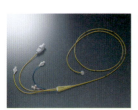

- 心内圧・心拍出量のモニタリングが可能

スワンガンツ・オキシメトリー・サーモダイリューション・カテーテル
（エドワーズライフサイエンス）

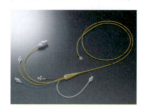

- 心内圧・心拍出量、SvO_2の同時モニタリングが可能

スワンガンツCCOサーモダイリューション・カテーテル　（エドワーズライフサイエンス）

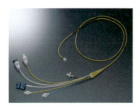

- 専用モニター※との併用で、心拍出量の連続的モニタリングが可能

スワンガンツCCO/CEDVサーモダイリューション・カテーテル
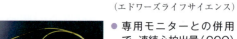
（エドワーズライフサイエンス）

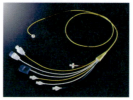

- 専用モニターとの併用で、連続心拍出量（CCO）や連続拡張終期容量（CEDV）、連続右室駆出率（CRVEF）の測定が可能

※　専用モニター：vigilanceⅡ、または、ヘモスフィア。

POINT 1
スワンガンツカテーテルは「側孔」からデータを得ている

スワンガンツカテーテルの特徴は、1本のルートの側管に、複数の側孔があることです。それぞれの側孔によって得られるデータが異なります（図12、表4）。

図12 スワンガンツカテーテルの構成 （スワンガンツCCO/CEDVサーモダイリューション・カテーテルの場合）

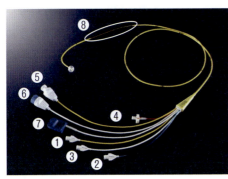

①黄色ライン（先端孔ルーメン）：肺動脈圧（PAP）モニタリングライン
②青色ライン（注入用側孔ルーメン）：心房圧（RAP）モニタリングライン、先端位置より26cmに開孔
③白色ライン（輸液用側孔ルーメン）：先端位置より30cmに開孔、当院ではカテコラミン用ラインとして使用
④バルーン拡張用バルブ：ロック式シリンジを使用
⑤サーミスター・コネクター
⑥サーマル・フィラメント・コネクター
⑦オプティカル・モジュール・コネクター
⑧サーマルフィラメント

（エドワーズライフサイエンス）

表4 スワンガンツカテーテルで測定される代表的なパラメーターと基準値

略称	内容	基準値
CVP	中心静脈圧（central venous pressure） ● 右心系の前負荷の指標	2～8mmHg（平均圧）
RAP	右房圧（right atrial pressure） ● 右心系の前負荷の指標	0～8mmHg（平均圧）
PAP	肺動脈圧（pulmonary arterial pressure） ● 右心系の後負荷の指標	収縮期：15～30mmHg 拡張期：8～15mmHg 平均圧：10～18mmHg
CCO	連続心拍出量（continuouscardiac output） ● 心臓が1回の拍出で送り出す血液の量を、連続してモニタリング	4.0～8.0L/分
CCI	心拍出量係数（continuous cardiac index） ● 心拍出量÷体表面積で算出する値	2.5～4.0L/分/m²
$S\bar{v}O_2$	混合静脈血酸素飽和度（mixed venous oxygen saturation） ● 大静脈血・下大静脈血・冠静脈血が混じり合った血液の酸素飽和度	60～80%
RVEDV	右室拡張終期容量（right ventricular end diastolic volume） ● 右室の拡張能の指標	80～150mL/m²
RVEF	右室駆出率（right ventricular ejection fraction） ● 右室の拍出能の指標	45～50%
SVR	体血管抵抗（systemic vascular resistance） ● 左心系の後負荷の指標	800～1,200 dynes/秒/cm⁵
PVR	肺血管抵抗（pulmonary vascular resistance） ● 右心系の後負荷の指標	<250 dynes/秒/cm⁵

（スワンガンツCCO/CEDVサーモダイリューション・カテーテルの場合）

POINT 2
スワンガンツカテーテルは「圧」から測定値を導いている

スワンガンツカテーテルからは、さまざまなパラメーターが得られます(表4)。

しかし、測定されたパラメーターは、あくまで患者の状態把握のための一情報です。得られたパラメーターと患者の状態を観察し、アセスメントにつなげることが大切です。

POINT 3
圧波形をみればカテーテルの先端位置がわかる

スワンガンツカテーテルの挿入経路として使用されるのは、内頸静脈や鎖骨下静脈です(中心静脈カテーテルに準じます)。

挿入時に、あらかじめ圧トランスデューサーに接続して圧波形をモニタリングできるようにしておけば、挿入に伴う圧変化を観察でき、挿入中の先端位置がわかります(図13)。

図13 先端位置による波形の変化

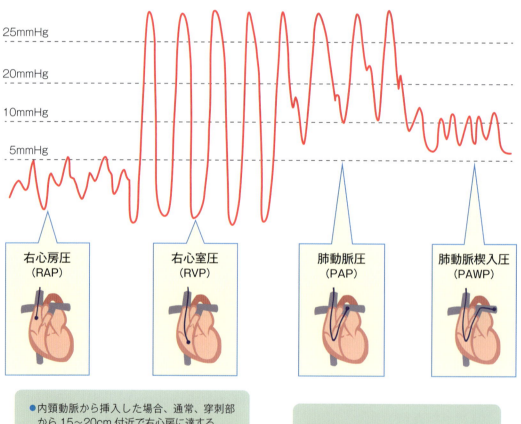

- 内頸動脈から挿入した場合、通常、穿刺部から15〜20cm付近で右心房に達する
  →ココでRAPを確認
- 右房圧を確認したらバルーンを膨らませる(心内膜の損傷を防ぎ、血流に乗せてカテーテルを進めるため)
  →ココでRVPを確認

その後は、バルーンを膨らませたまま、右室圧→肺動脈圧を確認しながら、PCWPが確認できるまでカテーテルを進める

POINT 4
フォレスター分類は、スワンガンツカテーテルを用いて評価する

スワンガンツカテーテルを用いた心不全評価では、フォレスター分類を使用します（図14）。フォレスター分類は、心係数（CI）と肺動脈楔入圧（PAWP）から、心不全の重症度を評価するツールです。

肺動脈楔入圧を測定した後は、必ずバルーンの空気を抜き、肺動脈圧までカテーテルを引き抜いておく必要があります。バルーンを拡張したままにすると、肺動脈の血流を妨げてしまい、肺動脈の虚血をきたすため危険です。

図14　フォレスター分類

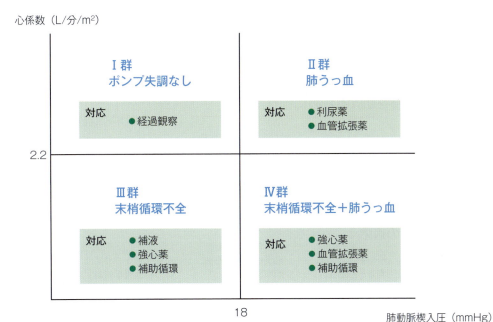

【文献】
1) エドワーズライフサイエンス：エデュケーションサポートツール．https://www.edwards.com/jp/professionals/education/cc/#sg-search ［2017.2.7アクセス］．

6 補助循環

長尾 工

> **基礎知識**
> IABPやPCPSは、循環器薬が効かなくなった場合に用いる

POINT 1
補助循環は、弱った心臓や肺を助けるために行う

　補助循環は、ショック（もしくは、ショック手前の弱った状態）の患者に対して実施します（図1）。多くの場合、血管作動薬に対する反応性が乏しくなった場合に、循環を補助（圧や流量を補助）する目的で使用されます（図2）。

　補助循環には、IABP（大動脈バルーンパンピング）や、PCPS（経皮的心肺補助装置）、呼吸不全に対するECMO（体外式膜型人工肺）などがあります。

図1　補助循環の適応

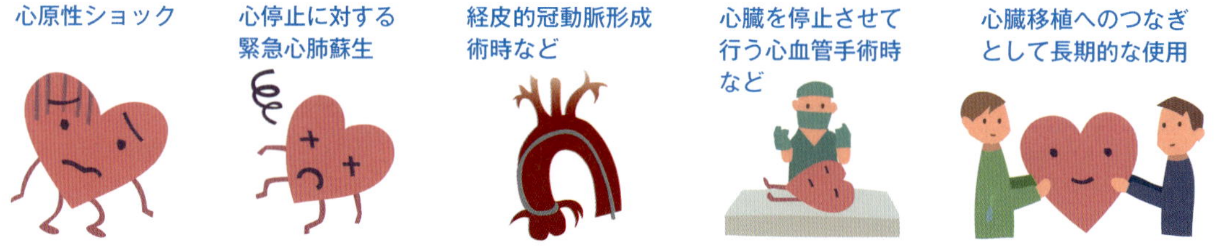

心原性ショック　心停止に対する緊急心肺蘇生　経皮的冠動脈形成術時など　心臓を停止させて行う心血管手術時など　心臓移植へのつなぎとして長期的な使用

図2　補助循環の目的

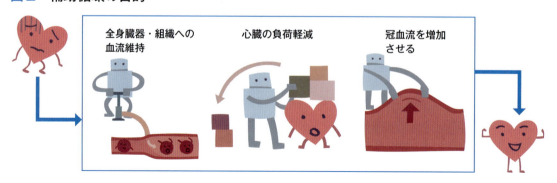

全身臓器・組織への血流維持　心臓の負荷軽減　冠血流を増加させる

観察ポイントとケア①

IABPは「大動脈圧」をコントロールして心臓を補助する

6 補助循環

　IABP（intra-aortic balloon pumping：大動脈バルーンパンピング）は、胸部下行大動脈にバルーンカテーテルを挿入し、心電図と動脈波形をモニタリングして、心臓の拍動に合わせてバルーンの拡張・収縮を繰り返すことで、心臓の補助を行うシステムです（図3）。

　IABPは、バルーンカテーテル（バルーンの先端は鎖骨下動脈起始部の2cm下）とIABP装置から構成されています。なお、バルーンカテーテルは、大腿動脈から挿入されます。

　IABPには、diastolic augmentationとsystolic unloadingの2つの効果があります。

▶diastolic augmentation

　diastolic augmentationとは、心臓の収縮初期（大動脈弁が閉じた時点）にバルーンを拡

図3　IABP：バルーンの拡張・収縮の適切なタイミング

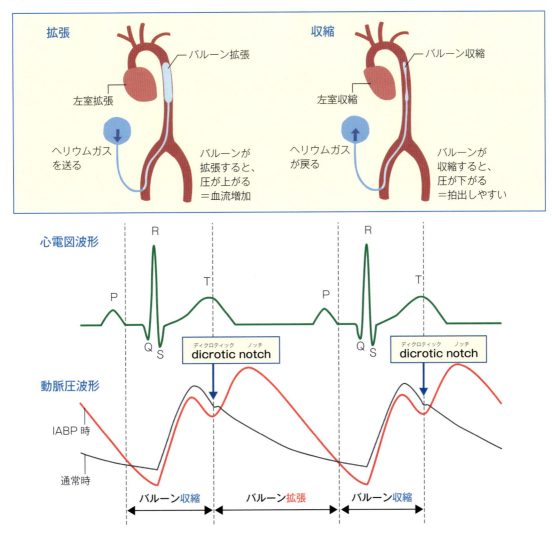

張し、拡張期血圧を上昇させるはたらきのことです（図4）。

このはたらきによって、脳・腎血流量や冠灌流圧を増加させ、心筋酸素供給量を増やします。

▶ systolic unloading

systolic unloadingとは、心臓の拡張後期（左室が収縮する直前）にバルーンを収縮し、左室内圧を低下させるはたらきのことです（図5）。

このはたらきによって、大動脈弁が開きやすくなり、左室収縮時の抵抗が低下するため、後負荷を軽減でき、心筋酸素消費量を減らします。

図4 diastolic augmentation

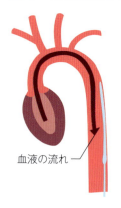 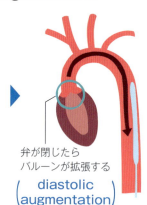 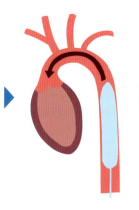 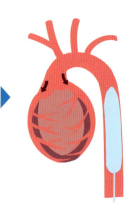

①心臓が収縮して血液を拍出している間、バルーンも収縮している

②血液の拍出が終わり、大動脈弁が閉じる（拡張期）と、バルーンが拡張しはじめる

③バルーンの拡張により、血液が逆行性に心臓へ押し出され、大動脈圧が上昇する

④冠動脈への血流が増加する

図5 systolic unloading

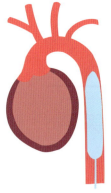 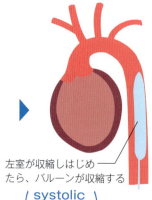 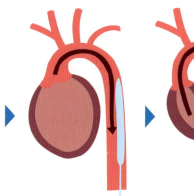 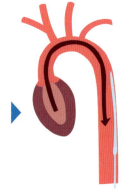

①バルーン拡張中、左室は血液を充満する（拡張期）

②心臓が血液を拍出する直前にバルーンが収縮しはじめる

③バルーンの収縮によって順行性の吸引力が起こり、大動脈圧が下がる

④左室の血圧が低くなり、血液を拍出しやすくなる

POINT 1
装着中は、効果を観察しつつ、安静による弊害を予防する

▶「患者の状態」を確認する

　IABP装着中の患者の観察ポイントは「IABPによる補助効果が得られているか」です（図6）。具体的には、動脈圧上昇や頻脈の改善、不整脈の減少など、循環の改善が得られているかを観察します。

　心拍出量の増加により、尿量の増加（腎血流量増加）や末梢循環の改善、酸素化の改善などがあるかを確認していきましょう。

▶「機器の作動状況」も確認する

　IABPの作動状況の確認も必要です（図7 p.106）。

　IABP装着中は、十分な補助効果が得られるように、原理や構造などを理解したうえでケアを行うことが求められます。

▶「安静による弊害」の有無の確認

　IABP装着中は、バルーンカテーテル挿入側の安静が必要となります。

　腓骨神経麻痺や安静によるストレスに対しては、十分な説明と良肢位の保持、可能な範囲でリハビリテーションなどを行っていくとよいでしょう。

図6　「患者状態」の観察ポイント

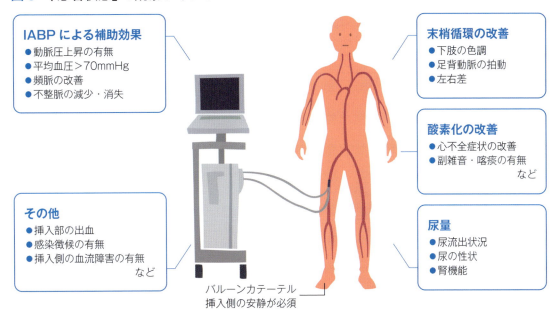

IABPによる補助効果
- 動脈圧上昇の有無
- 平均血圧＞70mmHg
- 頻脈の改善
- 不整脈の減少・消失

末梢循環の改善
- 下肢の色調
- 足背動脈の拍動
- 左右差

酸素化の改善
- 心不全症状の改善
- 副雑音・喀痰の有無　など

その他
- 挿入部の出血
- 感染徴候の有無
- 挿入側の血流障害の有無　など

尿量
- 尿流出状況
- 尿の性状
- 腎機能

バルーンカテーテル挿入側の安静が必須

あわせて知りたい！

補助循環用ポンプカテーテル
- 近年、わが国でも新しい補助循環の機器「補助循環用ポンプカテーテル（インペラ）」が導入された。カテーテルを大腿動脈から挿入し、左心室内に留置して、その先端から血液を一定のスピードで吸い上げ、小型のモーターで大動脈内へ送り出す機器である。
- IABPやPCPSによる補助循環のみでは救命が困難と考えられる心原性ショックの患者に対して使用を検討される機器であり、補助人工心臓治療関連学会協議会　インペラ部会により、適正使用指針が策定されている。

POINT 2 起こりうる合併症を予測して、早期に対応する

IABP装着によって起こりうる合併症を理解して、異常の早期発見に努めます(表1)。

高頻度で出現する合併症は、下肢の虚血と出血です。

POINT 3 アラームが鳴ったら、すみやかに患者状態を確認する

アラームが発生した場合は、すみやかに患者の状態を観察し、アラーム内容の確認、原因検索、適切な対処を行います(表2)。

誰もが対応できるように、フローチャートやチェックリストを作成し、安全管理に努めることも大切です。

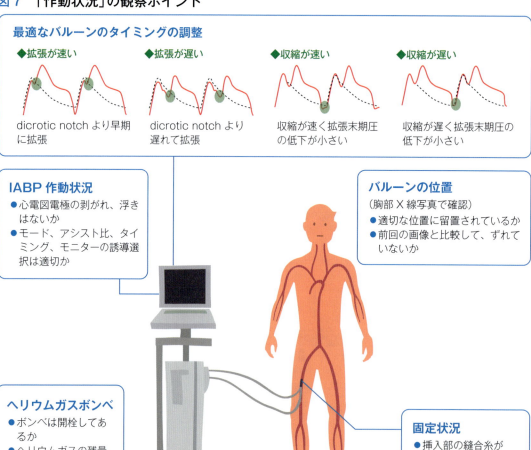

図7 「作動状況」の観察ポイント

表1　IABPの合併症

合併症	原因	観察項目
下肢の虚血	● 挿入側より末梢の血流障害	● 足背動脈・後脛骨動脈の拍動 ● 皮膚色 ● 冷汗・痛み ● しびれなど
出血	● 血小板破壊や凝固因子の消費 ● 抗凝固療法の影響	● 出血傾向 ● ACT（活性化凝固時間）、血小板など
血栓・塞栓症	● バルーンカテーテル挿入による異物反応	● 凝固能の評価：APTT（活性化部分トロンボプラスチン時間）、ACT ● 血栓塞栓症状の有無
腓骨神経麻痺	● バルーンカテーテル挿入側の安静（外旋位になりやすい）	● 背屈・感覚障害の有無
大動脈解離	● バルーンカテーテルの挿入操作	● 体外チューブ内の血栓の有無
感染	● バルーンカテーテル挿入側の清潔保持ができていない	● 挿入部位、全身の感染徴候 ● 出血の有無（出血部位が培地となるため）

表2　IABPの代表的なアラームの種類と対処方法

アラーム	原因	対処方法
ガス漏れアラーム	● コネクターの緩み、外れ ● バルーン破裂 ● バルーンカテーテルの屈曲や閉塞	● バルーンカテーテルの屈曲解除 ● ヘリウムガスチューブ内に血液がみられた場合、バルーン破裂を疑い、バルーンカテーテル抜去・交換を検討
高圧アラーム	● バルーンカテーテルやチューブの屈曲、閉塞 ● バルーンのアンラップ（拡張性）が不十分 ● バルーンの位置が不適切 ● バルーン破裂	● IABP本体までのバルーンカテーテルの状態を確認 ● 挿入部の下肢が屈曲していないか確認 ● 胸部X線写真でバルーンの位置を確認
トリガー不良アラーム	● IABPのトリガーに利用する信号が適正ではない	● 患者の体動の有無 ● 電極が外れていないか確認 　→外れていたら、確実に固定する ● 安定した心電図の誘導を使用する ● 電気メスを使用した場合は、血圧トリガーへ変更する
オーグメンテーション圧アラーム	● 動脈圧波形でバルーン拡張の上昇が警報設定より低い	● ヘリウムガスの充填容量の確認 ● バルーンの位置を確認 ● バルーンが破裂していないか確認 ● 患者の血圧変動を観察する ● バルーンカテーテルとヘリウムガスチューブに閉塞がないか確認

IABPは「圧をかける機器」であるため、アラームも「圧」に関連するものが多い

6 補助循環

POINT 4
心臓が回復したら、早期に離脱を行う

IABPからの離脱基準（例）を表3に示します。

IABPから離脱するときは、血行動態や心エコーで心臓の動きを確認しながら、**アシスト比（補助比率）**もしくは**diastolic augmentation**を下げていくことになります（図8）。

表3　IABPの離脱基準（例）

血行動態的指標	● 収縮期血圧＞90mmHg ● PAWP（肺動脈楔入圧）＜20mmHg ● CI（心係数）＞2.2L/分/m^2
臨床的指標	● 不整脈の消失 ● 心不全の改善 ● 尿量30mL/時以上

図8　IABPの離脱方法

アシスト比を下げていく方法

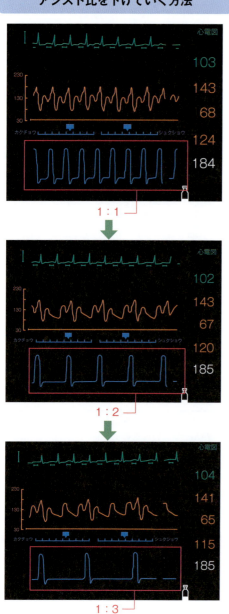

diastolic augmentationを下げていく方法

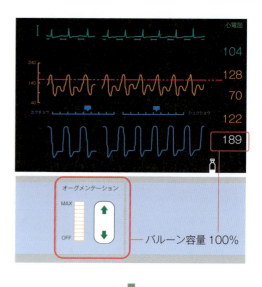

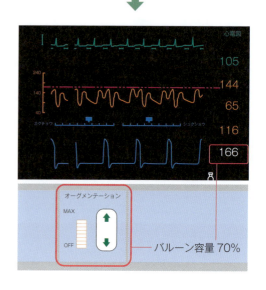

観察ポイントとケア②
PCPSは「流量」をサポートすることで心臓を補助する

PCPS（percutaneous cardiopulmonary support：経皮的心肺補助装置）は、遠心ポンプと膜型人工肺を用いた人工心肺装置です（図9）。

両大腿動静脈より、右房付近に脱血用カテーテル、下行大動脈に送血用カテーテルを留置し、脱血した静脈血を膜型人工肺で酸素化し、遠心ポンプにより全身へ血流を供給するものです。

PCPSを用いると、左室の流量補助・肺機能の補助が行えます。ただし、脳・冠灌流圧の増加や後負荷を軽減させる目的で、IABPを併用することもあります。

図9　PCPSのしくみ

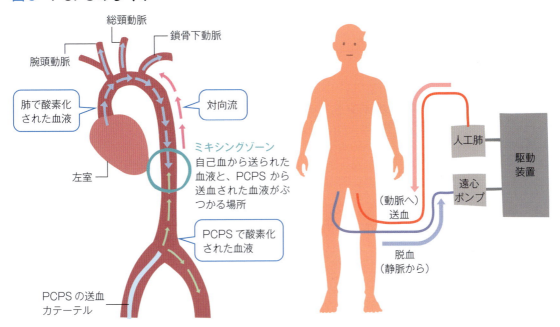

- 遠心ポンプ：羽根車の回転により血液の脱血、送血を行う。補助流量で回転数（2,000〜2,500rpm）を調整。遠心ポンプの回転数は、ポンプコンソール（駆動装置）によって調整されている
- 人工肺：人工肺の細孔を通じて血液・酸素が直接接触し、拡散の原理を利用しガス交換を行う。人工肺には、酸素ブレンダーと呼ばれる機器を接続する。酸素ブレンダーは、ガス交換力を評価し、酸素投与量を評価する（酸素流量：0〜10L/分、酸素濃度：21〜100％）
- 駆動装置（ポンプコンソール）：遠心ポンプの回転数を調整するはたらきをもち、PCPS、Flow、駆動時間などが表示される

> ミキシングゾーンの位置は、患者自身の心の駆出や、PCPSの補助流量によって変化する

POINT 1
装着中は、効果を観察し、ケア実施のタイミングを図る

▶「患者の状態」を確認する

PCPS装着中の観察は「PCPSによって循環不全が改善できているか」が最大のポイントとなります（図10）。出血や血管外への水分漏出により、循環血液量の減少・後負荷の増大が起こり、肺うっ血や肺水腫が生じていないかも観察する必要があります。

また、体外循環のため血液が室温にさらされ、低体温になりやすいため、保温に努めます。

▶ケアを行う「タイミング」が重要となる

PCPS装着中は、ケアのタイミングの見きわめが大切です。ケア中にカテコールアミン製剤の交換をせずにすむようにするなど、他のケアと重ならないように計画を考えていきます。

また、PCPSの設定変更後は、ケアによる刺激で血圧低下や酸素化不良をきたしやすいため、安定した状態でケアを行うことが重要です。

POINT 2
合併症には即座に対応し、遠心ポンプを稼働し続ける

PCPS装着中、最も重要なのは「遠心ポンプを稼動し続けること」です。合併症が生じたら、即座に対応しなければなりません（表4）。

血栓塞栓症を疑ったら即座の対応が必要です。

一方、これまで最もコントロールしにくかった出血は、デバイスの開発によって抗凝固薬を減量できるようになり、減少しています。

図10 「患者状態」の観察ポイント

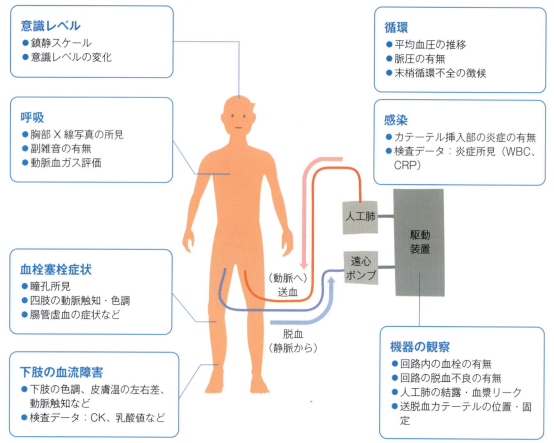

POINT 3
アラームが鳴ったら、チームでの対応が不可欠

PCPSで特に問題となるのは、血液を全身に送る遠心ポンプのトラブルです。

PCPS装着時にトラブルが生じたときは、チーム（看護師、医師、臨床工学技士など）での対応が求められます。アラーム内容と対応を理解すること（表5）、日ごろからトラブルシューティングの訓練を行っておくことが大切です。

POINT 4
PCPSからの離脱が難しければ、他の補助循環を活用する

循環動態の回復が確認できたら、PCPSからの離脱を図ります。PCPSからの離脱基準（例）

表4　PCPS装着中の合併症と対応

合併症	原因	対応
出血	● 抗凝固療法による凝固能の低下	● ACT（活性化凝固時間）を定期的に測定 ● 下肢の屈曲がないように固定 ● 血小板、新鮮凍結血漿の補充
下肢虚血	● カテーテル挿入部より末梢側の血流障害	● 下肢の保温 ● 血流障害出現時は医師へ報告 ● PCPS送血側枝から末梢動脈への送血
血栓塞栓症	● 脱血回路から混入した空気や異物接触により形成された血栓	● 早期の回路交換を検討 ● 回路管理（回路内の空気や血栓の有無を観察）
感染	● 免疫機能の低下 ● 不潔操作	● 清潔操作 ● 陰部、全身保清 ● 栄養状態の評価
その他	● 送血カテーテル挿入部での内膜損傷による急性大動脈解離	● 脱血不能となるため、PCPS全体の交換を検討
	● 代謝性アシドーシス、電解質異常	● 循環血液量の補充、電解質保清、血液浄化
	● 安静臥位による褥瘡	● 体圧分散マットレスの使用、体位変換、除圧

表5　PCPSのアラーム内容と対応

アラーム内容	原因	対応
BACK FLOW ERROR（バックフローエラー）	● 遠心ポンプの圧に反して血液が逆流している ● 流量計を逆に装着している	● 流量センサーが正しい方向か確認 ● 血液回路の異常の有無を確認 ● 回転数の確認（1,000rpm以下でないか、設定値よりも低くないか）
DRIVE MOTOR DISCONNECT（ドライブモーターディスコネクト）	● 駆動装置とモニターの接続が外れている	
LOW FLOW ERROR（ローフローエラー）	● 設定値よりも流量が低下している（脱血不良・送血不良・循環血液量不足）	● 回路の屈曲を確認 ● 医師へ報告し、循環血液量を評価
SENSOR UNSTABLE（センサーアンステーブル）	● 流量センサーのゲルが乾燥し、流量測定不可となっている	● 流量センサーを外し、ゲルを塗布して再接続する
FLOW SENSOR DISCONNECT（フローセンサーディスコネクト）	● 流量センサーが外れている	● 流量センサーを正しく装着

を表6に示します。離脱不能の場合は、他の補助循環（IABPなど）へ移行することになります。

PCPSからの離脱は、以下のような流れで実施します。

①循環作動薬の余力を残した状態で補助流量を漸減し、1〜1.5L/分以下とする。

②心エコーでポンプ機能を経時的に観察し、循環動態の著変（収縮期血圧＞80mmHgやショック徴候の有無）がなければ、On/Offテストを行い、PCPSから離脱する。

表6　PCPSの離脱基準（例）

- 収縮血圧：80mmHg
- PCWP：12mmHg
- CVP：12mmHg
- 心係数：2.2L/分/m²
- PaO_2、$PaCO_2$が正常範囲にある
- その他、経胸壁・経食道エコーの所見で評価を行う

観察ポイントとケア③

ECMOは「肺を休める」ために用いる

ECMOとPCPSの違いは「送血の部位」だけである

ECMO（extracorporeal membrane oxygenation：体外式膜型人工肺）すなわちV-V ECMOは、主に重症呼吸不全に適応となります。肺の状態が悪くなり、人工呼吸器や筋弛緩薬を使用すると、かえって病態を悪化させてしまうことを防ぎ、肺を休める（rest lung）ために使用するのです。

ECMOを使用する一番の目的は、肺をさまざまな侵襲から守り、回復のための時間を稼ぐこと、といえます。

ちなみに、PCPSは、正式にはV-A ECMOと呼ばれ、基本的なしくみは同じです。呼称の違いは「動脈送血か静脈送血か」です（表7）。

装着中は「血液の再循環」に注意して観察する

ECMO（V-V ECMO）装着中の観察ポイントとケアは、PCPSとほぼ同じです。しかし、1点だけ、特別な注意点があります。

▶「血液の再循環」に注意が必要

ECMOは、静脈から静脈へ血液を循環させています。そのため、酸素化された血液の再循環（recirculation）が起こる危険があります（図11）。

血液の再循環を疑うのは「血中酸素飽和度と混合血酸素飽和度がほぼ同じ値」となったときです。このような検査値が得られた場合は、カテーテルの位置調整か、可能であれば遠心ポンプの回転数を下げることが必要となります。

また、動脈血ガスを採取すると「PaO_2：40〜50Torr台」となることがあります。これは、ECMOによって酸素化された血液が、酸素化されていない静脈血に混合したために生じていますから、患者に循環不全の徴候がなければ、人工呼吸器の酸素濃度やPEEPを高める必要はありません。

ECMO装着中の患者をケアするときは、動脈血ガスの値だけにとらわれず、患者の全体像をみることが大切です。

表7　ECMOとPCPSの違い

ECMO（V-V ECMO）

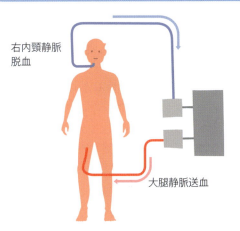

右内頸静脈脱血
大腿静脈送血

長所
- 呼吸補助として有効
- 循環動態への影響が少ない
- 冠動脈への酸素化を心配する必要がない

短所
- 直接的な循環補助は不可
- 送血カテーテルと脱血カテーテルが近く、酸素化された血液が再び脱血されてしまうことがある（re-circulation）

PCPS（V-A ECMO）

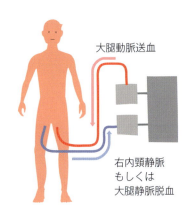

大腿動脈送血
右内頸静脈もしくは大腿静脈脱血

長所
- 心機能の補助が可能

短所
- 動脈穿刺が必要
- 空気塞栓や血栓のリスク
- 送血部位による体内酸素化が不均一となりやすい

図11　血液の再循環（recirculation）

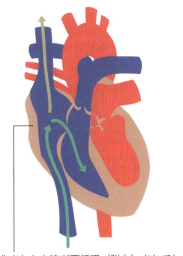

酸素化された血液が再循環（脱血）されてしまう

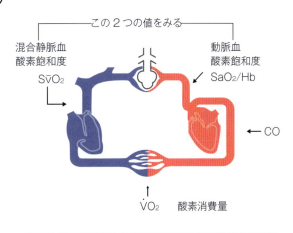

この２つの値をみる

混合静脈血酸素飽和度 $S\bar{v}O_2$

動脈血酸素飽和度 SaO_2/Hb

← CO

↑ $\dot{V}O_2$　酸素消費量

再循環が多すぎると酸素化の効率が下がる

起こりうる合併症は、PCPSと同様である

ECMO（V-V ECMO）装着中の主な合併症は、身体的合併症（出血、感染症など）と、機械的合併症（人工肺不全、回路内血栓など）です。詳細は、PCPSの項を参照してください p.109。

致命的な「回路内圧」アラームを見逃さない

基本的なアラーム内容と対応は、PCPSと同様です。特別な注意点は1つだけです。

▶「回路トラブル」に注意が必要

ECMOの機械的合併症を早期に発見するには、回路内圧のモニタリングが必要です（表8）。
特に、完全にECMOに依存している患者の場合、回路のトラブルが致命的となるため、短時間で対応できるように訓練しておきましょう。

ECMOからの離脱は、肺の回復を待ってから行う

患者の呼吸状態が回復したら、ECMOからの離脱を考えます。離脱基準はさまざまですが、1回換気量の増加や胸部X線写真において肺の改善がみられることが必要となります。

離脱方法としては、ECMOのフローを下げていく（ECMOの血液流量を下げ、患者自身が負担する循環血液量を増やす）、もしくは酸素流量のラインを人工肺から外す方法などがありますが、いずれの場合も離脱開始時には呼吸器のサポートは最大にし、患者の動脈血ガスや血行動態を観察します。この状態に耐えられるようであれば、徐々に呼吸器のサポートを減らしていきます。

呼吸・血行動態ともに安定している場合、ECMOの離脱が可能と判断されます。

表8　ECMOの回路内圧とその解釈

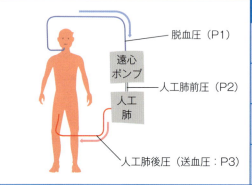

回路内圧	警告値	解釈
脱血圧（P1）	下限値−50mmHg	脱血不良
人工肺前圧（P2）	上限値400mmHg	人工肺消耗
送血圧（P3）	上限値350mmHg	送血不良
ガス圧（P4）	下限値5mmHg	ガス供給停止

※P2-P3＞50mmHgのときは、人工肺の凝血を疑う

【文献】
1）澤芳樹 監修：新版 プラクティカル補助循環ガイド．メディカ出版，大阪，2016．
2）道又元裕 監修：心臓血管外科の術後管理と補助循環．日総研出版，愛知，2013．
3）道又元裕 編：ICUケアメソッド．学研メディカル秀潤社，東京，2014：18-41．
4）小林順二郎，伊藤文代 総監修：新版 国循ICUマニュアル．メディカ出版，大阪，2014：29-36．
5）日本経静脈栄養学会 編：静脈経腸栄養ハンドブック．南江堂，東京，2011．

あわせて知りたい！

補助循環実施時の廃用予防
- 補助循環を受けている患者は、容易に循環動態が変動しやすいため、看護ケアを行うタイミングを見きわめる必要がある。
- 早期から患者の廃用を予防するためのケアを行っていなければ、補助循環から離脱できてもQOLの低下を招く恐れがある。以下に、早期から行えるケアについて概説する。

①呼吸ケア
- 積極的な呼吸理学療法は、補助循環を受けている患者にとって重要である。しかし、カテーテルの存在や循環動態の変動は、体位ドレナージなどを困難にする。血行動態を評価しながらまず頭位挙上を行い、可能なら体位ドレナージを行うなど、段階的に実施する。
- 気道浄化のための積極的な吸引は、補助循環のために凝固系の亢進を図っている患者にとって気道損傷のリスクとなるため、最小限にとどめる。
- 人工気道はVAPのリスクになるため、口腔の衛生環境を維持することも大切である。

②栄養管理
- 栄養管理は、補助循環を受けている患者の予後を左右する。
- 一般的に、循環動態が不安定な場合は経静脈栄養しか使用できないが、循環動態が安定すれば経腸栄養とするのが望ましい。ただし、腸が使えなければ経静脈的に栄養補給を図る。
- 補助循環を受ける患者は、過大な侵襲を受けていることが多く、侵襲からの回復のためにも栄養補給が欠かせない。ベッド上安静もしくは絶対安静を強いられることで起こる筋力低下を是正するためにも、医師や栄養士と協力して栄養評価を行っておく必要がある。

③スキンケア
- 補助循環を受けている患者は、積極的な体位変換が難しく、長時間の同一体位を余儀なくされるため、体圧分散式マットレスや体圧分散器具を使用し、褥瘡予防に努める。体位変換が行えない場合は、すべり性の高いグローブを使用し、ベッドと患者の間に手を入れ除圧を図る。
- 全身状態が悪く浮腫を認める場合は、表皮剥離のリスクが高いため、テープなどを貼るときは皮膚保護剤、剥がすときはリムーバーを使用し、慎重に行う。
- カテーテルを大腿部に挿入している場合、挿入側の下肢に末梢循環不全が生じやすい。特に踵部は発赤・褥瘡が生じやすいため、体圧分散枕を用いて常に浮かせた状態にするなどの工夫が必要となる。

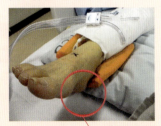

図　除圧の工夫

踵部の除圧

④リハビリテーション
- リハビリテーションといっても、離床を促すわけではない。
- 補助循環を受けている患者の多くはベッド上安静となり、3日もすれば筋力低下が起こる。そのため、四肢の関節可動域訓練やストレッチを早期から行っておくと、補助循環離脱後のADL改善につながる。
- PT（理学療法士）と協力すると、より専門的な視点をもってケアを行うことができる。

7 ペーシング

原田愛子

基礎知識
ペーシングの対象となるのは徐脈性不整脈

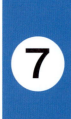

POINT 1
ペーシングは、心拍数を維持し心拍出量を保つために行う

通常、私たちの心臓は、1分間に60〜80回の速さで拍動し、生きている間、絶え間なく動き続け、血液を全身に送り出しています。しかし、心臓の刺激伝導系が何らかの形でうまく機能しなくなる（徐脈性不整脈）と、十分な心拍出量を保てず、労作時に眼前暗黒感を感じたり、失神したりする場合があります（図1）。

そのような患者に対し、人工的に刺激を与えて心臓のポンプ機能を調整することで、心拍数を維持して心拍出量を保つために行われるのが、ペーシングです。

図1　洞調律と徐脈性不整脈

通常の電気興奮の流れ

→洞調律

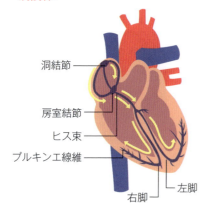

刺激伝導の遮断により、その先へ電気興奮が行われない

→心拍出量を保てない（徐脈性不整脈）

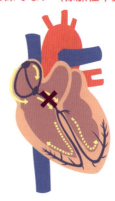

洞調律の心電図波形

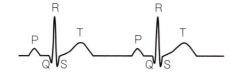

完全房室ブロックの心電図波形

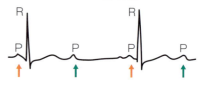

POINT 2
ペーシングには「恒久的」「一時的」の2種類がある

ペーシングの適応となるのは、徐脈性不整脈です。

特に頻度の高い疾患として、洞不全症候群（sick sinus syndrome：SSS）や、房室ブロック（A-V block）に分類される2度房室ブロックのモビッツⅡ型、完全房室ブロック（complete AV block）などがあります（表1 p.118）。

▶房室ブロックと洞不全症候群は「恒久的」

これらの疾患では、基本的に、ペースメーカーを恒久的に植込む手術が行われます（図2-A）。

▶心臓術後や急変時は「一時的」

心臓血管手術後などでは、一時的に心拍数を上げて心拍出量を保つために、体外リードを挿入して一時的に体外ペーシングを行うことがあります（図2-B）。

また、急変時には、緊急的に心拍数を維持するために、経皮的にペーシングを行うことがあります。

図2　ペーシングの種類

A 恒久的（植込み型）ペースメーカー

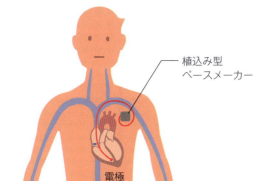

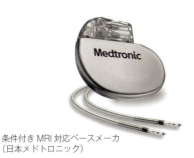

条件付きMRI対応ペースメーカ
（日本メドトロニック）

- 前胸部や腹部にペースメーカー本体を植込み、ペーシングを行うもの

B 一時的（体外式）ペースメーカー

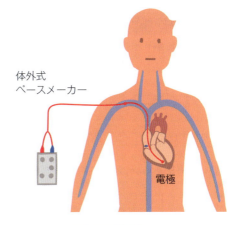

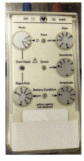

- 心筋梗塞の合併症による一時的な房室ブロックや、急変時の一時的な徐脈などに行われるもの

表1 ペーシングの適応となる心電図波形（植込み型）

房室ブロック

2度房室ブロック：モビッツⅡ型

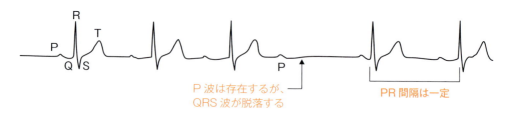

完全房室ブロック

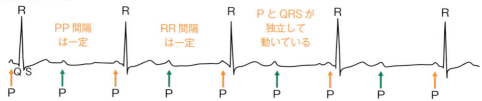

洞不全症候群（Rubenstein分類）

Ⅰ型：洞性徐脈

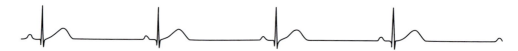

- 症状がなければ、ペーシングの適応とはならない

Ⅱ型：洞停止あるいは房室ブロック

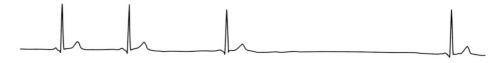

Ⅲ型：徐脈頻脈症候群（Ⅰ型もしくはⅡ型で、発作性上室頻拍や心房粗動、心房細動を呈したもの）

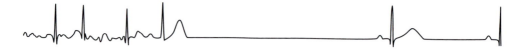

めまいなどの症状があれば… 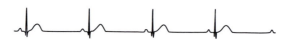同じような心拍数（例：40回/分）でも… 症状がなければ…

ペースメーカーの適応あり　　　　　　　　　　　　　　　ペースメーカーの適応なし

POINT 3
ペーシングの適応は「疾患＋症状」で判断される

ペースメーカーの適応を考える際に重要となるのは、疾患の種類ではなく、「実際にどのような症状があり、QOLにどのような影響が及んでいるか」です。そのため、脈が遅くなることによる症状（めまいや失神、眼前暗黒感、労作時の倦怠感など）がないか、患者に確認する必要があります。

同じような心電図波形や心拍数であっても、体の大きさや性別・生活内容などが異なりますから、人によって感じ方はそれぞれです。どのようなときに、どのような症状が出るのかを細かく確認することが必要です。

POINT 4
ペーシング方式（＝モード）は「どこをどう刺激しているか」を表す

ペースメーカーが、その患者の体内でどのようにはたらいているのかを示すのが、ペーシング方式です。ペーシング方式をみれば、刺激部位、心電図検出部位（感知部位）、心電図検出による刺激の制御内容（反応様式）など、その機能がわかります。

代表的な表現方法は、4文字で示すICHDコード（inter-society commission for heart disease resources code）です（表2）。

近年、デバイスの機能が複雑化してきたこともあり、5文字で示すNBGコード（国際ペースメーカーコード）が使われることも増えてきています（表3）。

表2　ICHDコード

第1文字 （刺激部位）		第2文字 （感知部位）		第3文字 （反応様式）		第4文字 （プログラム機能）	
A	心房	A	心房	I	抑制	R	心拍応答
V	心室	V	心室	T	同期		
D	両方 （心房と心室）	D	両方 （心房と心室）	D	両機能 （抑制と同期）		
		O	なし	O	なし		

> 3文字目までは、NBGコードもICHDコードも同じ。4文字目からが異なる

表3　NBGコード

第1文字 （刺激部位）		第2文字 （感知部位）		第3文字 （反応様式）		第4文字 （プログラム機能）		第5文字 （抗頻拍機能）	
O	なし	O	なし	O	なし	O	なし	O	なし
A	心房	A	心房	I	抑制	A	心拍数、出力のみ プログラム可能	P	抗頻拍ペーシング
V	心室	V	心室	T	同期	M	3種類以上のプログラム可能	S	電気ショック
D	両方 （心房と心室）	D	両方 （心房と心室）	D	両機能 （抑制と同期）	C	交信	D	両方
						R	心拍応答		

▶よく使われるのは「VVI」「AAI」「DDD」「VDD」の4種類

代表的なペーシング方式を表4にまとめます。

なお、ペーシング方式は、恒久的(植込型)ペーシング、一時的(体外式)ペーシング、心臓再同期療法(CRT)のすべてで共通です。

表4 よく使用されるペーシング方式

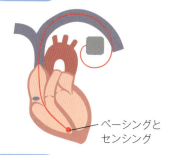

VVI

ペーシング(刺激)もセンシング(感知)も心室で行い、自己刺激があったら「抑制」するモード　〔非生理的〕

- 房室ブロックや洞機能不全症候群、突然の徐脈に対するバックアップとして使用されることが多い
- 心室にリードが1本挿入される
- ペーシングとセンシングはどちらも心室で行われ、設定値よりも自己心拍が延長した場合(R-R間隔が長くなった場合)にペーシングが行われる
- 設定値よりも速く自己心拍が出現した場合、ペーシングは抑制される

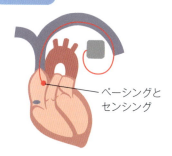

AAI

ペーシング(刺激)もセンシング(感知)も心房で行い、自己刺激があったら「抑制」するモード

- 洞機能不全症候群などに使用される
- 心房にリードが1本挿入される。ペーシングとセンシングはどちらも心房で行われる。自己の心房が収縮した場合は抑制される
- 心房ペーシングであるため、心室へ伝導がいかない房室ブロックなどでは使用できない

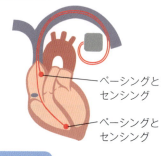

DDD

心房でも心室でもペーシング(刺激)とセンシング(感知)を行い、自己刺激があったら「抑制」「同期」の適したほうを選択するモード

- 房室ブロック、洞機能不全症候群が適応となる
- 心房・心室にそれぞれ1本ずつリードが挿入される。ペーシング・センシングともに心房・心室のどちらでも行われ、心房、心室の収縮に応じてそのつど調整される

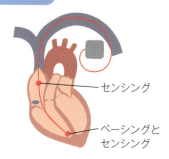

VDD

ペーシング(刺激)は心室で行うが、センシング(感知)は心房でも心室でも行い、自己刺激があったら「抑制」「同期」の適したほうを選択するモード

- リードは、一時的ペーシングの場合は心房・心室にそれぞれ1本ずつ、恒久的ペーシングの場合は心室に1本挿入し、リードの途中のところで心房のセンシングを行い、心室でペーシングを行う
- 心房が収縮したことを感知すると心室のペーシングが行われるが、心室が収縮したことを感知するとペーシングが抑制される

POINT 5
ベッドサイドで「ペーシングがうまく行えているか」は、心電図で確認する

ペーシングがうまく行えていない状態、つまり、設定した値ではうまく刺激が伝わらない状態だと、ペースメーカー機能不全となる場合があります。

ペースメーカー機能不全は、大きく、センシング不全（センシングフェラー）とペーシング不全（ペーシングフェラー）に分かれます。

▶センシング不全
①アンダーセンシング（図3）

アンダーセンシングとは、心房もしくは心室で、自己の興奮が発生しているにもかかわらず、その興奮を「感知していない」状態のことをいいます。

つまり、本来ならば、興奮を感知してペーシングを抑制すべき場面で、そのままペーシングを行ってしまう状態です。

T波の頂点付近でこのようなペーシングを行ってしまうと、スパイクonTとなり、心室頻拍や心室細動など、重篤な不整脈を引き起こしてしまいます。

アンダーセンシングの場合、鋭い感度にする

図3　アンダーセンシング（VVIペーシングの例）

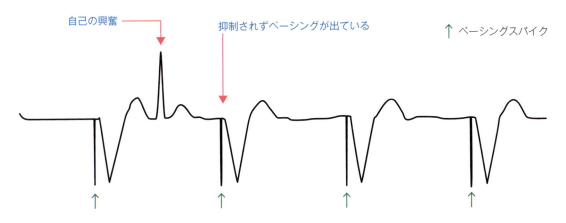

あわせて知りたい！

スパイクonT
- 「スパイクonT」は、自己心拍のT波（心臓が興奮から回復するとき）に、ペーシングによる刺激が加わった状態である。いわば「ペーシングによってRonTが人工的に引き起こされたような状態」と考えるとわかりやすい。
- スパイクonTは、致死性不整脈を引き起こす危険性が高いため、見逃してはいけない。発見したら、すぐにドクターコールし、ベッドサイドで観察を続けることが大切である。

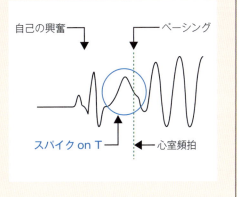

(感度の数値を下げる)と、より自己脈を感知しやすくなります。

②オーバーセンシング(図4)

オーバーセンシングは、本来、感知しなくてよいものまで感知してしまい、ペーシングを抑制しようとしてしまう状態です。

そのため、徐脈になったり、まったくペーシングが行われない状態に陥ったりする恐れがあります。

オーバーセンシングの場合、鈍い感度にする(感度の数値を上げる)ようにします。

▶ペーシング不全(図5)

ペーシング不全とは、刺激の出力が弱いため、ペーシングを行っても、心房や心室の収縮が行われない状態です。

単にペーシング出力が低い場合は、出力を上げることで対応できます。しかし、リードのトラブル(位置のずれ、断線など)が原因となっていることもあります。

そのため、ペーシング不全の波形がみられたら、まずは設定変更を行って出力を調整し、胸部X線写真を撮影し、リードの位置異常がないか確認します。

図4　オーバーセンシング

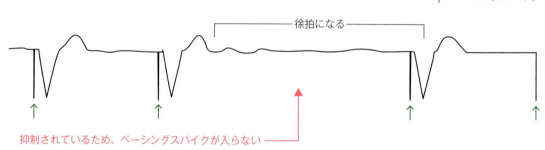

図5　ペーシング不全

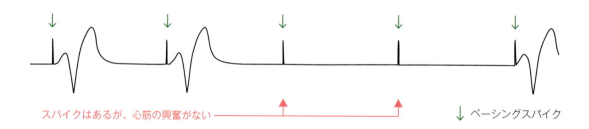

観察ポイントとケア①

恒久的ペースメーカー：心タンポナーデと感染を見逃さない

POINT 1
植込み術後は特に、合併症に注意して観察する

恒久的ペースメーカーは、多くの場合、<u>局所麻酔</u>で胸部に植込みます。そのため、植込み直後は、創部の安静を保ちながら、合併症の有無について観察することが重要です（表5）。

ペースメーカー植込み術の直後は、<u>合併症</u>の早期発見が大変重要となります。こまめに創部の状況を確認し、異常を疑ったときは、変化がわかるように<u>創部の写真</u>を撮影し、継続的な変化がわかるように記録することも重要です。

表5 ペースメーカー植込み後の主な合併症

合併症	症状	対応内容
心タンポナーデ	● 末梢冷感 ● 冷汗 ● 血圧低下 ● 頻脈　など （Beckの三徴（頸静脈怒張、低血圧、心音減弱）がよく知られている）	● 心嚢穿刺
感染	● 発熱 ● 創部の腫脹・発赤・痛み	● 創部の状態を観察 ● 感染源の特定 ● 植込み後、抗菌薬投与 （創部感染が生じると、リードを介して血液内に細菌が侵入し、敗血症を起こす危険があるため、特に注意が必要）
出血	● 創部からの持続した出血・腫脹・発赤	● 創部の状態を観察 ● 血腫の有無の確認
リード断線	● ペーシング不全 ● センシング不全	● 12誘導心電図 ● ペースメーカー設定調整、再植込み
ペースメーカー症候群	● 血圧低下 ● 不快感 ● めまい　など →VVIなどの非生理的ペーシング※時に起こる	● ペースメーカー設定調整
血栓塞栓症	● 肩周囲の腫脹 ● 呼吸困難感 →植込み時の操作によって生じた血栓形成に伴う塞栓症状	● 抗凝固療法 ● 血栓除去術

※ 非生理的ペーシング：生理的なのは「心房から心室へと刺激が伝わる」状況である。しかし、VVIは「心室で刺激を発生させ、心室で刺激を感知」している状態であるため、心房と心室の協調性が得られないことから、非生理的ペーシングと呼ばれる。

観察ポイントとケア②
一時的ペースメーカー：位置異常による機能不全を防ぐ

POINT 1
確実に固定し、位置異常が起こらないようにする

　一時的ペースメーカーは、内頸静脈や大腿静脈を介してペーシングリードを挿入し、ペーシングを行って症状の改善を目指すものです。そのため、挿入中は、事故抜去が起こらないように確実な固定を行うとともに、患者に対して十分な説明を行うことが必要となります。

　特に、緊急で挿入を行う場合には、注意が必要です。そのような患者は、挿入前に一時的な失神をきたす場合が多く、十分に状況が理解できないままペースメーカーリードとそれに附随するカテーテル類が挿入されてしまいます。そのため、違和感や不快感から、挿入部を触ったり抜こうとしたりする患者も少なくありません。

　一時的ペースメーカーは、少しの位置異常でセンシング不全やペーシング不全を起こして正しくペーシングできなくなってしまうため、挿入部の観察と挿入部位の長さを確認することが重要です（図6）。

　一時的ペースメーカーは、状態が落ち着いたら、簡単に抜去できます。しかし、長期になりそうであれば、恒久的ペースメーカーへの移行が必要となります。

図6　一時的ペースメーカーの固定方法（例：頸静脈から挿入した場合）

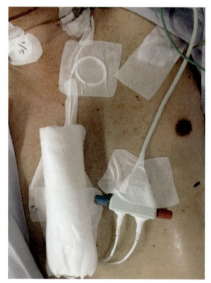
カテーテル類が引っかからないように全面的にテープで固定する

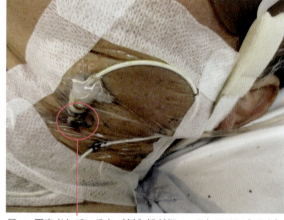
何cm固定されているか（刺入部が何cmのところにあるか）確認

> ペースメーカーカテーテルの深長マーク（cmを表すライン）を元に、刺入部が何cmのところにあるか確認する

観察ポイントとケア③
CRT（心臓再同期療法）：心不全の悪化を見逃さない

POINT 1
心不全の悪化徴候に注意して観察する

CRT（cardiac resynchronization therapy：心臓再同期療法）は、電気刺激を心臓の左右両方の心室に送り、心室全体を同期させて収縮を促すことで、より効率よく心室収縮が行えるようにする治療法です。

心臓に流れる電気刺激が、心室内でうまく伝わりにくい場合（脚ブロックなど）、心室の収縮のタイミングがずれ、心室の動きにゆがみが生じ、効率的に拍出できなくなります。通常、多少のゆがみは大きな問題にはなりません。しかし、低心機能の場合、そのゆがみの影響が通常より大きく、心不全の増悪につながってしまいます。そのため、ゆがみを改善するCRT治療が必要となるのです。

CRTでは、右心室のペーシングに加えて左心室側からも心室ペーシングを行うため、右房リード、右室リード、左室リードが必要となります（図7）。

▶「ICD機能の有無」で2種類に分かれる

CRTには、ICD機能が追加された「両室ペーシング機能付き植込み型除細動器（CRT-D）」と、ICD機能のない「両心室ペースメーカー（CRT-P）」があります。デバイスの大きさは、やや、CRT-Dのほうが大きめです。

どちらを使用するかは、患者の病状によって決定されます。

図7 CRTの概要

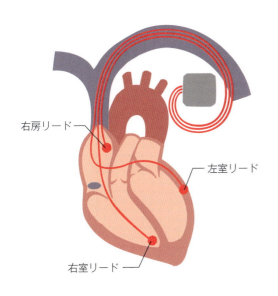
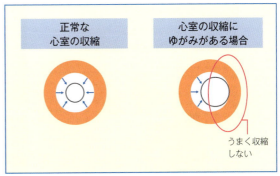
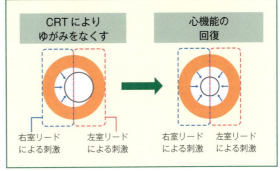

7 ペーシング

観察ポイントとケア④
経皮的ペーシング：急変時すぐに使えるようにしておく

POINT 1
経皮的ペーシングは除細動器を用いて行う

経皮的ペーシングとは、胸部の表皮に電極（使い捨てパッド）を貼り、ペーシング機能付き除細動器から電気刺激を送ることで、脈をつくり出す治療法です（図8）。簡便に使用できることから、急な徐脈に対してよく用いられます。普段から使用方法を熟知し、いつでも使えるようにしておきましょう。

なお、経皮的ペーシングは、あくまで一時的な治療です。患者の状況に合わせて一時的ペーシングもしくは恒久的ペーシングに移行することが必要となります。

▶モードは「VOO」「VVI」の2つのみ

ペーシング機能付き除細動器で行われる一時的ペーシングのモードは、以下の2つです。ダイアルをどちらかのモードに合わせれば、ペースメーカーとして機能します。

①VOO（フィックスモード）：自発心拍の発生にかかわらず設定したレートでペーシング
②VVI（デマンドモード）：自発心拍がない場合はフィックスモードと同様にはたらく。自発心拍が発生すると、設定レートに対応した時間内に次の自発心拍がないときにペーシングパルスを出力

図8　経皮的ペーシングの概要

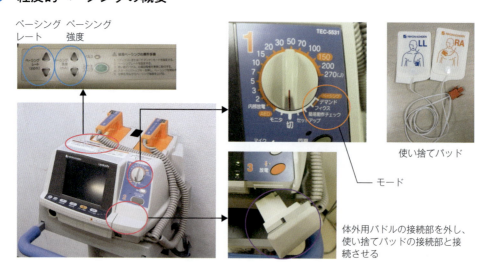

経皮的ペーシングの手順
①ペーシングのモードを「フィックス」もしくは「デマンド」に設定する
②ペーシングレートを設定する
③使い捨てパドル、心電図電極を貼付（パッドは除細動を行うときと同じ部位に貼るとよい）
④スタート／ストップキーで開始する
⑤ペーシング強度は最初0mAに設定。その後、効果をみながら徐々に上げていく

あわせて知りたい！

モニターアラーム設定は早期発見のカギ！
- ICU入室患者は、全身状態が不安定ななかでペーシングを行っていることが多い。特に、心臓手術直後などに、ペーシングの不具合によって血圧低下や不整脈が生じると、十分な治療が行えなくなってしまうため、ペーシング不全の早期発見が必要となる。
- ペーシング不全早期発見のためには「心電図モニターのアラーム設定」が必須である。アラーム設定を行うと、患者へのケアに集中していても、早期に異常に気づくことができる。

アラーム設定の例
- 「AAI：100」の設定の場合
  → 正しくペーシングされていれば「100回/分以上」や「100回/分以下」にはならない
  → 心拍数のアラームは「下限95/上限105」に設定する
- 「VVI：50」の設定の場合
  → 自己の心拍数が50回/分以下の場合「50回/分」は保証される
  → 心拍数のアラームは「下限45」に設定する。上限は、もともとの自己の心拍数よりも少し高めに設定すればよい

- ただし、アラーム設定は「回数の変化」にしか反応しないため、アラームのみに頼ってはいけない。体位変換や看護ケアの前後には、モニター波形を実際にみて確認し、正しくペーシングされているか確認することも必要である。
- 1日1回はモニター貼付部を清拭したのち、新たに強いテープに張り替え、皮膚のただれがないか、モニターの粘着部が弱くなっていないかなど、確実なモニタリングができるように日々注意していくことが必要となる。

【文献】
1) 安田聡 総監修, 国立循環器病研究センター看護部編：新版CCU看護マニュアル. メディカ出版, 大阪, 2013.
2) 岡村英夫 編：今さら聞けない心臓ペースメーカ. メジカルビュー社, 東京, 2015.
3) 日本循環器学会, 日本胸部外科学会, 日本人工臓器学会 他：不整脈の非薬物治療ガイドライン（2011年改訂版）. http://www.j-circ.or.jp/guideline/pdf/JCS2011_okumura_h.pdf［2018.2.7アクセス］.

8 輸血・輸液管理

大久保美香

基礎知識
輸血は血漿の補填、輸液は血漿以外の体液維持が目的

POINT 1
輸血は、不足した血液中の成分を補うために行われる

輸血療法は、血液中の細胞成分(赤血球など)やタンパク質成分(凝固因子など)が、量的に減少したときや、機能的に低下したときに、その成分を補充して臨床症状の改善を図るために行います(図1)。

POINT 2
輸液は、水・電解質や栄養を維持するために行われる

人は、体液量や、体液中の電解質濃度、浸透圧などを常に一定に保つことで、正常な機能を発揮できるようになっています。

輸液療法の目的は、①体内の水・電解質代謝の維持・較正、②体液恒常性の障害をきたす病態の改善、③栄養の補給と保持、④血管確保(薬剤投与ルートの確保)の4つです。

出血性ショックや循環血液量減少性ショック

図1 輸血と輸液の目的

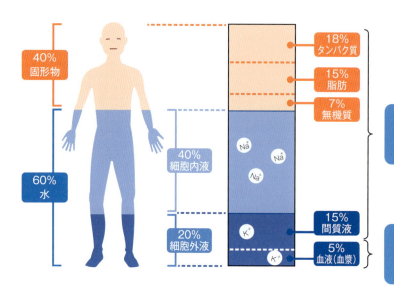

（体液喪失が原因で起こるショック）に対しては、輸液や輸血を行い、循環をすみやかに安定させる必要があります。そのためには、上記①②に注意した輸液療法が必要です。

▶体内の水：体液分布を考える

人（成人）の体重の約60％は水が占めています。体液は、排泄される際、老廃物の排泄（尿や汗には代謝の結果として生じた老廃物が溶けている）や、体温の調節など、恒常性を保つための役割を果たしています。

人の体内にあるすべての水の量を全体液量（total body water：TBW）といいます。TBWは、以下の式によって求められますが、年齢によって低下することに注意が必要です（表1）。

> 全体液量（L）＝体重（kg）×0.6

TBWは、細胞内、間質、血管内に分かれて存在している水の総量です（図2）。

細胞内に分布している水を細胞内液（intra

表1　年齢による体液組成の違い

新生児	小児	成人	高齢者
全体液量 80％	全体液量 70％	全体液量 60％	全体液量 55％
● 細胞内液 40％ ● 細胞外液 40％	● 細胞内液 40％ ● 細胞外液 30％	● 細胞内液 40％ ● 細胞外液 20％	● 細胞内液 30％ ● 細胞外液 25％

図2　細胞内液と細胞外液（成人の場合）

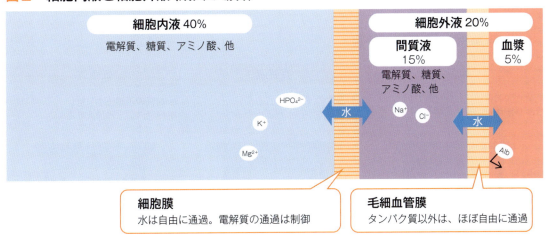

cellular fluid：ICF）といい、体重の約40％を占めます。

一方、細胞外に存在している水を、細胞外液（extra cellular fluid：ECF）といい、体重の約20％を占めます。ECFは、さらに、間質に存在している間質液（体重の15％）と、血管内に存在している血漿（体重の5％）に分類されます。

▶体液中の電解質：ナトリウムとカリウムのバランスを考える

電解質の陽イオンと陰イオンの数は、細胞内外を問わず、等しくなければなりません（体液の電気的中性の法則）。

細胞外の陽イオンはナトリウム、細胞内の陽イオンはカリウムが主役です。この電解質のバランスを考慮した組成の輸液を投与する必要があります。

▶体内での水の移動は「浸透圧」によって調整されている

浸透圧とは、濃度の異なる2種類の液体を隣り合わせに置くと、互いに同じ濃度になろうとする力のことです。細胞内と細胞外、あるいは、間質液と血漿における水の移動は、この浸透圧によって行われています。通常、人の浸透圧は280mOsm/L前後に調節されており、体液中に溶け込んでいる電解質やタンパク質の粒子の数によって変化します。

体内の水分分布には、以下に示す浸透圧の違いが影響するため、理解しておきましょう。

▶輸液は「浸透圧」によって3種類に分類される

浸透圧には、以下の2種類があります。輸液は浸透圧との関係により、低張液、高張液、等張液に分けられます（表2）。

①晶質浸透圧（血漿浸透圧）

半透膜は細胞膜（水は通すが、電解質の通過は制御する膜）、浸透圧を決める主な電解質はナトリウムです。

細胞外液量を決定しているのは体内のナトリウム量です。ちなみに「血漿ナトリウムは140mEq/L」です。

②膠質浸透圧

半透膜は毛細血管膜（水や電解質は通すが、タンパク質は通さない膜）、浸透圧を生み出すタンパク質は血清アルブミンです。血清アルブミンが低下すると、血漿から間質液に水が移動し、浮腫が生じます。

表2　浸透圧による輸液の分類

等張液	高張液	低張液
● 血漿の浸透圧にほぼ等しい ● 細胞内外の水の移動がない	● 血漿の浸透圧よりも高い ● 細胞内から水が流出する	● 血漿の浸透圧より低い ● 細胞内に水が流入する
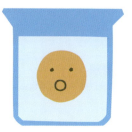 細胞は正常のまま	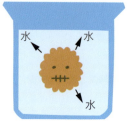 細胞が「シワシワ」になる	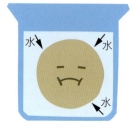 細胞が「パンパン」になる

観察ポイントとケア①

輸血：バイタルサイン変化と呼吸困難に注意

 POINT 1

輸血製剤は、種類によって使い方が異なる

　輸血製剤は、赤血球製剤、血漿製剤、血小板製剤に大きく分けられます（表3）。

▶赤血球製剤は「全身への酸素供給確保」のために投与する

　赤血球補充の最大の目的は、貧血を改善し、末梢循環系へ十分な酸素を供給することです。

　貧血が進行すると、酸素運搬量が低下し、全身への酸素供給が不十分となる可能性があります p.42 。そのために、赤血球輸血を行って、貧血を改善する必要があります。

　赤血球輸血によってどれくらいHb値が改善されるか（予測上昇Hb値）は、図3の式で計算します。

　赤血球輸血の適応となるのは以下の場合です。

①内科的適応

　造血器疾患、慢性的な消化管・子宮出血や化

表3　輸血製剤の種類

赤血球製剤（赤血球濃厚液）	新鮮凍結血漿	血小板製剤（濃厚血小板）
● 貧血を改善	● 凝固因子を補充	● 止血または出血防止
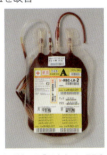	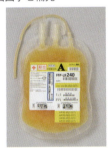	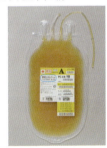
照射赤血球液-LR「日赤」：Ir-RBC-LR-2（日本赤十字社）	新鮮凍結血漿-LR「赤」240：FFP-LR240（日本赤十字社）	濃厚血小板-LR「日赤」：PC-LR-10（日本赤十字社）

図3　予測上昇Hb値の求め方

予測上昇Hb値（g/dL）＝投与Hb量（g）／循環血液量（dL）

Aさん（体重50kgの成人）に、赤血球製剤2単位を輸血すると…
- Aさんの循環血液量…70mL×50kg＝3,500mL＝<u>35dL</u>
- 赤血球濃厚液2単位に含まれるHb量
  …赤血球濃厚液2単位は280mL＝<u>2.8dL</u>
  …赤血球濃厚液に含まれるHb量は<u>14〜15g/dL</u>
  …15g/dL×2.8dL＝<u>42g</u>
- 予測上昇Hb値…42g/35dL＝<u>1.2g/dL</u>

循環血液量（dL）
＝体重（kg）×70mL/kg/100

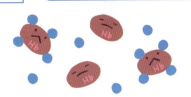

学療法時の貧血などが該当します。

Hb値6〜7g/dL以下を1つのめやすとして、1〜2単位/日の赤血球製剤投与を行います。

②外科的適応

急性出血(外傷など)や周手術期が該当します。急性出血の場合、Hb値6g/dL以下が赤血球輸血の適応となります。

ただし、赤血球輸血開始の判断は、Hb値と出血性ショックの指標(バイタルサインや意識レベルなど)をふまえ、総合的に判断します。

▶血小板製剤は「止血」「出血防止」のために投与する

血小板輸血の目的は、血小板成分を補充することで、止血または出血防止を図ることです(図4)。血小板輸血の適応は、血小板値をもとに、以下のように判断されます。ただし、以下の値はあくまでめやすであり、実際には疾患によって異なることに注意が必要です。

①血小板値2〜5万/μL

止血困難な患者では輸血が必要とされます。

②血小板値1〜2万/μL

重篤な出血をきたすことがあるため、輸血が必要とされます。

③血小板値1万/μL以下

しばしば重篤な出血をみるため、輸血が必要とされます。

▶新鮮凍結血漿は「凝固因子の補充」のために投与する

新鮮凍結血漿の主な投与目的は、凝固因子を補充することによる治療です。

投与前には、プロトロンビン時間(prothrombin time：PT)、活性化部分トロンボプラスチン時間(activated partial thromboplastin time：APTT)を測定します。なお、大量出血の場合は、フィブリノゲン値も測定します。

> **POINT 2**
> 輸血の副作用ではTRALIと輸血後GVHDに注意する

▶TRALI

TRALI(transfusion related acute lung in-

図4 止血機構と血小板製剤とのかかわり

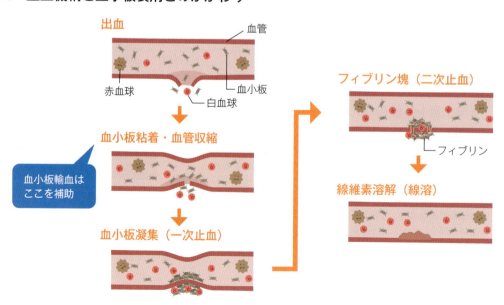

jury：輸血関連急性肺障害）は、輸血中もしくは輸血後6時間以内に、非心原性の肺水腫を伴う呼吸困難を呈する重篤な副作用です（図5-A）。

呼吸困難に伴い、低酸素血症、胸部X線写真上の両側肺水腫のほか、発熱、血圧低下も生じます。

TRALIを疑ったら、まず、輸血の過負荷による心不全との鑑別を行わなくてはいけません。なぜなら、TRALIの場合、利尿薬が、かえって状態を悪化させてしまうことがあるためです。

TRALIに対する特異的な薬物療法はありませんが、酸素投与、気管挿管による人工呼吸管理を含めた適切な全身管理を行う必要があります。

▶輸血後GVHD

輸血後GVHD（graft-versus-host disease：移植片対宿主病）は、患者の体内で、投与された輸血製剤中のリンパ球が増殖し、患者組織（皮膚、骨髄、肝臓など）を傷害する免疫反応です（図5-B）。輸血後GVHDは、輸血後7〜14日ごろに、発熱、紅斑、下痢、肝機能障害および汎血球減少を伴って発症します。

輸血後GVHDを予防するため、現在では、輸血用溶液に放射線を照射してリンパ球を根絶した後に、輸血投与を行います。

▶輸血後感染症

輸血による感染症のリスクは、大きく減少しています。

現在、輸血を受ける患者に対しては、輸血前および輸血後に、B型肝炎、C型肝炎、HIV（Human immunodeficiency virus：ヒト免疫不全ウイルス）に関する検査を行うことが、輸血療法実施に関する指針で定められています。

図5　特に注意したい輸血の副作用

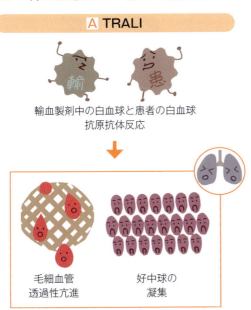
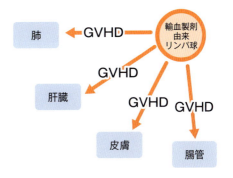

観察ポイントとケア②
輸液：輸液過剰によって生じる心不全症状に注意

POINT 1
輸液製剤も、種類によって使い方が異なる

　失われた体液の区分に応じて、補充される輸液が決定されます。

　使用される輸液は、等張液である細胞外液補充液と、低張液である維持輸液です（図6）。

▶細胞外液補充液は「細胞外液」を増やす

　出血性ショックや、体液喪失が原因でおこる循環血液量減少性ショックに対しては、輸液や輸血の投与を行い、循環をすみやかに安定させる必要があります。そのため、生理食塩液やリンゲル液などの細胞外液補充液を投与して、細胞外液を補充します。

　細胞外液補充液は、水と電解質を主成分としています。ナトリウム濃度が血漿とほぼ等しい（＝血漿と浸透圧がほぼ等しい）ため、等張性電解質輸液ともいわれます（表5）。

▶維持輸液は「体液全体」を増やす

　維持輸液の投与の目的は、生理的な水・電解質喪失に対する水と電解質の補給です。

　基本的に、維持輸液は、生理食塩液と5％ブドウ糖を組み合わせてつくられています。低張

図6　輸液製剤の区分

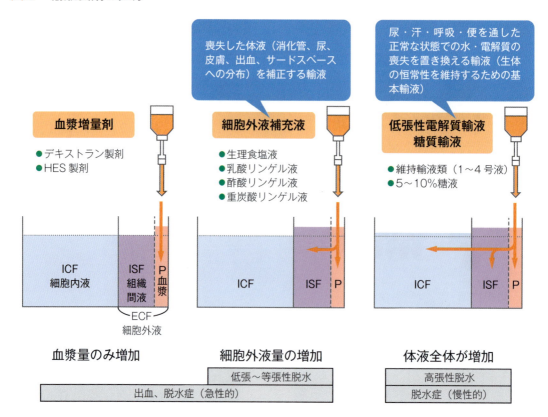

性電解質輸液ともいわれ、細胞内液と細胞外液、つまり体液全体を満たす輸液です。

維持輸液の投与量は図7の計算式で求められます。

POINT 2
輸液投与時は、心不全症状の有無に注意して観察する

体液量が過剰か不足かは、尿量やバイタルサインだけではなく、総合的にアセスメントすることが大切です。

▶「循環」のアセスメント項目（図8 p.136）

輸液投与時の観察項目として、血圧、体温、脈拍、呼吸状態などのバイタルサインの測定は必須です。

加えて、輸液量や投与速度の過剰によって心不全症状が出現しないように管理する必要があります。

高濃度の輸液製剤の投与、輸液製剤の大量投与時や急速投与時には、容易に肺水腫や心不全が起こりえます。必ず、尿量が0.5mL/kg/時間以上確保されているかを観察しましょう。

心不全の徴候としては、呼吸困難、チアノーゼ、血圧の上昇、頻脈、肺の湿性ラ音の聴取、胸部X線写真のうっ血の所見、頸静脈の怒張の有無などを観察します。

図7　維持輸液量の計算式（成人の場合）

維持輸液量
＝尿量（24mL/kg/日）＋不感蒸泄（15mL/kg/日）
＋便（2mL/kg/日）－代謝水（5mL/kg/日）

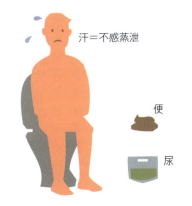

表5　主な細胞外液補充液

種類	主な製品名	Na^+（mEq/L）	K^+（mEq/L）
生理食塩液	生理食塩水	154	
リンゲル液	リンゲル液	147	4
乳酸リンゲル液	ラクテック®注	130	4
（＋ブドウ糖）	ラクテック®D輸液	130	4
（＋ソルビトール）	ラクテック®G輸液	130	4
（＋マルトース）	ポタコール®R輸液	130	4
酢酸リンゲル液	ヴィーン®F輸液	130	4
（＋ブドウ糖）	ヴィーン®D輸液	130	4
重炭酸リンゲル液	ビカーボン®輸液	135	4

図8 輸液投与中の観察ポイント

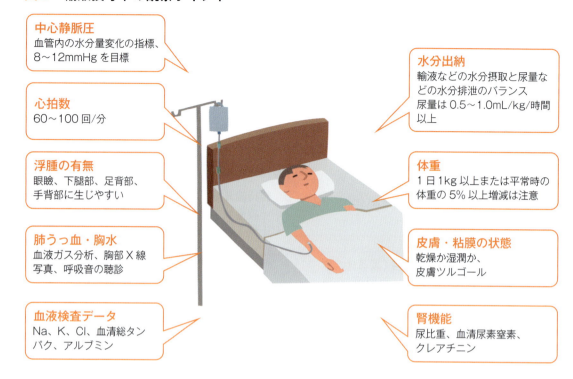

- **中心静脈圧**: 血管内の水分量変化の指標、8～12mmHg を目標
- **心拍数**: 60～100 回/分
- **浮腫の有無**: 眼瞼、下腿部、足背部、手背部に生じやすい
- **肺うっ血・胸水**: 血液ガス分析、胸部X線写真、呼吸音の聴診
- **血液検査データ**: Na、K、Cl、血清総タンパク、アルブミン
- **水分出納**: 輸液などの水分摂取と尿量などの水分排泄のバランス 尿量は 0.5～1.0mL/kg/時間以上
- **体重**: 1日1kg 以上または平常時の体重の 5% 以上増減は注意
- **皮膚・粘膜の状態**: 乾燥か湿潤か、皮膚ツルゴール
- **腎機能**: 尿比重、血清尿素窒素、クレアチニン

【文献】
1) 脇本信博：実践輸血マニュアル～自己血輸血から輸血療法全般の理解を求めて～．医薬ジャーナル社，東京，2012：17-70．
2) 小林修三，土井研人：救急・ICUの体液管理に強くなる 病態生理から理解する輸液、利尿薬、循環作動薬の考え方、使い方．羊土社，東京，2015：40-48．
3) 岡元和文：わかりやすい輸液管理Q＆A―研修医からの質問398―第2版．総合医学社，東京，2007：2-51．
4) 岡元和文：輸液管理とケアQ＆A―こんなとき、どうしたらいいの？―．総合医学社，東京，2012：1-13．
5) 北岡建樹：よくわかる輸液療法のすべて改訂第2版．永井書店，東京，2012：1-47．
6) 道又元裕：ICUディジーズ クリティカルケアにおける看護実践．学研メディカル秀潤社，東京，2013．

Column　最も気をつかう点滴「カテコールアミン製剤」の交換

　数ある持続投与の点滴薬剤の中でも、最も気をつかう薬剤の1つがカテコールアミン製剤でしょう。薬剤がなくなって交換する際「血圧が下がった！」など、バイタルサインの変化を目にすることもあります。こんなにも繊細なコントロールが必要な理由は、カテコラミン製剤の特徴と、投与機材の特性にあります（表1）。これらの特徴をふまえて機材や手技を選ぶ必要があります。

■使用するのはシリンジポンプ？　輸液ポンプ？

　シリンジポンプの場合、薬液流量が安定するまで（15～30分程度）患者に接続せずに稼働させてから変更するといった工夫をします。

　輸液ポンプの場合、すみやかに指定流量で送液を行いますが、点滴チューブのセット手技や送液先の抵抗によって流量変化が起こるため、不安定になりやすいことに注意が必要です。また、輸液ポンプは、投与量が予定量に達すると流速が自動的に1mL/時になってしまう点にも注意すべきでしょう。

■避けたいのは血圧低下？　血圧上昇？

　循環管理の対象が「血圧低下を避けたい病態（ショックや脳梗塞など）」か「血圧上昇を避けたい病態（未破裂動脈瘤の存在や生体弁を用いた心臓弁膜症術後など）」かでも手技が変わります。前者は極力薬剤の濃度低下・中断が生じない方法を、後者は薬剤の重複投与が生じない方法を選択します（表2）。

　いずれの場合にも、交換開始から完了し循環変化が起こらないことを確認するまでは、患者のそばを離れず、常にモニタリングを行うことが大切です。

（濱野　繁）

表1　カテコールアミン製剤投与に繊細なコントロールが必要な理由

カテコールアミン製剤の特徴	①薬剤半減期がきわめて短く、投与が中断すると効果がすぐに切れる ②薬剤が微量でも生体反応が大きい
機材側の影響	①シリンジポンプは開始直後から指定流量まで達するまでに最大約30分かかる ②輸液ポンプはボトルとの高度差や、送出先の抵抗により流量が変動する ③接続する三方活栓側管の場所により一時的に濃度変化が起こる ④交換操作の中で送液停止の時間が必ずある

表2　シリンジポンプでの薬剤交換方法

接続変更による切り替え	三方活栓による切り替え	同時接続後、減量する切り替え
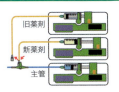	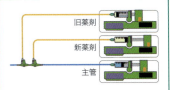	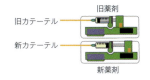
●新薬剤の流量が安定したら、すばやく古いルートをはずし、同じ三方活栓へ接続する ●利点：投与する三方活栓が変わらないため、ルート内の薬剤濃度変化が少なく、循環変動が起こりにくい ●欠点：三方活栓の操作が不慣れな場合、逆血（クローズドシステムでない場合）や中断時間が長引き、循環変動をきたす場合がある	●新薬剤の流量が安定したら、新しいルートの三方活栓を開放し、古いルートの三方活栓を閉じてルートを外す ●利点：ルートを接続してから三方活栓で切り替えるので、手技が落ち着いて行える ●欠点：接続する三方活栓の場所により薬剤濃度変化が起こる（旧より前に接続：薬液が重複する／旧より後に接続：薄い部分ができる）	●旧薬剤の流量はそのまま、新薬剤を同流量で開始し、血圧上昇とともに旧薬剤を減量していく ●利点：中心静脈カテーテルの入れ替えなど、新規のカテーテルへ変更する場合、プライミング・体内到達を確認してから旧薬剤を切るため、循環低下をきたしにくい ●欠点：生体反応を確認してから減量するため、一時的に重複投与されることになり、循環負荷増大が避けられない

濱野繁：カテコラミンのポンプ交換. 重症患者ケア2017；16（2）：273-277. より引用

9 血液浄化

道又元裕

> **基礎知識**
> 血液浄化は「濃度の差」「圧力」により腎機能を代替する

POINT 1
血液浄化は、腎臓の機能を代替する治療法である

腎臓は主に、老廃物の排泄、体液量と電解質の調節、血圧調節、造血機能、骨形成の役割を担っています（表1）。腎臓のはたらきが悪くなると、さまざまな症状が現れます。

血液浄化療法とは、主に腎臓の機能を代替し、体液の是正、病因物質の除去を行う体外循環治療（血液透析や血漿交換、血液吸着療法など）のことをいいます。ここでは、主に血液透析について解説していきます。

▶ICUで血液浄化を行うのは「急性腎不全」の場合である

ICUで、血液浄化療法の適応となるのは、敗血症や急性循環不全、急性膵炎、多臓器不全、薬物中毒、術後などの患者が急性腎不全に陥った場合です。

血液透析が必要となる主な理由としては、高カリウム血症、体液過剰（無尿・乏尿）、代謝性アシドーシス、尿毒症が挙げられます。

なお、循環動態が不安定な患者に対しては、持続的血液濾過が必要となります。

POINT 2
血液透析は「拡散」と「限外濾過」によってなされる

血液透析は、腎臓の機能の一部を代替する治療法です。

血液と透析液とを透析膜を介して間接的に接触させ、拡散（diffusion）と限外濾過（ultrafiltration）という2つのしくみによって、物質交換や溶質除去を行います（図1）。

▶拡散は「濃度の差」によって溶質を交換する

溶液内の溶質が、濃度の高いほうから低いほうへ移動することを拡散といいます。拡散の速度は、濃度差が大きいほど速くなります。

ちなみに、溶液内の水が、溶質濃度の低いほうから高いほうへ移動することを浸透（Osmosis）といいます。拡散も浸透も、濃度差がなくなれば、溶質の移動が止まります。

▶限外濾過は「圧力」によって水を除去する

透析膜に圧力（静水圧[*1]）をかけると、膜孔より小さな物質を通過させることができます。これにより、除水がなされます。

[*1] 静水圧：いわゆる水圧（静かな水の中における圧力）のこと。生体の場合、心臓から下になるほど圧力が高まることから、最も静水圧が高いのは末梢血管である。そのため、毛細血管内圧＝静水圧ととらえられることも多い。

表1　腎臓の役割

老廃物の排泄
- 腎臓は、血液を濾過して、老廃物や塩分を尿として排泄する
  → 腎機能が低下すると、老廃物や毒素が蓄積し、尿毒症となる

体液量・電解質の調節
- 腎臓は、体液量や電解質を調節する役割を担う
  → 腎機能が低下し、体液量を調節できないと浮腫が、電解質バランスが崩れると疲れやめまいなどが生じる

造血機能
- 腎臓は、骨髄が赤血球をつくる契機となる造血刺激ホルモン（エリスロポエチン）を分泌する
  → 腎機能が低下し、エリスロポエチンが分泌されないと、血液が十分につくられなくなるため、貧血が生じうる

血圧調節
- 腎臓は、塩分と水分の排出量を調整することで血圧を調節する
- 腎臓は、血圧が低くなると血圧を維持するホルモンを分泌し、血圧を上げる

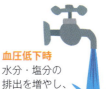

血圧上昇時　水分・塩分の排出を減らし、血圧を下げる

血圧低下時　水分・塩分の排出を増やし、血圧を上げる

骨形成
- 腎臓は、カルシウム吸収に必要な活性型ビタミンDをつくる
  → 腎機能が低下し、活性型ビタミンDが低下すると、カルシウムが吸収されず、骨が弱くなるなどの症状が現れる

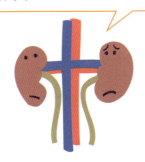

血管内の水分が増加すると、血管内圧が上昇して、血管外に水分が漏出することで浮腫が生じる

図1　拡散と限外濾過

拡散

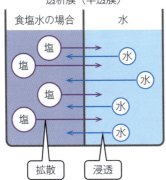

- 濃度勾配による溶質の移動
- 濃度の高いほうから低いほうへ溶質が移動し、濃度を均一にしようとする

限外濾過

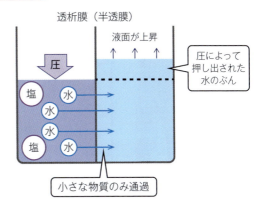

- 静水圧による水溶液の移動
- 圧力をかけて小さな溶質だけを移動させる

9 血液浄化

観察ポイントとケア①

血液透析（HD）：頭痛の出現に注意して観察

POINT 1
HDでは「シャント」の作成が必要である

血液透析（hemodialysis：HD）は、患者に2本のカニューレを挿入して体外循環を行い、限外濾過と溶質除去を行う方法です（図2）。

200mL/分ほどの大きな血流量を得るため、維持透析患者においては動脈と静脈を体表近くで交通させた内シャントを作成し、これにカニューレを穿刺して行います。

POINT 2
HD中の頭痛は「不均衡症候群」を疑う

HDは、短時間で生体腎の何十倍もの効率で血液浄化を行います。

そのため、急激な除水・電解質変化・尿毒性物質の減少が生じ、不均衡症候群を起こすことがあります（図3）。

POINT 3
HDのアラームは、特に「血圧」「回路の閉塞」をみている

血液透析中のアラームは、患者や回路の状態の異常を知らせる重要なシステムです（表2）。アラームの危険度はさまざまで、対応が遅れると生命の危機にかかわるものもあります。

血液透析中に発動するアラームの意味を理解し、対応を習得しておくことは、患者の安全を守ることにつながります。

▶回路の異常は「入口圧」に現れる

入口圧モニター部位以降の血液流路に目詰ま

図2　血液透析のしくみ

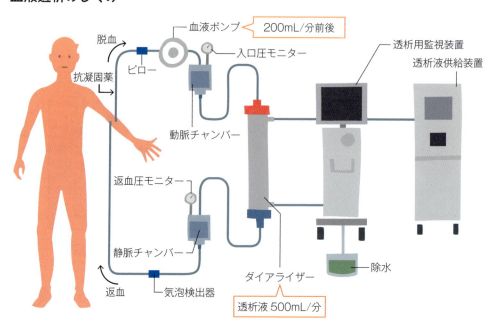

りがあると、入口圧が上昇します。

しかし、返血圧モニター以降の血液流路に目詰まりがあり、返血圧が上昇した場合、一般的に入口圧も上昇します。

図3 不均衡症候群

| 血液透析によって、脳と体の老廃物の量にズレが生じる | → | 脳は、老廃物の量を減らすため、浸透圧によって水を引き込む | → | 引き込まれた多量の水により、脳浮腫が生じる | → | 脳浮腫によって頭蓋内圧が高くなり、頭痛や頭重感が生じる |

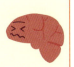

表2 HDの主なアラーム

入口圧	**圧上限アラーム** ● 回路の折れやねじれ 　→回路の折れやねじれがないか確認して解除し、回路の固定をやり直す必要があるか検討する ● 血管留置針の位置異常 　→穿刺部付近の痛みや漏れ、極端な上肢の屈曲の有無を確認し、位置や固定を見直す。解決できなければ別の部位への再穿刺を検討する ● 動脈チャンバーの凝血：動脈チャンバーの色が黒かったら凝血を疑う 　→抗凝固薬の量の不足、長時間のポンプ停止の有無を確認する。凝血なら回路交換が必要である **圧下限アラーム** ● 回路や留置針の脱落 　→回路の接続部や針先からの出血の有無を確認し、出血が多量なら応援を要請する 　→止血（回路の接続や刺入部の圧迫など）を試みる ● 血圧低下 　→患者に声をかけ、意識レベルを確認し、循環動態の評価（血圧測定など）を行って医師に報告し、透析と除水を止める。意識レベルは継続して確認し、血圧を綿密に観察する 　→補液や循環作動薬の投与に備える ● 脱血不良 　→ピローの膨らみは十分か、動脈チャンバーが陰圧になっていないか確認し、血管留置針の位置や向きを変えてみる 　→前回透析時の経過を確認する。透析のたびに本アラームが鳴るなら、シャント不全を疑う ● 回路の折れやねじれ 　→回路の折れやねじれがないか確認して解除し、回路の固定をやり直す必要があるか検討する
返血圧	**気泡アラーム** ● 留置針の緩みや脱落、回路の亀裂、輸液回路からの空気混入、ライン・ダイアライザー外れ 　→回路の気泡検出器と連動しているクランプの下部を遮断し、回路を取り外す。回路内の気泡を完全に除去し、気泡混入の原因を解決した後、透析を再開する
TMP（膜間圧力差）	**上限アラーム** ● 返血側回路（ダイアライザー出口から下部）の折れやねじれ、凝血 　→回路の折れやねじれがあれば解除し、凝血があれば回路交換を検討 ● ダイアライザー内部の凝血 　→抗凝固薬の量の不足、長時間のポンプ停止がなかったか確認する 　→再開できない場合は、回路交換を行う **下限アラーム** ● ダイアライザー入口までの回路の折れやねじれ 　→回路の折れやねじれがないかを確認し、解除する

持続的血液濾過（CHDF）：臓器からの出血に注意して観察

観察ポイントとケア②

POINT 1
ICUでは、CHDFを選択することが多い

持続的血液濾過（continuous hemodiafiltration：**CHDF**）は、24時間持続的に血液浄化を行う方法です（図4）。血液透析に比べ、大幅に透析効率を落とすシステムであるため、生体腎による血液浄化・除水に近く、患者の負担が少ないというメリットがあります。

しかし、抗凝固薬の持続的投与による**出血**のリスクがあり、長時間ベッド上**安静**を強いられるというデメリットもあります。

▶ ICUで問題になるのは「溢水」である

集中治療の必要な**急性腎不全**の患者では、尿毒性物質の蓄積よりも、**溢水**が問題となることが少なくありません。

このような患者は、経静脈栄養や抗菌薬希釈液、昇圧薬など、治療のために多くの水分が投与されているため、短時間の血液透析では、うまく除水できません。そのため、循環動態に急激な負荷を与えず、1日24時間、補液と水分除去を行う方法として、CHDFが選択されます。

また、CHDFが、**炎症性サイトカイン**の除去に関与する可能性も報告[1]されています。

POINT 2
CHDFでは、シャント作成が不要である

急性腎不全患者や、慢性腎不全で恒久的なブラッドアクセスのない患者、腹膜透析患者に一時的に血液透析を行う場合、あるいは、血漿交換などが必要な患者に対しては、数日～数週間のブラッドアクセスとして、内頸静脈や大腿静

図4 CHDFのしくみ

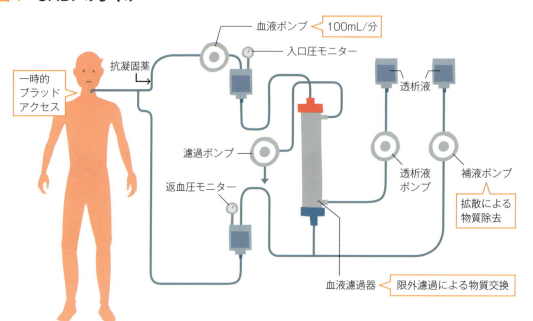

脈にカテーテル（ダブルルーメンまたはトリプルルーメン）を挿入します。これが、一時的ブラッドアクセスです。

CHDFは、一時的ブラッドアクセスから血液を体外に取り出し、小型の濾過器を用いて、持続的に体液を除水し、静脈に返しています（限外濾過による）。また、もう1本のラインから濾過器に向けてゆっくり透析液を流すことで、物質の除去を行っています（拡散による）。

POINT 3
CHDF中は、「血圧」「体温」「出血」に注意して観察する

▶血圧低下では「過度の除水」を疑う

HD中は、血圧低下に注意が必要です。

除水を行うと、プラズマリフィリング（血管外から血管内へ水分が移動すること）が起こることで血液内容量が保たれ、血圧が維持されます（図5）。しかし、プラズマリフィリングによる水分の移動速度を除水速度が上回ると、血管内容量が不足し、血圧が下がるのです。

CHDFは除水速度が緩やかなので、HDより循環動態への影響は少ないものの、開始直後は、十分に注意して観察する必要があります。

なお、低栄養による低アルブミン血症によって膠質浸透圧が低下している場合は、プラズマリフィリングが不十分となり、血圧低下につながる可能性があるため、除水速度を遅くしたり、アルブミン製剤投与が必要となったりします。

▶低体温による「感染徴候の見落とし」に注意する（図6-A）

血液浄化は体外循環療法です。つまり、体外へ取り出された血液は、浄化され、再び体内へ返されることになります。

血液の温度は、体外へ取り出されたときに低下し、透析液と接触することでさらに下がります。透析装置には血液加温装置が備えられていますが、不十分である場合は患者の体を保温ま

図5　プラズマリフィリング

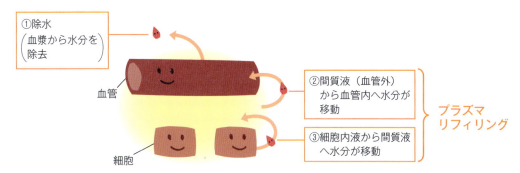

図6　CHDF中の観察のポイント

A バイタルサイン	B 出血の徴候	出血の徴候を見抜くには…
●血圧（血圧低下） ●体温（低体温）	●ブラッドアクセス挿入部 ●肺・気道出血 ●消化管出血 ●頭蓋内出血	●カテーテル挿入部からの出血、ドレーン排液の「赤み」が増していないか確認する ●定期的にACT（活性化凝固時間）を測定し、適正な抗凝固療法を維持する ●CHDF中のACTは、150～200秒（通常の1.5～2倍）をめやすに管理するが、200秒以上に延長している場合は出血の危険性が高い

開始直後の血圧低下には特に注意

たは加温する必要があります。

感染症の患者で高熱がある場合、血液透析により体温が低下し、感染徴候の発見が遅れる可能性があります。血液透析中は「37℃＝高熱」という意識をもち、炎症データを確認しながら体温管理をしていく必要があります。

▶ 抗凝固薬を使うため「出血傾向」には特に気を配る（図6-B）

CHDF中は、持続的に抗凝固薬を投与します。血液凝固能の測定を行いながら管理しますが、ブラッドアクセス挿入部からの出血や、肺・気道出血、消化管出血などの観察は重要です。頭蓋内出血の発症にも注意しながら、中枢神経系の症状も観察していく必要があります。

POINT 4
CHDFのアラームでは、特に「濾過圧・TMP」に注意する

血液浄化装置に備わっている監視装置は、血液回路側のモジュール入口圧と返血圧、透析液・補液側の濾過圧とTMP（膜間圧力差）を監視しています。

主なアラームと、観察・対応のポイントを表3にまとめます。

表3　CHDFの主なアラーム

入口圧	**圧上昇アラーム** ● ヘモフィルター、脱血側チャンバー、ブラッドアクセスでの血栓形成による回路閉塞を示す 　→チャンバー内の血栓の観察と圧の監視が必要 **低圧アラーム** ● 回路接続が緩み、失血している危険を示す 　→回路をたどり、緩みや失血の有無の確認が必要
返血圧	**圧上昇アラーム** ● 返血側回路の屈曲、返血側チャンバーやブラッドアクセスの血栓形成を示す 　→チャンバー内の血栓の観察と圧の監視が必要 **低圧アラーム** ● 回路接続が緩み、失血している危険を示す 　→回路をたどり、緩みや失血の有無の確認が必要
濾過圧・TMP	● ヘモフィルターの目詰まりにより、濾過圧が低下し、限外濾過の効率が悪化していることを示す 　→この状態が続くとヘモフィルター部分で溶血や凝固が進む可能性があるので、早めに医師や臨床工学技士への連絡が必要
ブラッドアクセス異常	● 血液浄化に必要な血流量が得られないことを示す 　→血液ポンプが停止し、回路内の血液が凝固しやすい状態となるため、すみやかに原因を解消し、運転を再開する必要がある 　→必要な血流量が得られない原因として、患者の体動や咳嗽により一時的にブラッドアクセスの送脱血孔が血管壁に張り付いていると考えられるため、患者の体位や肢位、呼吸を整えて運転を再開する

【文献】
1) 平澤博之, 松田兼一, 菅井桂雄 他：持続的血液濾過透析（CHDF）はサイトカインを除去するか. 日集中医誌 1998；5（4）：345-355.
2) 河原克雅 他：腎と体液, 酸塩基調節. 小澤瀞司, 福田康一郎 総編集, 本間研一, 大森治紀, 大橋俊夫 編, 標準生理学 第7版. 医学書院, 東京, 2009：711-779.
3) 三村芳和：外科侵襲学ことはじめ. 永井書店, 大阪, 2009：530-568.

あわせて知りたい！

フィルター交換

- ヘモフィルターは時間とともに劣化し、性能が低下する。その結果、血流抵抗が増し、回路内圧が上昇する（表1）。適切な対応を行っても圧上限アラームが解消されない場合は、ヘモフィルターの交換を検討する。
- 回路内圧が上昇し、装置が停止している時間が長びくと、回路内で凝血が進み、返血できなくなる。回路内圧値（装置のモニター画面）だけでなく、ヘモフィルターの黒ずみや血栓の有無を観察する。

表1　回路（ヘモフィルター）交換の目安

動脈圧	200mmHg以上
静脈圧	150mmHg以上
TMP	150mmHg以上

カテーテル管理

- カテーテルの挿入部位は、メリット（以下）の多い内頸静脈を選択することが多い。
  - カテーテル先端が右房付近にくるため十分血流量を確保でき、透析中トラブルも少ない
  - カテーテルを屈曲させることなく挿入でき、歩行などの離床も進めやすい
  - 他の部位に比べ、清潔を保ちやすく、観察もしやすい
- 留置期間が長期になると感染リスクが高まるため、2～3週間をめやすに他の部位へ入れ替える。
- カテーテル留置中は、挿入部の異常や発熱の有無、血液検査結果をモニタリングする。また、クロルヘキシジンアルコール（0.5%グルコン酸クロルヘキシジン）を使用し、挿入部の清潔を保つ。
- カテーテルを使用しないときは、閉塞（血栓形成）予防のため、ヘパリンを充填しておく。

体位管理

- 血液浄化中は体位制限が続くため、安静に伴う合併症の予防や精神的苦痛への配慮が必要である。
- 意識があり、自分で動ける患者には、カテーテルを用いて治療を行っていることを説明し、留置針の抜針や回路トラブルのリスクについて説明しておく。看護師が体位管理を行う場合も上記に注意し、体位変換前は回路に十分余裕をもたせてカテーテルや回路が引っ張られないようにしておく。
- 血管内容量不足の患者の場合、体位変換を契機にカテーテルの脱血口が血管壁に当たって脱血不良となる場合があるため、首の向きや角度、大腿の角度など、体位の調整が必要となる。体位変換後は、挿入部の異常はないか、回路が引っ張られていないか、折れやねじれはないか確認する。

薬剤投与

- 血液浄化中は抗凝固薬を投与する。抗凝固薬（表2）は初回投与後、持続的に投与する必要があるため、定期的に残量確認し、シリンジ更新が遅れないようにする。
- 抗凝固薬の血中半減期は、肝代謝・腎排泄の影響を受けるため、患者個々に応じた調整を要する。

表2　血液浄化中に用いられる主な抗凝固剤

抗凝固剤	血中半減期	参考投与量	モニタリング	適応症例
ヘパリン	約90分	初回 1,000～2,000 U 維持 500 U/時	ACT	出血傾向がない場合
低分子ヘパリン	約240分	初回 15～20 IU/kg 維持 7.5～10 IU/kg/時	抗Xa活性など	軽度の出血、止血容易な出血のリスクがある場合
低分子ヘパリン（出血症例）		初回 10～15 IU/kg 維持 7.5 IU/kg/時		
ナファモスタット	5～8分	回路プライミング 20mg 維持 20～40mg/時	ACT	高度の出血リスクがある場合

10 薬剤投与

濱野　繁

基礎知識
効き方によりアゴニストとアンタゴニストに分かれる

POINT 1
少ない副作用で高い効果を得るために、多剤併用を行う

ICUで使用する薬剤を調べていると、同じカテゴリーの薬剤（昇圧薬、降圧薬、鎮痛薬など）を何種類も使用していることが少なくありません。「なぜ、そんなにたくさん使うの？　1種類ではダメなの？」と疑問に思う方もいることでしょう。

もちろん、使用する薬剤は、量も種類も少ないのが理想です。しかし、重症患者の場合、1種類だけでは効果が不十分で、どんどん使用量が増えてしまいます。そのため、複数の薬剤を併用して、副作用を抑えながら、効率よく効果を得ようとするのです。

▶薬剤の効果は「受容体のスイッチを押す」ことから始まる

生体内には、さまざまな受容体（レセプター）があります。特定の物質（リガンド）によって受容体のスイッチが押されると、代謝や電気活動がドミノ倒しのように次々に進み、最後に効果が発現します（図1）。

リガンドは、内因性リガンド（内因性カテコールアミンなど、もともと生体内にあるもの）と、それ以外（薬剤など）に分かれます。

▶多剤併用では「別の受容体と代謝経路」にはたらく薬を用いる

同じ受容体や代謝経路に、同じように作用する薬剤を複数投与しても、相乗効果は得られません。なぜなら、1つのレセプターには、1つのリガンドしか作用できないためです（図2）。

多剤併用では、「作用する場所」をきちんと把握し、異なる作用の薬剤を使用するのがポイントです。

▶受容体や代謝を「促進する薬剤」と「阻害する薬剤」

薬剤は、受容体や代謝を「促進」「阻害」どちらかに作用して、効果発現を調整します。

薬剤は、効果を増強するもの＝アゴニスト（作動薬、刺激薬）と、効果を弱めるもの＝アンタゴニスト（拮抗薬、阻害薬、遮断薬）に大きく分けられます（図3 p.148）。

これらの呼び名について明示した文献はあまりありませんが、多くの場合、受容体への作用からみると「拮抗薬vs作動薬」、代謝へのはたらきからみると「阻害薬」、神経伝達などへのはたらきからみると「刺激薬vs遮断薬」と分類されます。

POINT 2
ICUでは、循環器薬、鎮痛薬、抗凝固薬をよく使う

　薬剤は、万能ではありません。そのため「何を目的にこの薬剤を使用しているのか」を理解しておくことが必要です。

　ICUで頻繁に使用するのは、循環器薬（強心薬、昇圧薬、血管拡張薬、利尿薬など）、鎮痛薬（オピオイド、NSAIDsなど）、抗凝固薬（ヘパリンなど）です。

　では、それらの薬剤について、みていきましょう。

図1　薬剤が効果を発揮するまで

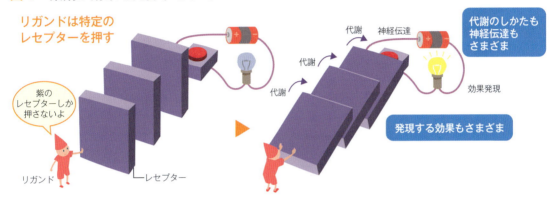

- リガンドがレセプターを押すと、代謝がドミノ倒しのように進み、作用が現れる
- リガンドは、特定のレセプターしか押すことができない
- 押されたレセプターによって、現れる効果はさまざまである（心拍数増加、血管収縮、ホルモン分泌、鎮痛など）

図2　1つのレセプターには1つのリガンド

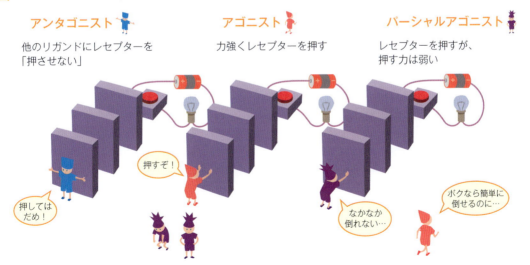

- 1つのレセプターには、先着した1つのリガンドしか作用できないため、先着したリガンドによって効果発現の強弱が変わる
- パーシャルアゴニストは「少し力の弱いアゴニスト」であるが、他のリガンドとの兼ね合いで、はたらきが変化する
  - 内因性アゴニストがないとき：作動薬としてはたらく（レセプターを押す）
  - 内因性アゴニストが多いとき：拮抗薬としてはたらく（競合的アンタゴニストとなってレセプターを押させない）。ただし、内因性アゴニストがより増えると、効果は戻る

図3　リガンドの種類：アゴニストとアンタゴニスト

アゴニスト

作動薬

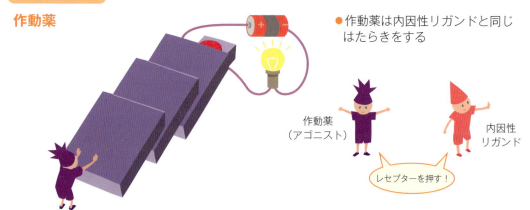

- 作動薬は内因性リガンドと同じはたらきをする

アンタゴニスト

拮抗薬

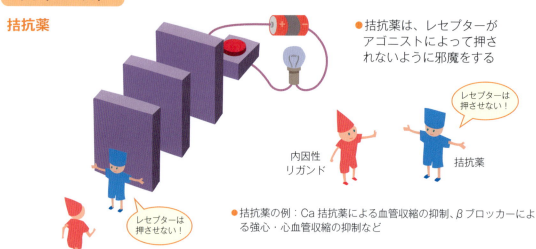

- 拮抗薬は、レセプターがアゴニストによって押されないように邪魔をする
- 拮抗薬の例：Ca拮抗薬による血管収縮の抑制、βブロッカーによる強心・心血管収縮の抑制など

阻害薬

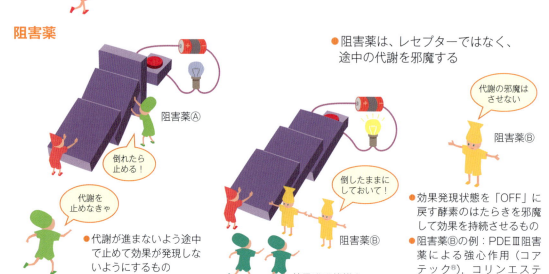

- 阻害薬は、レセプターではなく、途中の代謝を邪魔する
- 代謝が進まないよう途中で止めて効果が発現しないようにするもの
- 阻害薬Ⓐの例：NSAIDsによる鎮痛など
- 効果発現状態を「OFF」に戻すもの
- 効果発現状態を「OFF」に戻す酵素のはたらきを邪魔して効果を持続させるもの
- 阻害薬Ⓑの例：PDEⅢ阻害薬による強心作用（コアテック®）、コリンエステラーゼ阻害薬による重症筋無力症の症状緩和

観察ポイントとケア①

循環器薬：血圧を維持し、ショックからの離脱を図る

10 薬剤投与

POINT 1
循環器薬は主に「ショックからの離脱」を目的に使用する

ICUで、切っても切り離せないのがショックからの離脱です。ショックの原因はさまざまで、離脱するのは簡単ではありません。

▶循環器薬は「血圧を維持できない原因」にはたらきかける薬剤である（表1）

正常な心・循環動態では、「過剰でも不足でもない血液（循環血液量）」によって、心臓が適度に膨らみ、「適度な数と力で収縮（心収縮力）」することで血液を送り出します。そして、送り出した先の「血管が適度に細くなる（細動脈の

表1　循環器薬の種類と作用する部位

★はカテコールアミン

受容体とそのはたらき	アドレナリン受容体α₁	アドレナリン受容体β₁	アドレナリン受容体β₂	ドパミン受容体D₁	代謝経路 PDE-Ⅲ を阻害	使用上の注意
	血管収縮	心拍数・心収縮力の増大	気管支・血管の拡張	心収縮力の増大、腎・内臓血管の拡張	心収縮力の増大、血管の拡張	
狭心＋昇圧薬						
アドレナリン★	◎	○	○			● 心仕事量の増大 ● 頻脈や期外収縮などの不整脈を誘発
昇圧薬（血管作動薬）						
ノルアドレナリン★	○	○				● 末梢血管の収縮による血流障害（圧迫による褥瘡ができやすい）
ドパミン★	○ 10〜25γ以上	○ 2〜5γ		○ 〜3γ		● 頻脈・不整脈の誘発 ● 低用量投与による腎保護は、有害事象のほうが多いため、現在は否定的
強心薬						
ドブタミン★	−	◎ ドパミンの4倍	○ 肺血管拡張			● 心仕事量の増大 ● 血管拡張を伴うため昇圧はみられにくい ● 迅速に耐性を生じるため短期間の循環補助に使用 ● 頻脈・不整脈の誘発
ミルリノン、オルプリノン					○	● 昇圧効果はなく、低血圧時、腎機能低下時には使用しにくい

◎：作用強い
○：作用あり

収縮）」ことで、血圧を維持し、全身にまんべんなく血液を分配します。

ショックのときには、上記3つのどこかが異常に低いか、異常に高い状態です。そのため、そこを補う薬剤を使用します。

▶ アドレナリン受容体は「心収縮力」と「細動脈の収縮」にかかわる

心収縮の数・力の増加や、血管を細くする効果は、アドレナリン受容体など種々の受容体と、そこからはじまる代謝（cAMPが増えると効果が現れ、PDE-IIIがcAMPを分解すると効果が消える）によって調整されています。

それらの薬剤は「収縮力を強くする強心薬」と「血管を収縮させる昇圧薬（血管収縮薬）」に分けられます。

強心薬は、心臓のポンプ機能が低下した「ショックを伴わない心不全」に使用されます。一方、昇圧薬は「心原性・敗血症によるショック」に使用します。

▶ 前負荷・後負荷は「心拍出量」にかかわる

うっ血性心不全の場合は、動脈拡張による過剰な心臓後負荷の軽減や、静脈拡張により静脈還流量（前負荷）を軽減する血管拡張薬、過剰な水分を排出させ前負荷を軽減する利尿薬を使用することで、心負荷を適性化します。

ただし、うっ血性心不全によるショックの場合は、ショックによって脳虚血になっては困るため、血管収縮薬・強心薬を使用します。同時に、利尿薬・静脈拡張薬を用いて前負荷を軽減しつつ、補助循環装置を使用して部分的に後負荷も軽減しつつ、原疾患を治療するというプロセスになります（図4）。

POINT 2
循環器薬は、漏れないように、確実に投与する

▶ 中心静脈カテーテルからの投与が理想的

循環器薬は、身体への影響が大きく、作用時

図4　心不全における薬理学的介入に対する反応

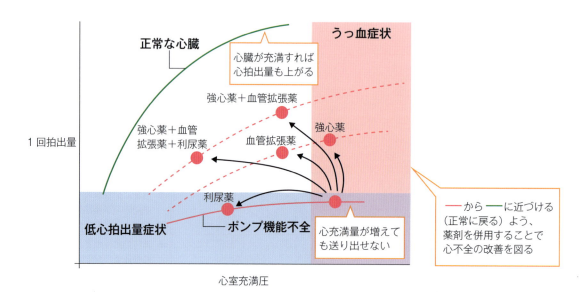

Brunton L, Chabner BA, Knollman B. Goodman & Gilman's The Pharmacological Basis of Therapeutics 12th ed, McGraw-Hill Medical, US, 2011：792.

間が短いものが多いため、確実な投与が重要です。そのため、緊急時でなければ、中心静脈カテーテルからの投与が望ましいでしょう。

▶細く、先端近くに開口しているルーメンから投与するのが理想的

循環器薬投与時は、トリプルルーメンあるいはクアッドルーメンのカテーテルを用いるのが一般的です。

血中に入る際のフローを安定させるため、細い径のルーメンを選択します。

予定外抜去に備え、カテーテル先端近くに開口しているルーメンを選ぶとよいでしょう。

▶点滴漏れに細心の注意をはらう

血管収縮薬の点滴漏れでは、局所血管収縮による虚血性壊死をきたす恐れがあります。

しかし、一般的な薬剤漏れに対して行う冷罨法では、逆効果になる可能性があります。とはいえ、温罨法が有効という根拠もありません。点滴漏れを予防することが、最も大切です。

POINT 3
「血圧と脈拍」「虚血症状」に注意しつつ投与する（図5）

循環器薬は、どの薬剤も、効きすぎてしまう

図5 循環器薬投与時の観察ポイント

強心薬投与時

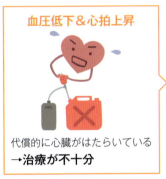

血圧低下＆心拍上昇
代償的に心臓がはたらいている
→治療が不十分

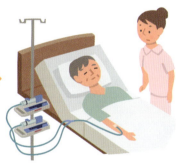

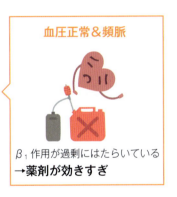

血圧正常＆頻脈
β_1作用が過剰にはたらいている
→薬剤が効きすぎ

昇圧薬大量投与時

消化管の血流低下
消化管虚血
→腹部症状、筋逸脱酵素上昇の有無を確認

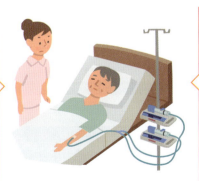

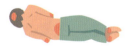

皮膚の血流低下
褥瘡
→局所の圧力分散（慎重に実施）

と心臓の仕事量増大につながったり、不整脈を引き起こしたりします。

▶「強心薬」投与時は、血圧と心拍数の関係に注意

低血圧で心拍数が高い状態は、治療がまだ不足しており、心臓が代償的にオーバーワークを続けていることを意味します。

逆に、血圧は正常まで上昇しているのに、頻脈がみられるときは、治療が過剰（$β_1$作用が強く出すぎている）で、心臓を外からむち打ってはたらかせているようなものです。

上記のような場合には、使用している薬剤の量や種類は適切か、補助的に他の薬剤を使用すべきかを考える必要があります。

▶「昇圧薬」投与時は、虚血症状に注意

血管収縮薬（昇圧薬）は、皮膚や筋、消化管の血流を減らしてでも重要臓器に血流を回す薬剤です。そのため、大量投与時には、容易に褥瘡や消化管虚血をきたします。

慎重に局所圧力を分散し、腹部症状・消化管平滑筋の障害による筋逸脱酵素の上昇がないかを忘れずに確認します。

POINT 4
薬剤と並行して「心負荷を軽減するケア」を行う

▶ポジショニング

ポジショニングによる静脈還流量の調節は、原因治療を開始するまでの対処として有効です。

しかし、ポジショニングで心不全は治りません。看護にこだわるのはよいのですが、そのために治療が遅れては、患者に害が及びます。褥瘡のリスクも考えると、長時間の継続は避けるべきです。

なお、心不全の原因（前負荷の過剰または不足）によって、適切なポジションは異なります（図6）。正しく評価してから実施しないと逆効果になってしまうため、注意が必要です。

▶ストレスの軽減

身体的・精神的ストレスは、交感神経を亢進させ、心血管系に大きな負荷をかけます。急性期には、それらのストレス軽減も有効です。

図6　心負荷を軽減するケア（例）

ポジショニング

静脈還流量を軽減させる体位
- 頭部挙上
- チェアポジション
- 右側臥位

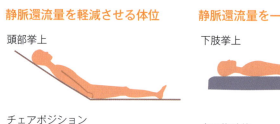
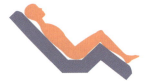
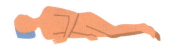

静脈還流量を一時的に増やす体位
- 下肢挙上
- 水平仰臥位

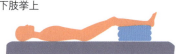
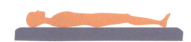

うっ血性心不全ではベッドをフラットにすることは避けるべき

交感神経の亢進を抑えるケア
- 患者が希望する、患者にとって楽な体位をとる
- 行動を禁止・抑制するような声かけをせず、問題がなければ行動を許可する
  例：ベッドの外に足を投げ下ろす、足を組む、あぐらをかく、膝を立てる、起き上がる、など
- 日常に近い療養環境を整える
- 痛みのコントロールを行う

観察ポイントとケア②

鎮痛薬：適切に使用し、苦痛を最大限に除去する

POINT 1
ICUでの痛みのコントロールが、患者の回復状況に影響する

手術後の創部痛や、気管チューブの咽頭部痛だけでなく、内科疾患や神経疾患でも痛みは出現します。

以前は「鎮痛薬・鎮静薬はセットで必須」とされてきましたが、現在では「鎮痛なくして鎮静なし」といわれるほど、鎮痛が重要視されています。人工呼吸管理中も、鎮痛をしっかり行って、軽度の鎮静～無鎮静で管理することが増えてきました。

うまく痛みをコントロールできれば、患者の苦痛を抑えつつ、術後早期から認知能力を保ったまま日常生活動作を行えるようになり、記憶の欠損も起こさずにすみます（図7）。

▶鎮痛薬は「痛みの種類」に合ったものを選択する

「どのような機序で痛みが出現しているのか（図8）」「鎮痛薬の作用機序」を理解すると、適切な鎮痛薬の選択や、相乗効果を得る併用法などがわかります。

本項では、ICUで重要となる炎症性の痛みを中心に説明していきます。

図7 痛みのコントロールの重要性

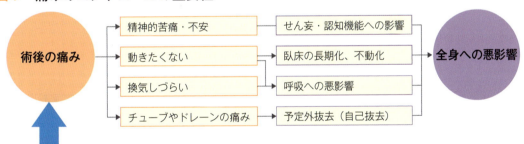

図8 痛みの種類

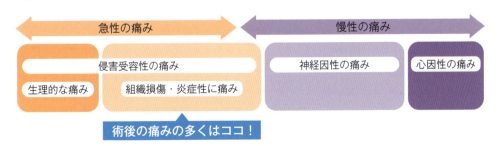

POINT 2
ICUで遭遇する痛みの多くは「炎症性の痛み」である

炎症性の痛みは「痛み刺激物質の代謝→神経伝達」によって、脳が痛みを感じることで生じます（図9）。

つまり、このどこかで食い止めることができれば、鎮痛が得られるのです。

▶炎症性の痛みの「発生・伝達部位」それぞれにはたらく薬剤を併用する

ICUでは、主として、抗炎症薬であるステロイドやNSAIDs（non-steroidal anti-inflammatory drugs：非ステロイド抗炎症薬）と、神経伝達を食い止めるオピオイド鎮痛薬（主として

図9　炎症性の痛みのメカニズム

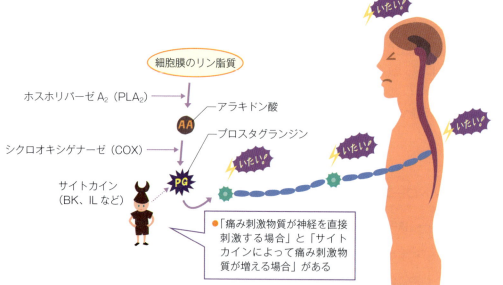

- 局所炎症反応によって、ホスホリパーゼ A₂（phospholipase A₂：PLA₂）が作用すると、アラキドン酸（arachidonic acid：AA）がつくられる
- その結果、シクロオキシゲナーゼ（cyclooxygenase：COX）が代謝を促進させてプロスタグランジン（prostaglandin：PG）を合成する
- このPGが神経を刺激し、痛みを脳に伝える

表2　「鎮痛」目的での処方（例）

①硬膜外麻酔（PCA）	②静注（持続）	③静注（div）	④内服
・ポプスカイン®＋フェンタニル ・ポプスカイン®＋モルヒネ →痛み増強時：1プッシュ	・フェンタニル＋生食倍希釈（50μg/mL） →増強時：1mLボーラス →頻繁なボーラス：1mL/時アップ（最大3mL/時）	・アセリオ®静注液1000mg（6時間ごと） ・ロピオン®静注50mg（6時間あけて） →増強時：アセリオ®静注液1,000mg、6時間ごと	・トラムセット®頓用または1T・3〜4回/日 ・カロナール®頓用または400mg・3〜4回/日 ・ロキソプロフェン頓用または60mg・3〜4回/日

①②③を同時に使用し、回復に従って④を取り入れ、①②を減らしていく

フェンタニル)や局所麻酔薬が使用されます(表2)。

中枢の痛み・発熱の知覚・代謝を抑えると考えられているアセトアミノフェンも使用します。

これらをうまく組み合わせて、それぞれの薬剤の副作用を抑えつつ、低用量で鎮痛効果が得られるように調整していきます(図10)。

▶ **フルアゴニストとパーシャルアゴニストは併用**

オピオイド鎮痛薬同士を併用すると効果が弱まってしまうことがあります。代表的なのが、フェンタニルとブプレノルフィン、フェンタニルとペンタゾシンの組み合わせです。

ブプレノルフィンにも鎮痛効果はありますが、フェンタニルより弱いです。この2剤を併用すると、ブプレノルフィンによってフェンタニルの効果が弱まります(競合拮抗)。

また、オピオイドκ受容体にはたらいて鎮痛効果を発揮するペンタゾシンには、フェンタニルの作用部位であるオピオイドμ受容体を弱く阻害するという特徴があります(図11 p.156)。

▶ **NSAIDsは腎機能、アセトアミノフェンは肝機能を障害する危険がある**

NSAIDsは、本来、腎の輸入・輸出細動脈を

図10　鎮痛薬の作用部位

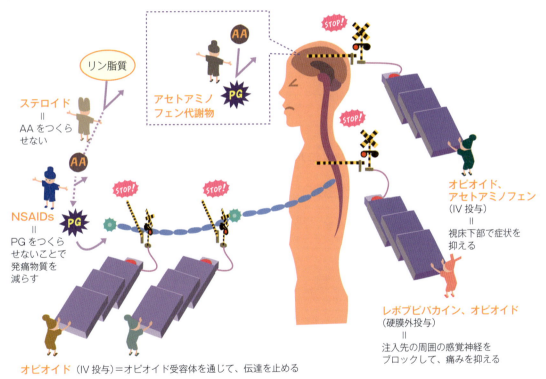

- ステロイドやNSAIDsは、神経に「痛み刺激を伝える物質をつくらせない」ように作用して痛みを抑える
- オピオイド鎮痛薬(麻薬など)は、オピオイド受容体を介して「痛みの神経伝達を抑える」ようにはたらく
- 局所麻酔薬(硬膜外に使用するロピバカインやレボブピバカインなど)は、神経の電気伝達の要であるNa+の流入を止めて「電気刺激が伝わらない」ようにはたらく(I群抗不整脈薬と同じ)。
- アセトアミノフェンの作用機序は明確ではないが、脳・中枢神経系で痛み・発熱を抑えるとされている

硬膜外麻酔は、薬剤が注入された周囲の神経支配領域でしか、鎮痛作用も副作用も現さない

拡張させていたプロスタグランジンも阻害してしまいます。そのため、腎機能障害が悪化する可能性があることから、使用を控えたほうがよいでしょう。

また、アセトアミノフェンには、副作用として重篤な肝障害が報告されています。そのため、使用時には、肝機能データの確認は必須です。

POINT 3
鎮痛薬を適切に使いつつ、心理・社会的苦痛にも配慮する

▶オピオイド鎮痛薬使用時は、消化器症状に配慮する

モルヒネやフェンタニルを投与している場合、消化管運動の抑制による便秘や、中枢性または消化管運動抑制からの嘔気・嘔吐が現れることがあります。そのため、消化管刺激薬や制吐薬を使用しつつ、原因となる鎮痛薬の使用量が減らせないかを考えます。

また、点滴や内服でのNSAIDsやアセトアミノフェンの併用を、痛みが強くなるタイミングの前に使用するといった工夫も大切です。

▶「心理・社会的な苦痛」を軽んじてはいけない

患者が抱えているのは、必ずしも身体的な痛みだけではありません。緊急入院・手術となった患者には「このまま死んでしまうのでは」「元の生活に戻れるだろうか」「家のことはどうしよう」「入院費が払えないかもしれない」「大事な仕事があるのに」といった心理的・社会的な苦痛も生じています。

家族や看護師・多職種スタッフのはたらきかけによって不安が軽減したら、それまでフェンタニルを極量まで増量しても取れなかった痛みがとれ、鎮痛薬が減量できたり、リハビリテーションが進んだりということはまれではありません。

図11　競合拮抗のしくみ（フェンタニルとブプレノルフィンの場合）

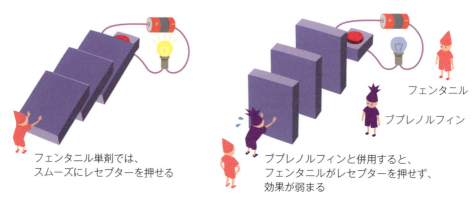

フェンタニル単剤では、スムーズにレセプターを押せる

ブプレノルフィンと併用すると、フェンタニルがレセプターを押せず、効果が弱まる

フェンタニル
ブプレノルフィン

- フェンタニルはフルアゴニスト（しっかり作用するアゴニスト）、ブプレノルフィンはパーシャルアゴニスト（作用が弱いアゴニスト）である
- この2剤を併用すると、力の弱いブプレノルフィンがフェンタニルの邪魔をしてしまい、フェンタニルを単剤で投与したときよりも、弱い効果しか得られない

パーシャルアゴニストは…
- 内因性アゴニストがないときは「作動薬」
- 内因性アゴニストが多いときは「拮抗薬」（競合的アンタゴニスト）
- 内因性アゴニストが増えれば効果は戻る

観察ポイントとケア③

抗凝固薬は、主としてDICの対症療法として用いる

POINT 1
抗凝固薬は主に「DIC」「血栓予防」のために用いられる

凝固異常に対して用いられる抗凝固薬の種類も増えてきました。

ICUでみられる代表的な凝固異常はDIC（disseminated intravascular coagulation：播種性血管内凝固）でしょう。DICは、全身性の炎症反応から凝固が進み、血管内で微小血栓がつくられた結果、多臓器障害が進んだ状態です。血管内の血栓が「つくられては溶かされる」ことを繰り返すことから、材料をどんどんむだ遣いしてしまい、最後には必要なときに凝血できなくなり、出血傾向も示す病態です（図12）。

また、抗凝固薬は、心房細動・粗動による心内血栓予防にも用いられます。

その他、透析などの腎代替療法（RRT［renal replacement therapy］、CRRT［continuous RRT］）や、ECMO（extra-corporeal membrane oxygenation）などの回路内凝血を予防するためにも、抗凝固薬が使用されます。

POINT 2
DICに対する抗凝固薬の使用には、強いエビデンスがない

DICの対症療法として行われるのは、微少血栓がつくられないように抗凝固薬を使用し、使われてしまったぶんの材料を補充することです。しかし、この治療法には、あまり強いエビデンスはないのが実情です。

DIC治療に用いられる抗凝固薬を表3 p.158 にまとめます。

図12　DICの概要

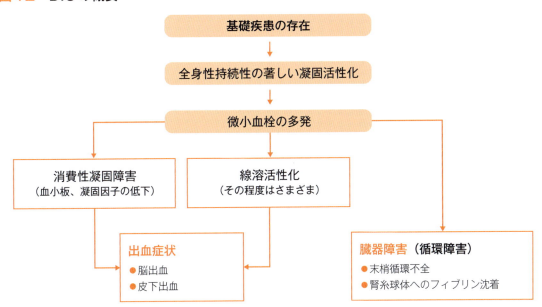

表3　DIC治療に用いられる抗凝固薬

未分化ヘパリン	● ヘパリンは、アンチトロンビンと結合してアンチトロンビンの作用を増強する。抗凝固作用は、作用が強化されたアンチトロンビンが、凝固因子のトロンビン・XIa・Xa・IXa・プラスミンを阻害することで生じる 血管内皮細胞／一次血栓／血小板／活性血小板などに付着し、XII因子活性化／内皮細胞から組織トロンボプラスチン（TF：組織因子）を細胞外へ放出 XII → XIIa XI → XIa IX → IXa VIIa ← VII 内因系／外因系 X → Xa トロンビン ← プロトロンビン → 変化　→ 活性化 二次血栓／フィブリン ← フィブリノーゲン ● DICに対しては「現状をふまえて使用してもよい」程度の推奨度である ● 投与時は「ATPP値：正常値の1.5〜2倍程度」を目標にする ● 強く効きすぎてしまった場合は、拮抗薬としてプロタミンを使用する
低分子ヘパリン （ダルテパリン：フラグミン®）	● 未分化ヘパリンより出血症状・臓器症状を改善し、安全性が高いとされる ● ただし、DICに対するエビデンスは、それほど高くない
ガベキサート （エフオーワイ®） ナファモスタット （フサン®）	● ATIIIがなくてもトロンビン・Xa因子に作用し、抗凝固作用を発現させる ● 投与時は「ACT」をモニタリングする（半減期がどちらも1分程度と短い） ● 点滴漏れが生じると強い炎症・壊死を起こすため、CVCなどから投与するほうが安全
アンチトロンビン製剤 （ノイアート®）	● アンチトロンビンは、生体内に存在する抗凝固因子で、トロンビン・Xa因子を阻害する（肝臓でつくられるため肝機能障害があるときにも低下する） ● DICに対して賛否はあるものの、上記の薬剤より推奨度は高め ● ヘパリンと併用すると抗凝固作用が強く出る可能性があることに注意する
トロンボモデュリン製剤 （リコモジュリン®）	● トロンボモデュリンは、血管内皮細胞に存在する。トロンビンと結合すると凝固促進能が失われ、さらにプロテインCを活性化させてVa・VIIIaを不活化することで効果を発現させる ● 比較的新しい薬剤だが、敗血症性DICにおいて、よい結果が多いとされる
輸血 （FFP、PC）	● 基本的に推奨されてはいないが、症状がある場合には投与が考慮される 　・FFP：APTTが正常の2倍以上またはPT-INRが2倍以上 　・PC：血小板5万/μL以下をめやすに、活動性出血があるときや侵襲的処置を行う場合 ● 線溶抑制型DIC（敗血症性DICなど）、微少血栓が次々につくられる場合、血小板を投与すると微少血栓による臓器障害が助長される危険性があるため、安易な投与はできない

あわせて知りたい！

多くの薬剤を限られたルートで投与するための工夫

- 重症になるほど使用薬剤が増えるが、留置できるルートの本数は限られている。CVCやバスキュラーアクセスカテーテル、末梢静脈ラインを含めても6〜8本が限界だろう。
- 感染の危険性を考えれば、不要なカテーテルはすみやかに抜去することが求められる。そのため、どの薬剤を組み合わせて同一ルートから投与するか、末梢ラインか中心静脈ラインのどちらが必要かを考え、効率的に投与することが求められる。ポイントを表に示す。

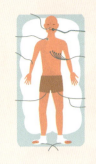

表　「同一ルートから投与できるか」検討のポイント

同一ルートからの配合変化や薬効低下がないか	● 薬剤は、その成分が保管中も安定するようなpHに調整されているため、他の薬剤と混ぜて安定性が失われると、白濁したり、効果が落ちたりする（pHが7から離れた薬剤ほどその性質が出やすい） ● 病棟薬剤師に確認し、信頼できる書籍などで確認することが大切である ● 長時間の混和で性質変化が出る組み合わせの場合は、患者に近い三方活栓の側管から投与すると、比較的安定して投与することができる
ボーラス投与をする可能性があるか	● 組み合わせを考える薬剤のなかに「ボーラス投与する薬剤があるか」を考えなければならない ● ボーラス投与して流れるのは、そのルートに接続されている薬剤すべてであるため、側管からIV（静脈内注射）やDIV（点滴注射）する場合も同様である ● 数mL/時で管理される薬剤（循環器薬など）のルートと、ボーラス投与する薬剤（持続鎮痛薬や鎮静薬）は、分けたほうがよいだろう
中心静脈か、末梢静脈か	●「漏れては困る薬剤」は中心静脈を選択するのが原則である ● ナファモスタット、ガベキサート、フェニトインなどは組織障害性が強いため、注意が必要である ● 末梢静脈投与では血管痛・血管炎を起こす薬剤（浸透圧比が2を超える輸液、電解質補正輸液、プロポフォール、ニカルジピンなど）も中心静脈を選択する ● オピオイドなどは末梢静脈ラインでも問題ないが、漏れても痛みが生じにくいので発見が遅れないよう観察する必要がある
終了時にも気を抜かない	● 薬剤が不要になってルートが空いたら、生食やヘパリン加生食でフラッシュし、ルートキープすることが多い ● フラッシュ時には、ルート内に残った薬剤が一気に血管内に入るため、作用が強い薬剤は逆血させてからフラッシュする。「逆血できない」からといってそのままにすることは、カテーテル内で血液が凝結し、感染源となるので極力避ける ● 逆血できない場合、すみやかに終了しなくてもよいなら、同流速で生理食塩液を数mL流してからフラッシュすると、強い薬効の出現を回避できる

【文献】
1) 田中千賀子, 加藤隆一 編：New薬理学 改訂第6版. 南江堂, 東京, 2011：4-16, 255-264, 362-371, 389-394, 416-419.
2) 吉村望 監修：標準麻酔科学 改訂第4版. 医学書院, 東京, 2005：55-60, 164-172.
3) 鍋島俊隆：オピオイド受容体のサブタイプとその特性. 緩和医療学 2009；11（2）：53.
4) 笠井慎也, 池田和隆：オピオイド受容体〜ミューオピオイド受容体の機能を中心に〜. 日薬理誌 2007；130（3）：235.
5) 土肥敏博, 井川雅子：アセトアミノフェンの作用機序. 歯界展望 2013；121（4）：762.
6) 小橋大輔, 小倉崇以：意見の分かれる治療法はどう考えるDICはどう診断・治療したらいい. レジデントノート 2015；17（12）：2273.
7) 相引眞幸, 馬越健介, 菊池聡 他：日本版敗血症診療ガイドラインの評価 日本版敗血症診療ガイドラインにおけるDIC（Disseminated Intravascular Coagulation）治療. 日腹部救急医会誌 2014；34（4）：801.
8) 丸藤哲, 和田剛志, 小野雄一 他：Septic DICの病態とImmunothrombosis. ICUとCCU 2016；40（3）：171.
9) 小川道雄：知っておきたい新侵襲キーワード. メジカルセンス, 東京, 2004.
10) 各薬剤インタビューフォーム.

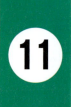

11 感染管理

赤間幸江

基礎知識

ICU入室患者に感染が生じると、生命の危機に直結しうる

ICUでは ESKAPEによる感染症が多い

一般細菌は、グラム染色の結果（紫色に染まるグラム陽性菌、赤色に染まるグラム陰性菌、抗酸菌）、または、形態（球状の球菌と、棒状の桿菌）によって分類されます（**表1**）。ほとんどの細菌は、グラム陽性球菌またはグラム陰性桿菌に属します。

一般細菌のうち、ICUで検出されやすいのは、腸球菌属（**E**nterococcus）、ブドウ球菌属（**S**taphylococcus）、クレブシェラ属（**K**lebsiella）、アシネトバクター（**A**cinetobacter baumannii）、緑膿菌（**P**seudomonas aeruginosa）、エンテロバクター科（**E**nterobacter）です。これら6菌種は、英語の頭文字をとってESKAPEと呼ばれています[1]（**図1**）。

どの菌も、乾燥した環境で長期間生存でき、身近な菌です。これらの菌に対しては、標準予防策で対処します。

▶ **ICUでも標準予防策は必須**

標準予防策は、スタンダードプリコーションともいわれます。すべての患者に行う感染予防策で、医療関連感染対策の国際基準ともいえる概念です。

表1 一般細菌におけるESKAPEの位置づけ（色字がESKAPE）

	桿菌		球菌	
グラム陽性菌	紫色に染まる棒状の菌	セレウス菌	紫色に染まる球状の菌	腸球菌属 ブドウ球菌属
グラム陰性菌	赤色に染まる棒状の菌	クレブシェラ属 アシネトバクター 緑膿菌 エンテロバクター科	赤色に染まる球状の菌	髄膜炎菌
抗酸菌		結核菌		

図1 ESKAPEの特徴

腸球菌属 Enterococcus
- どのような人の腸管にも、普通にいる菌
- 腸管外（腹腔や腎・尿路など）に出ると、悪さをする
- 乾燥環境でも数日〜数か月生存

ブドウ球菌属 Staphylococcus
- どのようなところにでもいる菌
- 人の皮膚にくっつきやすい
- 乾燥環境でも数日〜数か月生存

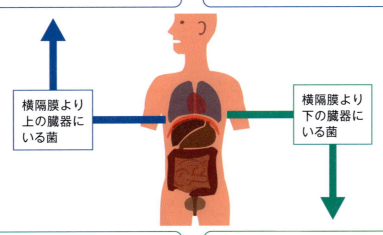

横隔膜より上の臓器にいる菌

横隔膜より下の臓器にいる菌

クレブシェラ属 Klebsiella
- どのような人の腸管にも、普通にいる菌
- 腸管外（腹腔や腎・尿路など）に出ると、悪さをする
- 乾燥環境でも数日〜数か月生存

アシネトバクター Acinetobacter baumannii
- 水回りにいる菌
- 乾燥環境でも数日〜数か月生存

緑膿菌 Pseudomonas aeruginosa
- 水回りにいる菌
- ちょっとしつこい性格なので治療に難渋することがある
- 乾燥環境でも数週間生存

エンテロバクター科 Enterobacter
- どのような人の腸管にも普通にいる菌
- 腸管外（腹腔や腎・尿路など）に出ると悪さをする
- 乾燥環境でも数日〜数か月生存

ICUでみられる「ESKAPE」には、標準予防策で対応

POINT 2
ICUには敗血症患者が少なくない p.8

　敗血症の患者は、全身に血液感染を起こし、体の中は戦っている状態にあります。

　感染が生じると、まず、手足の血管は拡張し、全身へ血液や酸素をうまく運べない状態になります。その状態だと、一回の心拍出量では十分に全身に血液や酸素を送れないため、体は、心拍数や呼吸数を増加させて免疫機能を高めようと無理を重ねます。つまり、敗血症の患者は、全身の感染によって循環不全の状態にある、ということです。

　そこへ、さらなる感染が生じると、体の各臓器が限界を超えてヘトヘトの状態（ショック）となってしまいます（図2）。

　だからこそ、さらなる感染を起こさないような注意が必要となるのです。

図2　敗血症患者の体内で生じていること

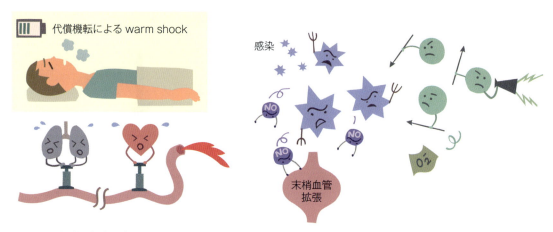

- 代謝・免疫反応だけでは炎症を抑えられなくなると、循環・呼吸を動員して状態を保とうとする
- 感染によって生じたNO（一酸化窒素）などによって末梢血管が拡張するため、高循環動態となる

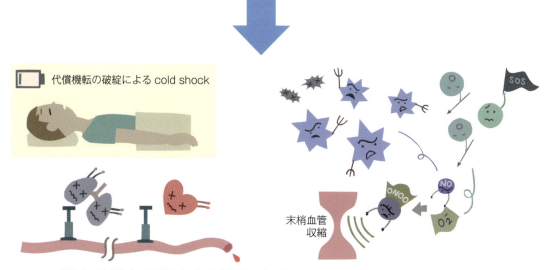

- 限界まで心拍数や呼吸数を上げても状態が改善せず、全身臓器の限界を超えると、ショックに陥る
- 末梢血管は、過酸化亜硝酸（一酸化窒素が変化したもの：ONOO）によって急速に収縮へと向かう

POINT 3
ICUでは医療者の手指が感染経路となることが多い

標準予防策では、すべての患者の、①血液、②汗以外のすべての体液・分泌物・排泄物、③皮膚・粘膜を「感染性がある(病原体がいる)かもしれないもの」として扱います(図3)。

そのため、すべての患者の①〜③を扱うとき(または触れる可能性があるとき)などには、手袋やマスクをつけるなどの対応を行います。感染症の有無で判断せず、すべての人に標準予防策を行うのがポイントです。

▶ 手指衛生

ICUの場合、医療者の手指が患者に接触する機会が特に多いです。つまり、ICUでは医療者の手指が感染経路になりやすいのです。擦式アルコール製剤を用いて、図4 p.164 に示す5つのタイミングで手指衛生を実施します[2]。

人は「手」を使いこなす生物です。そのため「手」には汚れや病原体がつきやすく、手指衛生が行われなければ「手」を介して病原体を運んでしまうことになります。

手指衛生の役割は、医療者自身を病原体から守ることと、手指を介して病原体の伝播・拡散を防ぐことであり、感染症を広めてしまわないための重要な技術・方法といえます。

手指衛生は、目に見える汚れがあるときに行う石鹸と流水による手洗いと、目に見える汚れがないときに行う擦式アルコール製剤による手指消毒の2種類があります。洗い残ししやすい部位を意識して手指衛生を行い、効果を高めます(図5 p.164)。

図3 「感染性あり」ととらえるべきもの

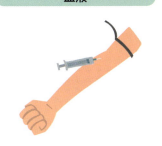
血液

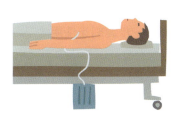
汗以外のすべての体液
胸水、涙、母乳など

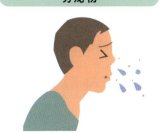
分泌物
鼻汁、唾液など

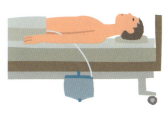
排泄物
尿、便など

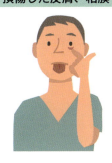
損傷した皮膚、粘膜

これらに触れる(可能性がある)ときは、その患者が感染症かどうかにかかわらず、手袋・マスクを装着する

図4　手指衛生の5つのタイミング

❶ 患者に触れる前
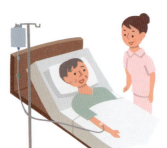

❷ 清潔／無菌操作の前
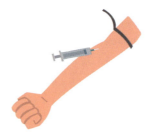

❸ 体液に曝露された可能性のある場合
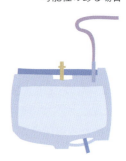

❹ 患者に触れた後
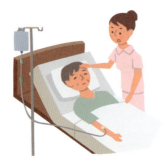

❺ 患者周辺の物品に触れた後
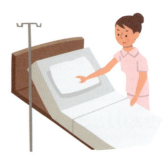

図5　手指衛生の方法（擦式アルコール製剤を使用する場合）

❶ 規定量の消毒薬を片手にとる
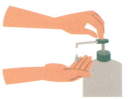

❷ 指先を薬液に浸す（反対側も）
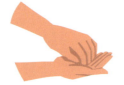

❸ 手指表面にくまなく広げる
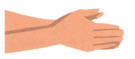

❹ 指を交差させて指間に擦り込む
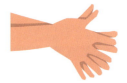

❺ 手背に擦り込む（両手）
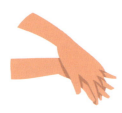

❻ 母指をねじるように擦り込む（両手）
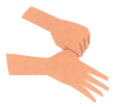

❼ 手首に擦り込む（両手）
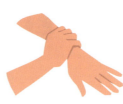

洗い残ししやすい部位
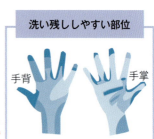
手背　　手掌

▶個人防護具（PPE）

　個人防護具（PPE：personal protective equipment）は、汚染から医療者自身を守り、他の患者へ病原体を広めないように使用する、マスク・エプロン・手袋・ゴーグルなどを指します（図6）。

　個人防護具は、シングルユース（1回使用したら使い捨て）が基本です。

　PPEは、実施するケアによって「どの部位が汚染される可能性があるか」を考えて選択します。気管吸引を例にとって考えてみましょう。

　気管吸引では、患者の呼吸器分泌物が飛散してエアロゾル化する（空気中に浮遊する固体や液体の粒子になる）ことも考えられます。そのため、マスク、手袋、ガウンやエプロンに加え、ゴーグルやフェイスシールドを着用します。

図6　個人防護具の種類

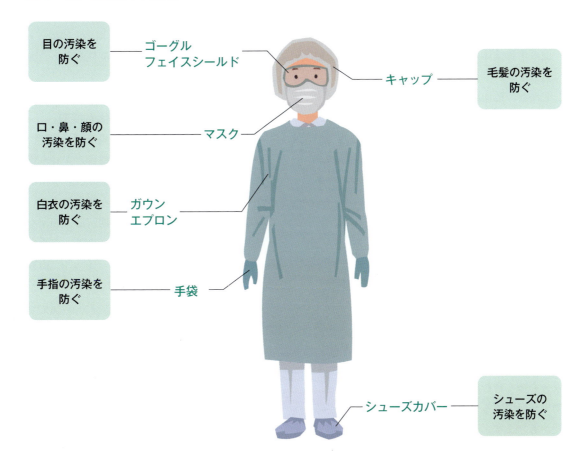

「どこが汚染されるのか（感染経路となりうるのか）」を考えて個人防護具を選択する

血液培養の検体は、抗菌薬投与前に2セット以上採取する

▶血液培養は感染症の診断に不可欠

敗血症に陥った場合、感染に対して抗菌薬を使用します。なぜなら、菌血症(血流に細菌が認められる状態)を合併している可能性が高いためです。抗菌薬の投与を開始する前に、原因菌を調べる目的で血液培養(図7)を行います[3]。

①原則として検体採取は「抗菌薬投与前」に行う

血液培養検体の採取は、抗菌薬の投与開始前に行います。

しかし、敗血症では、適切な抗菌薬投与とすみやかな治療開始(診断後1時間以内の投与)が患者の予後に関連するといわれています[4]。そのため、培養検体の採取のために治療開始が遅れることがないように注意する必要があります。

▶検体採取時の注意点
①十分な消毒

血液培養検体の採取は、手洗いと滅菌手袋を着用したうえで行います。

皮膚を十分に消毒してから穿刺することも重要です。アルコールで清拭してから、クロルヘキシジンやポビドンヨードのようなアルコール成分を多く含む消毒薬を用いて穿刺部を消毒し、効果が発現するまで待ってから、穿刺を行う必要があります。

クロルヘキシジン(日本では0.5%クロルヘキシジンが主流)は消毒後30秒経過してから、ポビドンヨード(10%ポビドンヨード)は消毒後2分間経過してから穿刺します。

②セット数が重要

血液培養の検体は、2セット以上採取することが重要とされています。1セットしか採取し

ていない場合だと、菌血症(陽性率が低い)を検出できない場合があるためです。

提出するセット数が増えるほど検出率が高くなります。CockerillらやLeeらの研究では、最初の1セット目では感度65.1～73.1%だったものが、2セット目では感度80.4～89.7%、3セット目では感度95.7～98.2%まで高くなると報告されています。

検出された菌が、汚染菌なのか真の起炎菌(原因の菌)なのかを判断するためにも、セット数は重要です。なお、2016年に発表された『日本版敗血症診療ガイドライン2016』では、全自動血液培養検査装置を用いた場合、2セットでは十分な感度を得られない可能性があることが指摘されています。

▶必要時には、血液以外の検体も採取
①中心静脈カテーテル血流感染を疑う場合

中心静脈カテーテル関連血流感染症を疑う場合には、血液培養のうち、1セットはカテーテルから、もう1セットは末梢から採取します。なぜなら、局所の感染徴候や長期留置、頻繁な活栓使用などを行っていた場合、カテーテルから検体採取すると、コンタミネーション(汚染菌)のリスクが上昇するためです。また、カテーテルを抜去した場合には、カテーテル先端から採取した検体を定量的培養検査に提出します。

②髄膜炎を疑う場合

頭蓋内圧亢進症状(意識障害、瞳孔不同、対光反射の減弱・消失、呼吸の変化、血圧の上昇、脈圧の増大など)が出現していないことを確認した後、髄液採取を行います。

③肺炎を疑う場合

気管支鏡下または気管支肺胞洗浄液(bronchoalveolar lavage fluid: BALF)の採取が必要です。

ただし、抗菌薬の先行投与前であれば、通常の気道分泌物検体で代用することもあります。

図7　血液培養検体の取り方

❶ 検査内容を指示書と照合する
- 適切な検体容器が準備されているか確認する
- 培養ボトルと検査ラベル、指示書を確認する

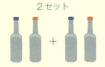

嫌気ボトル（赤）、好気ボトル（青）

▼

❷ 手指衛生を行い、必要物品を持って訪室する
- できれば2名で行う（滅菌手袋をするため）
- 針刺し事故を予防する

▼

❸ 施設の基準に従い、複数方法で患者確認を行う
- 医師から説明を受けたことを確認したら、患者に目的を説明し、同意を得る
- リストバンドと検体ラベルを照合し、指差し・声出し確認後、培養ボトルに検体ラベルを貼る

▼

❹ 手指衛生を行い、使い捨て手袋を装着する
- 血液・体液への偶発的な曝露を防ぐ必要がある
- 微生物の伝播を予防する

▼

❺ 培養ボトルのキャップを外し、ゴム栓の表面を消毒用アルコール綿で消毒し、乾燥させる 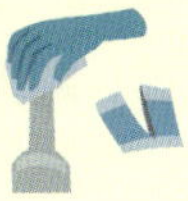
- ポビドンヨードによる消毒は必須とされていない（ゴム栓上の雑菌を除去する）

▼

❻ 採血部位を選択し、採血しやすい体位をとる
- 基本的に静脈採血で検体を採取する（留置カテーテルから採取した検体では、約2倍の汚染菌が検出されるため）
- 通常は肘正中静脈で行う（シャント側、麻痺側、乳房切除側の腕は避ける）

❼ 採血部位を確定する
- 駆血帯で採血部位の5〜10cm上部を縛り、母指を中に入れて手を握ってもらい、採血部位を確定する

▼

❽ 一度駆血帯を外し、穿刺部位を消毒する
- 消毒用アルコール綿→ポビドンヨード付綿棒の順で、中心から外側に円を描くように消毒する
- ポビドンヨード塗布後は、2分以上乾燥させる

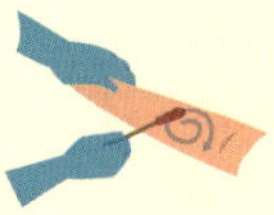

▼

❾ 使い捨て手袋を外し、手指衛生を行った後、滅菌手袋を装着する

▼

❿ 注射針とシリンジを清潔に接続し、消毒部位以外に触れないように採血する
- 介助者から、注射針とシリンジを無菌操作で受け取ったら、「手順❼」と同様にして駆血する
- 駆血は1分以内にする（駆血時間の延長は、静脈血うっ滞による静脈血管壁の過剰拡張や血液成分変化をもたらす。駆血が強すぎると動脈血流を妨げる）
- 必要な採血量（通常1ボトル当たり約10mL）を吸引したら、手を開いてもらい駆血帯を外す（量が少ないと正確な検査結果が得られないため注意する）

▼

⓫ 培養ボトルへの血液注入と、圧迫止血を行う
- 実施者：注射針を抜き、採取した血液をすみやかに清潔に各培養ボトルに約10mLずつ注入。その後、注射針とシリンジは分離せず、針捨て容器に捨てる
- 介助者：刺入部を消毒用アルコール綿で圧迫止血する（実施者1名では刺入部の適切な圧迫が難しい）

▼

⓬ 2セット以上採取する場合は、採血部位を変えて再度❺〜⓫を繰り返す
- 2セット以上採取することで陽性検出率を高める
- 2回目までの穿刺時間を15分以上あけず、直後に2回目の採血をしてもかまわないとされている

観察ポイントとケア①

感染に関連する重症病態「敗血症」を理解する

POINT 1
敗血症のアセスメントには「SOFAスコア」を用いる

　敗血症は、これまで「全身症状を伴う感染症あるいはその疑い」（SSCG2012）と定義され、炎症反応を重要視していました。

　しかし、2016年に発表された新しい定義では「感染症に対する制御不能な宿主反応により引き起こされた生命を脅かす臓器障害」とされ、臓器障害を重視する考え方になりました（表2）。

　また、これまでは「敗血症＝SIRS＋感染症／重症敗血症＝敗血症＋臓器障害」とされていましたが、臓器障害を重視する新基準では、SIRS＋感染症（すなわち臓器障害を伴わない敗血症）という考え方、ならびに、重症敗血症という概念がなくなっています。

　定義の変更に伴い、診断基準も変わりました。従来のSIRS項目に代わり、SOFAスコア（sequential organ failure assessment）を用いることになったのです。

▶ICUでは「SOFAスコア」を用いて評価する

　SOFAスコアは、臓器障害の程度を評価する目的で作成された指標です。

　呼吸、凝固能、肝機能、循環・心血管系、中枢神経系、腎機能の6項目を、0〜4点の5段階で評価します（表3）。

　評価のタイミングは、一般的にICU入室時と、その後48時間ごととされています。

表2　敗血症の定義と診断基準

	SSCG日本語版2012（旧基準）	第45回米国集中治療医学会2016（新基準）
定義	「感染症の存在（推定もしくは実証）と、感染による全身症状を有する状態」 ● SIRS＋感染症＝敗血症 ● 敗血症＋臓器障害＝重症敗血症	「感染症による制御不能な宿主反応により引き起こされた生命を脅かす臓器障害」 ● SIRS＋感染症は敗血症から除外 ● 臓器障害があってはじめて敗血症
診断基準	**全身的指標** ● 発熱（＞38.3℃） ● 低体温（深部体温＜36℃） ● 心拍数（＞90／分または年齢の基準値より＞2SD：標準偏差） ● 頻呼吸 ● 精神状態の変化 ● 著明な浮腫または体液増加（24時間で＞20mL/kg） ● 非糖尿病患者の高血糖（血糖値＞140mg/dLまたは7.7mmol/L） **炎症反応の指標** ● 白血球増多 ● CRPなど	**ICU患者** ● 感染症が疑われ、SOFAスコアが2点以上増加 **非ICU患者（院外、ER、一般病棟）** ● qSOFAスコア2点以上で、スクリーニング陽性（つまり敗血症疑いとなる） 　→精査でSOFAスコアが2点以上ならば敗血症診断 **SIRS項目（全身的指標・炎症反応の指標）が廃止され、SOFAスコア・qSOFAスコアを使用**

▶ ICU以外では「qSOFAスコア」を用いて評価する

なお、ICU以外の一般病棟や救急、院外などの場面で用いる簡便なスコア「qSOFAスコア（quick SOFA）」も提示されました（表4）。

qSOFAスコアは、各項目1点で評価し、合計2点以上であれば集中治療が必要な敗血症を疑って、臓器障害の評価を行うことが推奨されています。

qSOFAスコアの評価には血液検査などが不要なので、ベッドサイドで判断できるのが特徴です。

表3 SOFAスコア

	スコア	0	1	2	3	4
意識	Glasgow Coma Scale	15	13〜14	10〜12	6〜9	<6
呼吸	PaO$_2$/FiO$_2$（mmHg）	≧400	<400	<300	<200および呼吸補助	<100および呼吸補助
循環		平均血圧≧70mmHg	平均血圧<70mmHg	ドパミン>5μg/kg/分あるいはドブタミンの併用	ドパミン5〜15μg/kg/分あるいはノルアドレナリン≦0.1μg/kg/分あるいはアドレナリン≦0.1μg/kg/分	ドパミン>15μg/kg/分あるいはノルアドレナリン>0.1μg/kg/分あるいはアドレナリン>0.1μg/kg/分
肝	血漿ビリルビン値（mg/dL）	<1.2	1.2〜1.9	2.0〜5.9	6.0〜11.9	≧12.0
腎	血漿クレアチニン値	<1.2	1.2〜1.9	2.0〜3.4	3.5〜4.9	≧5.0
	尿量				<500	<200
凝固	血小板数（×10^3/μL）	≧150	<150	<100	<50	<20

日本版敗血症診療ガイドライン2016作成特別委員会：日本版敗血症診療ガイドライン2016. http://www.jaam.jp/html/info/2016/pdf/J-SSCG2016_ver2.pdf［2018.2.7アクセス］．より転載

感染症が疑われ、ベースラインより2点の上昇があったら敗血症と診断

表4 qSOFAスコア

意識変容
呼吸数≧22回/分
収縮期血圧≦100mmHg

qSOFAスコア2点以上の場合は、敗血症を疑ってSOFAスコアによる精査を行う

日本版敗血症診療ガイドライン2016作成特別委員会：日本版敗血症診療ガイドライン2016. http://www.jaam.jp/html/info/2016/pdf/J-SSCG2016_ver2.pdf［2018.2.7アクセス］．より転載

あわせて知りたい！

SOFAスコアをみるときに知っておきたい知識

① PaO$_2$/FiO$_2$（動脈酸素分圧／吸入酸素濃度）
- P/F比、酸素化係数とも呼ばれる。
- ALI（acute lung injury：急性肺損傷）やARDS（acute respiratory distress syndrome：急性呼吸窮迫症候群）の判断指標とされる。

②平均血圧（MAP）
- 「拡張期血圧＋（収縮期血圧－拡張期血圧）÷3」で計算する。
- 動脈硬化の評価指標の1つである。

③γ（μg/kg/分）
- 体重1kg当たり1分間に1μgの薬剤が入る投与スピード。

  1［γ］＝1［μg/kg/分］
  　　　＝0.001［mg/kg/分］
  　　　＝0.001×体重［mg/分］
  　　　＝0.001×体重×60［mg/時］
  　　　＝0.06×体重［mg/時］

  > つまり…
  > 体重50kgなら 1γ＝0.06×50＝3［mg/時］
  > 体重70kgなら 1γ＝4.2［mg/時］
  > 　　　　　　　　　　　　　　　となる

④ GCS（Glasgow Coma Scale）
- グラスゴー・コーマ・スケール。
- 「開眼」「最良言語反応」「最良運動反応」の3側面の総和で意識レベルを評価する方法。

⑤カテコラミン（ドパミン、アドレナリン、ノルアドレナリン）の使い分け（図）
- ドパミン：β$_1$作用による強い強心作用がある。用量によって作用が異なる。
  - 低用量（2～4γ）：腎動脈拡張により利尿作用が期待できる。心収縮力は少ししかない。
  - 中等量（≧5γ）：α・β$_1$作用により末梢血管収縮と心収縮増大が生じ血圧が上昇する。
- アドレナリン：強力なα・β$_1$作用による末梢動脈収縮と冠動脈拡張作用がある。β$_2$作用による気管支拡張作用もあるため、喘息発作にも用いられる。
- ノルアドレナリン：強力なα・β$_1$作用で血圧を上げる作用がある。末梢血管を拡張させるショック（敗血症ショックなど）に有効である。

図　カテコラミン受容体とそのはたらき

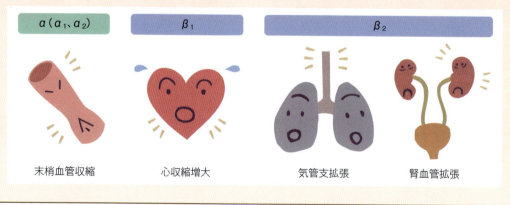

α（α$_1$、α$_2$）	β$_1$	β$_2$	
末梢血管収縮	心収縮増大	気管支拡張	腎血管拡張

POINT 2
ライン類を介した感染（CRBSI・CAUTI・VAP）を防ぐ

▶ 発熱があったら「ライン類」を確認

　ICUでは、医療者の手指が感染経路になりやすいのが特徴です p.163。つまり、手指衛生が徹底されていない場合、患者に挿入されているライン類を通じて、さらなる感染が生じる危険がある、ということです。

　発熱している患者を見たら、まずライン類が挿入されている箇所を確認し、関連する感染症をチェックします（図8）。

　特に、敗血症の患者は、すでに全身の感染を起こして循環不全の状態にあります。そこへさらなる感染を起こさないよう、格別の注意が必要となります。

図8　ライン類に関連した感染症

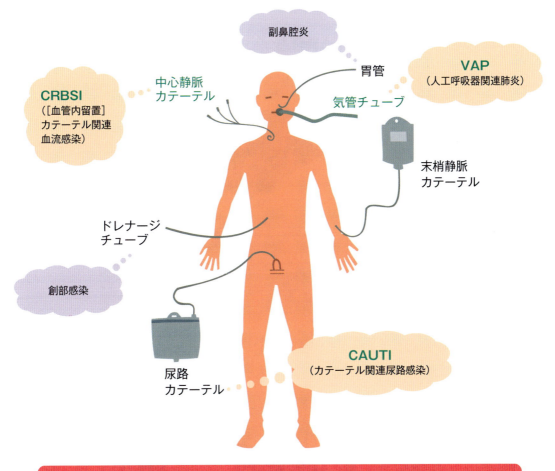

ライン類にかかわるケア・処置を行う際には、
手指衛生と接続部位・挿入部位の清潔管理を徹底し、適切に実施する

▶CRBSI（カテーテル関連血流感染）

血管内留置カテーテル（中心静脈カテーテル、末梢静脈カテーテル、動脈圧ライン）に起因する血流感染のことを、（血管内留置）カテーテル関連血流感染（catheter re lated bloodstream infection：CRBSI）といいます。

原因菌は、ブドウ球菌、グラム陰性桿菌（緑膿菌、セラチア、アシネトバクター、シトロバクター、エンテロバクター）です。

①微生物の侵入経路は「接続部」「挿入部」

血流感染の原因となるのは、患者の皮膚の細菌叢、医療者の手指、輸液ライン接続部の汚染、輸液の汚染などです（図9）。つまり、カテーテルの挿入部・接続部位の清潔保持、薬液管理が適切に行われていないと、CRBSIに移行する危険がある、ということです。

私たち医療者には、毎日、挿入部の状態、ドレッシングの固定状態、固定部位のかぶれの有無を綿密に観察し、記録に残すことが求められています。

もちろん、点滴作成時・交換時には、手指衛生や手袋装着など標準予防策をしっかり行うといった防止技術の習得も大切です。

図9　CRBSIの原因：微生物の侵入経路

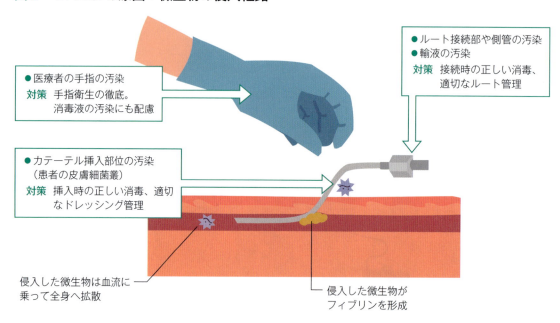

- 医療者の手指の汚染
  - 対策　手指衛生の徹底。消毒液の汚染にも配慮
- カテーテル挿入部位の汚染（患者の皮膚細菌叢）
  - 対策　挿入時の正しい消毒、適切なドレッシング管理
- ルート接続部や側管の汚染
- 輸液の汚染
  - 対策　接続時の正しい消毒、適切なルート管理

侵入した微生物は血流に乗って全身へ拡散

侵入した微生物がフィブリンを形成

あわせて知りたい！

CRBSI：観察ポイント
- 挿入部の状態
- ドレッシングの固定状態、かぶれの有無
- その他、発熱を中心としたバイタルサインにも注意

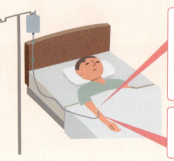

挿入部位の
- 発赤　● 痛み
- 腫脹　● 紅斑
- 排膿

といった異常がないか確認を行う

入れ替え時期検討のため、ドレッシング材に留置した日付を記載する

▶CAUTI（カテーテル関連尿路感染）

尿道カテーテルに起因する尿路感染のことを、カテーテル関連尿路感染（catheter associated urinary tract infection：CAUTI）といいます。

原因菌は、大腸菌やカンジダです。

①微生物は「接続部や採尿バッグ」「カテーテル外表面」から侵入

一般的には、症状や徴候と併せて、尿道カテーテルのサンプリングポートから無菌的に採取した尿中に$10^2 \sim 10^3$cfu/mL[*1]より多くの細菌が検出された場合、CAUTIとされます。

感染経路は、以下の2種類に分かれます（図10）。

- 管外性経路：尿道カテーテル挿入時に病原体が侵入する場合や、会陰周囲の病原体が尿道カテーテル外表面の隙間から上昇する場合
- 管内性経路：尿道カテーテル接続部で閉鎖状況の破綻・開放が生じた場合や、採尿バッグ尿の汚染が原因となる場合

図10　CAUTIの原因：微生物の侵入経路

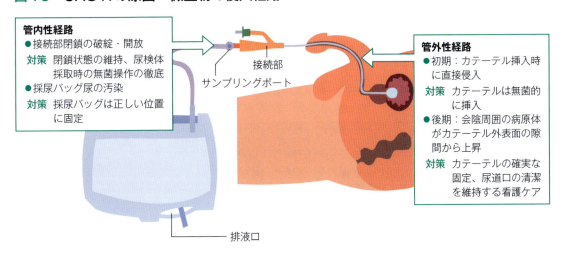

管内性経路
- 接続部閉鎖の破綻・開放
  - 対策　閉鎖状態の維持、尿検体採取時の無菌操作の徹底
- 採尿バッグ尿の汚染
  - 対策　採尿バッグは正しい位置に固定

管外性経路
- 初期：カテーテル挿入時に直接侵入
  - 対策　カテーテルは無菌的に挿入
- 後期：会陰周囲の病原体がカテーテル外表面の隙間から上昇
  - 対策　カテーテルの確実な固定、尿道口の清潔を維持する看護ケア

尿道カテーテルは可能な限り早期に抜去するのが鉄則

あわせて知りたい！

CAUTI：ケアのポイント
- 尿道カテーテルは無菌操作で挿入し、確実に固定する。
- 尿道口の清潔を維持する。
- 尿検体は、サンプリングポートを消毒後、無菌操作で採取し、連結部を開放しない。
- 採尿バッグは、尿の流れを妨げない位置（膀胱より低いが、床につかない位置）にかける。

[*1] cfu/mL（colonay forming unit/mL）：菌量の単位。1mL中に、菌が何個存在するかを表す。

▶VAP（人工呼吸器関連肺炎）

人工呼吸器関連肺炎（ventilator associated pneumonia：VAP）は「気管挿管・人工呼吸開始後48時間以降に新たに発生した肺炎」のことです。気管挿管されていること、および、人工呼吸開始前に肺炎のないことが条件です。

VAPは、院内肺炎の約半分を占めており、人工呼吸器装着患者の約9～27％に発生します[5,6]。VAPが発生すると、死亡率の上昇、人工呼吸期間の延長、ICU滞在日数の延長、ICU退室後の入院期間の延長などの悪影響が生じます。

VAPは、発症時期によって以下の2種類に分類されます（図11）。

- 早期VAP（early-onset VAP）：人工呼吸開始後4日以内に発生するもの。
- 晩期VAP（late-onset VAP）：人工呼吸開始後5日以降に発症するもの。

①微生物の侵入経路には「回路内」も「回路外」もある

VAPの感染経路を図12に示します。ほとんどの場合は「口腔・鼻腔・咽頭に定着した細菌が気管内へ流入」したことでVAPが生じているとされています。

臨床では、胸部X線写真上での新たな浸潤影の出現、発熱、炎症反応、膿性気道分泌物がみ

図11　早期VAPと晩期VAP：起炎菌の違い

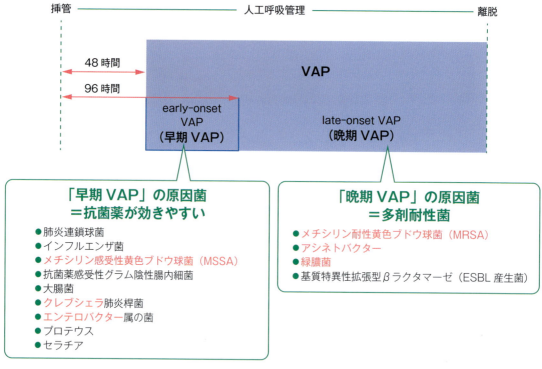

色文字＝「ESKAPE」に属するもの

Hunter JD. Ventilator associated pneumonia. *BMJ* 2012；344：e3325.

られたら、VAPと判断されます。

　人工呼吸器を装着している患者は、気管チューブによって声門の閉鎖が阻害されているため分泌物が垂れ込みやすいことや、鎮静により咳反射が抑制されているため誤嚥しやすいことが、VAP発生に影響しています。そのため、仰臥位で管理しないこと、禁忌でないかぎり頭位を上げること（30度ヘッドアップ）が推奨されます。

　ただし、VAP発症リスクの因子は、上記だけではありません。そのため、予防策を1つひとつ行うよりも、いくつかの方策をひとまとめにして対策を行うこと（＝バンドルアプローチ）が推奨されています（表5）[8]。

図12　VAPの原因：微生物の侵入経路

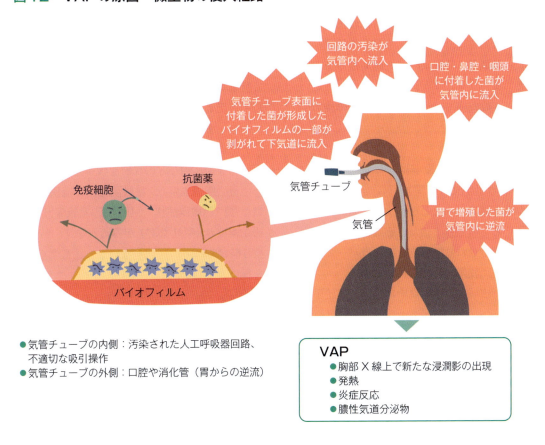

- 気管チューブの内側：汚染された人工呼吸器回路、不適切な吸引操作
- 気管チューブの外側：口腔や消化管（胃からの逆流）

表5　人工呼吸関連肺炎予防バンドル

1. 手指衛生を確実に実施する
2. 人工呼吸器回路を頻繁に交換しない
3. 適切な鎮静・鎮痛を図る。特に過鎮静を避ける
4. 人工呼吸器からの離脱ができるかどうか、毎日評価する
5. 人工呼吸中の患者を仰臥位で管理しない

日本集中治療医学会ICU機能評価委員会：人工呼吸関連肺炎予防バンドル2010改訂版．http://www.jsicm.org/pdf/2010VAP.pdf［2018.2.7アクセス］．より転載

観察ポイントとケア②
広域抗菌薬の長期使用は、耐性菌定着や二次感染を招く

POINT 1
敗血症と判断されたらすみやかに抗菌薬投与を開始する

敗血症と認識されてから、抗菌薬投与（＝初期治療の開始）までの時間が、短ければ短いほど死亡率は低くなります。

特に、診断後1時間以内に抗菌薬投与を開始すると、優位に死亡率が低くなるといわれています[9, 10]。敗血症では、初期治療がその後の生命予後を改善するのです。

▶**敗血症への抗菌薬投与はde-escalationで実施**

敗血症と認識されたとき、すでに起炎菌が判明しているとは限りません。そのため、初期治療では、想定される微生物を広くカバーできる広域抗菌薬の使用が推奨されます。

しかし、広域抗菌薬を長期にわたって使用すると、薬剤耐性菌の定着や二次感染が生じてしまいます。そのため、原因菌が確定したら、すみやかに狭域抗菌薬（標的治療薬）に変更（＝de-escalation ディ・エスカレーション）しなければなりません（図13）。

医師と連携し、原因菌の判定結果をみてから、狭域抗菌薬の指示をもらってください。

▶**抗菌薬投与時の注意点**

抗菌薬投与時は、複数の臓器に全身性のアレルギー反応を起こすアナフィラキシーショックに注意します。

アナフィラキシーショックが生じた場合、まず、発疹や紅潮などの皮膚症状が発現します。その後、呼吸器症状（呼吸困難、気道狭窄、喘息など）、循環器症状（血圧低下、意識障害など）、消化器症状（嘔吐など）がみられます。抗菌薬投与時はこれらの症状がないか、注意深く観察を行います（図14）。

【文献】
1) 松田直之：感染症と多臓器不全症候群．ICU・CCU看護の超重要ポイントマスターブック．メディカ出版，大阪，2013：259-264．
2) WHO. WHO Guidelines on hand hygiene in health in health care. http://apps.who.int/iris/bitstream/10665/44102/1/9789241597906_eng.pdf［2018.2.7アクセス］．
3) Rangel-Frausto MS, Pittet D, Costigam M, et al. The natural history of the systemic inflammatory response syndrome（SIRS）：A prospective study. *JAMA* 1995；273：117-23.
4) 日本集中治療医学会Sepsis Registry委員会：日本版敗血症診療ガイドライン．日集中医誌 2013；20（1）：124-173．
5) American Thoracic Society；Infectious Diseases Society of America. Guidelines for the manegement of adults with hospital-acquired, ventilator-associated, and healthcare-associated pneumonia. *Am J Respir Crit Care Med* 2005；171（4）：388-416.
6) Chastre J, Fagon JY. Ventilator-associated pneumonia. *Am J Respir Crit Care Med* 2002；165（7）：876-903.
7) Hunter JD. Ventilator associated pneumonia. *BMJ* 2012；344：e3325.
8) 日本集中治療医学会ICU機能評価委員会：人工呼吸関連肺炎予防バンドル2010改訂版．http://www.jsicm.org/pdf/2010VAP.pdf［2018.2.7アクセス］．
9) Ferrer R, Artigas A, Suarez D, et al. Effectiveness of treatments for severe sepsis：a prospective, multicenter, observational study. *Am J Respir Crit Care Med* 2009；180（9）：861-866.
10) Gaieski DF, Mikkelsen ME, Band RA, et al. Impact of time to antibiotics on survival in patients with severe sepsis or septic shock in whom early goal-directed therapy was initiated in the emergency department. *Crit Care Med* 2010；38（4）：1045-1053.

図13　de-escalation

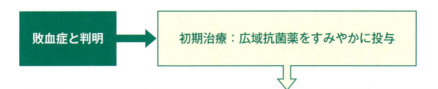

●メチシリン感受性黄色ブドウ球菌（MSSA）
　→セファゾリン（セファメジン®α）など
●メチシリン耐性黄色ブドウ球菌（MRSA）
　→ダプトマイシン（キュビシン®）、バンコマイシン（バンコマイシン）、テイコプラニン（タゴシッド®）、リネゾリド（ザイボックス®）など
●*Enterococcus faecalis*
　→アンピシリン（ビクシリン®）など
●*Enterococcus faecium*
　→ダプトマイシン（キュビシン®）、バンコマイシン（バンコマイシン）、テイコプラニン（タゴシッド®）、リネゾリド（ザイボックス®）など
●多剤耐性緑膿菌（MDRP）
　→コリスチン（オルドレブ®）など
●感受性あり（耐性なし）の緑膿菌
　→タゾバクタム・ピペラシリン（ゾシン®）、セフェピム（マキシピーム®）、メロペネム（メロペン®）など
●ESBL産生型大腸菌
　→メロペネム（メロペン®）など
●感受性あり（耐性なし）の大腸菌
　→アンピシリン（ビクシリン®）、セファゾリン（セファメジン®α）など

色文字＝「ESKAPE」に属するもの

図14　アナフィラキシーショックの症状

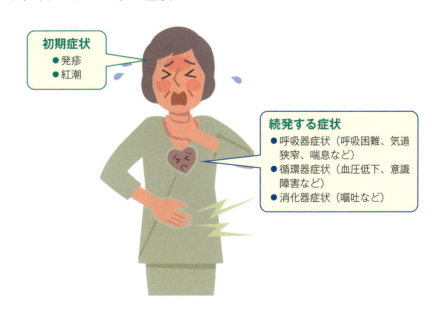

12 代謝管理

町田裕子

> **基礎知識**
> ICU患者の多くは血糖・電解質異常をきたしている

POINT 1
大きな侵襲を受けると「高血糖」になりやすい

手術や外傷、敗血症などの侵襲を受けた場合、生体を正常に保つため、エネルギー代謝が亢進し、ストレス誘導性高血糖（ストレス性高血糖、急性期高血糖、外科的糖尿病ともいう）の状態になります。結果として、炎症反応が増幅し、細胞障害や臓器障害が起こります。

そのため、代謝についても、呼吸や循環と同じように管理する必要があります。

▶**血糖の調節は、神経・内分泌系反応によって行われる（図1）**

血糖（血液中のグルコース）の濃度が血糖値です。調節中枢は視床下部にあります。正常な血液中のグルコースの濃度は、血液1dL当たり

図1 血糖の調節（神経・内分泌系の反応）

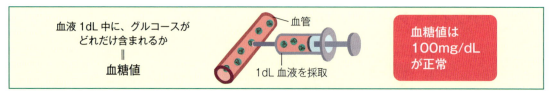

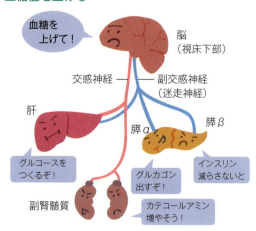

グルコース100mg程度になるように調節されています。

視床下部からの指令は、交感神経や副交感神経（迷走神経）を経て、肝臓や膵臓α・β細胞、副腎髄質に伝わります。その結果、カテコールアミン（アドレナリン・ノルアドレナリン）、糖質コルチコイド、グルカゴン、成長ホルモン、インスリンが分泌されます。この反応が神経・内分泌系の反応です。

ほとんどのホルモンは血糖を上昇させますが、インスリンだけは、血糖を低下させます。インスリンは、肝臓や筋肉で、同化を促進し、異化を抑制することで血糖を低下させる重要な役割をもちます（図2）。

▶侵襲による高血糖は、ストレスホルモンのはたらきによって生じる（図3）

エネルギー需要が高まった生体にとって、グルコースは貴重なエネルギーです。

侵襲を受けると、生体を正常に保つために、

図2　インスリンの作用

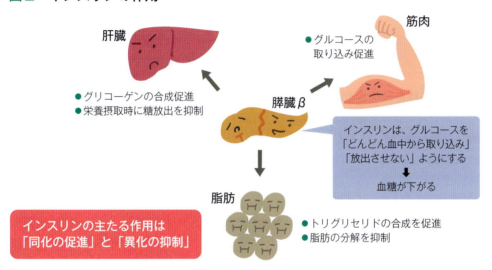

図3　侵襲と高血糖の関係

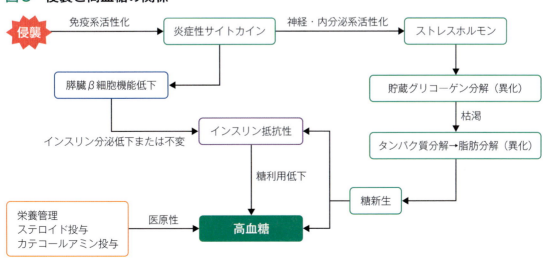

神経系と内分泌系、免疫系が活発になり、エネルギー代謝が亢進します。その結果、血糖が上昇し、高血糖状態になります。

つまり、神経・内分泌系の反応によって、①肝臓でグルコースをつくり出す（糖新生）、②肝臓でのグリコーゲンの分解を亢進する（異化）、③筋肉や脂肪を分解しエネルギーにする（異化）、④インスリンへの反応が低下し、インスリンの作用が発揮できない（インスリン抵抗性）などのはたらきが生じるのです。その結果として起こった高血糖が、ストレス誘導性高血糖です。

ちなみに、神経・内分泌系の反応によって分泌される「血糖を上げる」ホルモン（カテコールアミン、糖質コルチコイド、グルカゴン、成長ホルモン）は、ストレスホルモンと呼ばれます（図4）。

▶ 高血糖は、患者の予後を悪化させる

高血糖は、生体が正常を保つための反応であり、侵襲に対する防御反応です。しかし、高血糖は炎症反応を増幅させ、重症患者の合併症発生率や死亡率を上昇させる危険があります。

高血糖は、感染防御能の低下による易感染性、創傷治癒遅延、高浸透圧による脱水などを引き起こし、細胞障害や臓器障害をもたらします。

さらに、治療のために投与されているブドウ糖輸液や栄養、ステロイドやカテコールアミンが、医原性に高血糖を助長してしまうのです。

▶ インスリンは高血糖と炎症を改善させる

インスリンは、肝臓や筋肉・脂肪をターゲットとして、同化を促進し、異化を抑制します（図2 p.179）。インスリン投与は、その効果による高血糖の改善と抗炎症作用によって炎症を改善

させるために重要です。

近年「血糖値180mg/dL以上でインスリンの静脈的持続投与を推奨する」ガイドラインが増え、スライディングスケールやプロトコルが利用されています。

静脈的持続投与が選択されるのは、血中半減期が短く、投与量を迅速に調整できるからです。皮下投与は、インスリンの吸収率が低下し蓄積されるリスクが高いため、推奨されません。

POINT 2
ICUには「電解質異常」をきたしている患者が多い

ICU入室患者に電解質異常が生じる頻度は高く、補正やモニタリング、原疾患に対する治療が日常的に行われています。

電解質異常が生命予後と関連していることを理解し、安全に管理していくことが重要です。

▶ ICUで特に問題となるのは、ナトリウムとカリウム

ナトリウムは、細胞外液の主要な陽イオンです。水を引きつける性質をもち、血液の浸透圧を調節しています。その治療や補正に関する質の高いエビデンスはありません。

カリウムは、細胞内液の主要な陽イオンです。カリウムのほとんどは、筋肉内に分布しています。神経や筋肉の興奮や尿中のナトリウムの再吸収の抑制を行います。

その他、注意が必要となる電解質として、カルシウム、リン、クロール、マグネシウムが挙げられます。

あわせて知りたい！

術後の電解質補正はなぜ重要？
- 術後の利尿期（refilling期）は、電解質調整が重要である。この時期には、浮腫が解消され、血管内に非機能的細胞外液が戻ってきたために尿量が増加する。
- そのため、尿中にカリウムやナトリウムが多量に流出し、不整脈を引き起こす恐れがある。

図4　ストレスホルモンとインスリン

ストレスホルモン：エネルギーを「使う」

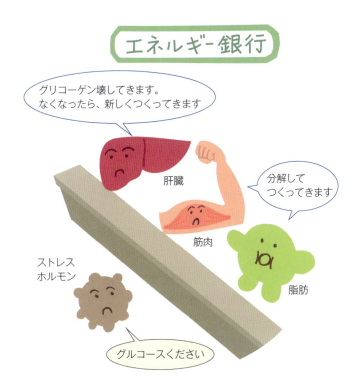

カテコールアミン
肝臓
- グリコーゲン分解促進
- 糖新生促進

脂肪
- 分解促進

膵α細胞
- グルカゴン分泌促進

膵β細胞
- インスリン分泌抑制

糖質コルチコイド
肝臓
- アミノ酸や脂肪からの糖新生の促進

グルカゴン
肝臓
- アミノ酸や脂肪からの糖新生の促進

脂肪
- 分解促進

成長ホルモン
種々の組織
- アミノ酸分解抑制

肝臓
- タンパク質の生合成促進

筋肉
- タンパク質の生合成促進

脂肪
- 分解促進

インスリン：エネルギーを「貯める」

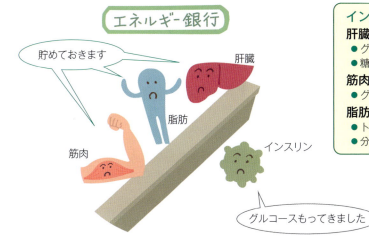

インスリン
肝臓
- グリコーゲンの合成促進
- 糖の放出抑制

筋肉
- グルコースの取り込み促進

脂肪
- トリグリセリド合成促進
- 分解抑制

観察ポイントとケア①

血糖管理：問題になるのは「高血糖」より「低血糖」

POINT 1
血糖管理を行うときは低血糖に注意する

2000年以前、ストレス誘導性高血糖は、侵襲によって代謝が亢進した生体にエネルギーを供給するために起こった反応と考え、高血糖を積極的に管理することはありませんでした。

2001年にVan den Bergheらが行ったLeuven Trial（ルーヴェントライアル）[1,2]では、厳格な血糖管理（血糖の目標値を正常範囲80～110mg/dLで管理する）によって死亡率が低下することが報告されました。それに伴い、侵襲による高血糖を管理することの重要性が認識されました。

しかし、2009年に行われたNICE-SUGAR study（ナイスシュガースタディ）[3,4]では、厳格な血糖管理（血糖の目標値を正常範囲80～110mg/dLで管理する）を行うと、重度の低血糖の発生頻度が増し、90日後の死亡率が増加することが報告されました。この報告が、近年の血糖管理の目標値の元になっています（図5）。

▶糖尿病があってもなくても、
目標値は同じである

血糖管理の目標値は、ガイドラインによって差があり、確立された基準はありません。しかし、海外を含めた複数のガイドラインでは「血糖値が180mg/dL以下になるようにするが、110mg/dL以下にはならないように」管理することを推奨しています。

また、糖尿病患者と糖尿病の既往がない患者で目標値を変えることは推奨されていません。

POINT 2
適切な間隔・正しい方法での血糖測定が不可欠

侵襲を受けると、神経・内分泌系の反応によってエネルギー代謝が亢進します。つまり、血糖が上昇し、ストレス誘導性高血糖に陥りやすい不安定な状態です。

急性期には、このような不安定な状態をモニタリングするために、1～2時間ごとの血糖測定が推奨されます。

▶インスリン持続投与時の血糖測定間隔は、
時期によって異なる

インスリンの静脈的持続投与を行っている場合、投与速度が安定するまでは1～2時間ごと、安定後は少なくとも4時間ごとの血糖測定が推奨されます。なぜなら、血糖管理で問題となる低血糖の早期発見が大切であるためです。

静脈投与時のインスリンの半減期は5分と短いため、投与速度の変動は、すみやかに血糖値に反映されます。

低血糖は、インスリン投与時の重大な副作用であり、適量のブドウ糖付加などすみやかな対応が求められます。そのため、インスリン投与時にスライディングスケールやプロトコルが利用されるのです。

▶ICUにおける血糖測定は「動脈血」を
用いて「血液ガス分析装置」で行う

手術や外傷、敗血症などの侵襲を受けた場合、有害事象を引き起こす高血糖やインスリン投与による低血糖、また、血糖変動の増大は、予後に関連します。

正確な血糖測定は、血糖管理上、重要です。そのため、ICUでの血糖測定は、動脈血を用い

た血液ガス分析装置の使用が推奨されます[5,6]。

なお、毛細管血を用いた簡易血糖測定器での血糖測定は推奨されません[6]。なぜなら、採血部位や機種、検体のヘマトクリット値や酸素分圧、薬剤などによって影響を受けて測定誤差があり、低血糖を見逃す可能性があるためです。

図5　血糖管理の考え方の変遷

従来は…

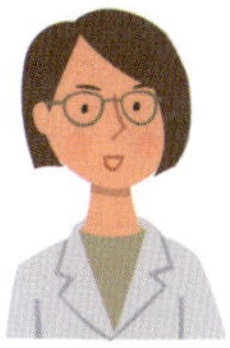

代謝が亢進しているからエネルギーが必要…
200～215mg/dL を超えたら考えよう！

2001年 Leuven Trial

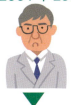

血糖を 110mg/dL 以下に管理したほうがよい

Van den Berghe
- 血糖の正常化が重症 P%の予後を改善するのではないか？
- 外科系 ICU で血糖値を正常範囲（80～110mg/dL）で管理した群と、従来群（180～200mg/dL）で比較したら、正常範囲群の死亡率が低かった

2009年 NICE-SUGAR study

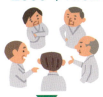

血糖が下がりすぎるから 180mg/dL 以下に管理したほうがよい

- 血糖を 110mg/dL 以下で管理しても死亡率などは一貫せず、さらに重度の低血糖が多い。最適な管理の範囲はどのくらいなのか…
- 血糖を 110mg/dL 以下で管理することによって、90日後死亡率が増加した

近年の目標値
（日本国内のガイドラインを中心に）

180mg/dL 以下、110mg/dL 以上

日本版重症患者の栄養療法ガイドライン（日本集中治療医学会）
- 180mg/dL 以上でインスリン投与を開始する
- 180mg/dL 以下を目標。80～110mg/dL に維持する強化インスリン療法は行わない

日本版敗血症診療ガイドライン 2016（日本集中治療医学会、日本救急医学会合同）
- 敗血症患者に対して 144～180mg/dL を目標血糖値としたインスリン治療を行う

静脈経腸栄養ガイドライン（日本静脈経腸栄養学会）
- 目標値：150mg/dL 未満、最大でも 180mg/dL 以下
- 必要時には速効型インスリンの静脈内持続投与を行う

SSCG2016（Surviving sepsis campaign guidelines 2016）
- 目標値：180mg/dL
- 敗血症患者の血糖が2回続けて 180mg/dL を超えている場合、インスリン投与を開始し、プロトコール管理を行う

血糖測定方法は…
◎動脈血を用いて、血液ガス分析装置で測定
○動脈血・静脈血を用いて、簡易血糖測定器で測定
×毛細管血を用いて、簡易血糖測定器で測定

観察ポイントとケア②
電解質管理：治療に伴う電解質異常にも注意する

POINT 1
ICUではナトリウム異常が起こりやすい

▶ **高ナトリウム血症**（図6）

高ナトリウム血症は、血清ナトリウム濃度が145mmol/Lを超えた状態です。

手術や外傷、敗血症などの侵襲を受けた場合、**意識障害**や**鎮静**などにより、口渇を感じたり、感じても水分を摂取したりできなくなります。その結果、水分の摂取が増加せず、血清ナトリウム濃度の上昇につながります。

図6　高ナトリウム血症の原因

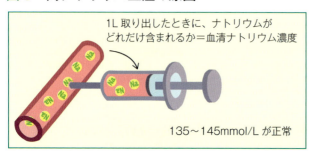
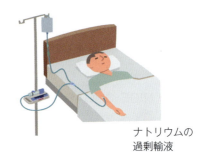

ナトリウムの過剰輸液

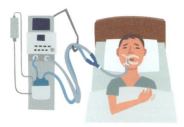

鎮静や気管挿管、意識障害で口渇を感じない

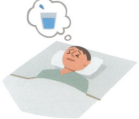

口渇を感じても水を飲めない（飲水行動の制限）

他に…
- 下痢・嘔吐・利尿薬など
- 水分の喪失　がある

表1　低ナトリウム血症の分類

血清Na濃度による	● 軽度：130～135mmol/L ● 中等度：125～129mmol/L ● 重度：＜125mmol/L
時間による	● 急性：48時間未満 ● 慢性：48時間以上
症状の重症度による	● 中等症：嘔吐を伴わない悪心、混乱、頭痛 ● 重症：嘔吐、循環呼吸の障害、嗜眠状態、けいれん、昏睡
細胞外液量による	● 細胞外液減少：嘔吐、胃液吸引、熱傷、利尿薬などによる低張性脱水が原因で起こる ● 細胞外液正常：利尿薬の過剰によるナトリウムの喪失で起こる ● 細胞外液増加：心不全などによる浮腫性病態、腎不全による水分貯留で起こる

自力での水分摂取ができない乳児や高齢者でも同じようなことが発症します。

また、ナトリウムの過剰投与と自由水[*1]の喪失などによる医原性の発症も多いとされています。

①高ナトリウム血症の治療

血管内容量の減少がある場合には、生理食塩液などによる輸液蘇生を優先します。

血管内容量の減少がない場合には、自由水を補正する目的で5%ブドウ糖液投与、ナトリウムを排泄する目的でループ利尿薬投与を行います。

▶低ナトリウム血症（表1）

低ナトリウム血症は、体内のナトリウムに対して水分が多くなっている状態です。血清ナトリウム濃度や発症までの時間、症状の重症度などによって分類されます。この分類は、診断や治療において重要です。

手術や外傷、敗血症などの侵襲を受けた場合、血管透過性が亢進し、ナトリウムは引きつけた水とともに血管外（サードスペース）へと移動します。その結果、血清ナトリウム濃度は低下します。これを、体液量減少性低ナトリウム血症といいます。

①低ナトリウム血症の治療

脳浮腫の症状を伴う場合には、迅速に補正を行う必要があります。

しかし、48時間以上の低ナトリウム血症の場合には、補正によって浸透圧性脱髄症候群をきたす可能性があるため、急速な補正には注意が必要です。

POINT 2
薬剤投与によるカリウム異常も少なくない

▶高カリウム血症（図7）

高カリウム血症の原因としては、筋肉の挫滅や横紋筋融解、大量輸血、カリウム製剤の過剰投与などが挙げられます。

①高カリウム血症の治療

細胞の興奮を抑制する目的での塩化カルシウムの投与、カリウムを細胞内へ移行させる目的での重炭酸イオンの投与やグルコース・インス

図7　カリウム異常の主な原因と治療

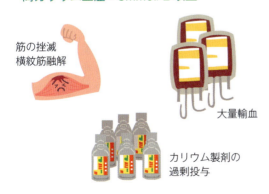

高カリウム血症：5mmol/L 以上

筋の挫滅
横紋筋融解

大量輸血

カリウム製剤の
過剰投与

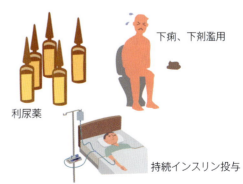

低カリウム血症：3.5mmol/L 以下

下痢、下剤濫用

利尿薬

持続インスリン投与

カリウム補充は、20mEq/時[*2] 以下の緩徐な流速で行う

[*1] 自由水：電解質などの溶質を含まない水。
[*2] カリウムの単位：1mmol＝1mEq

リン療法があります。

　持続する可能性がある場合には、血液浄化なども検討されます。

▶低カリウム血症

　低カリウム血症の原因としては、広範囲熱傷による皮膚からのカリウム喪失、利尿薬の投与、下痢や下剤の濫用、インスリン投与などが挙げられます。

①低カリウム血症の治療

　治療としては、カリウム製剤の緩徐な投与（20mEq/時を超えない速度）を行います。

POINT 3
重症患者の治療と電解質は、深くかかわっている

▶カルシウムの異常

　カルシウムは細胞外液に含まれる陽イオンです。ショックなどの場合、急激な大量輸液や輸血によって低カルシウム血症になります。

　低カルシウム血症は神経症状をきたすため、数値の適切なモニタリングを必要とします。

①低カルシウム血症の治療

　補正にあたっては、組織障害を起こす危険が低いグルコン酸カルシウムを希釈して使用します。

　ただし、急速に補正を行うと不整脈を誘発する可能性があるため、モニタリングをしながら行います。

▶リンの異常

　リンは細胞内液の主要な陰イオンです。低リン血症は、糖尿病性ケトアシドーシス、敗血症や手術後で発生頻度が高いといわれています[7]。低リン血症は、全身への酸素供給の低下を引き起こし、組織の低酸素状態を招きます。

①低リン血症の治療

　補正にあたっては、重度の場合は静脈投与を行いますが、カリウムを含む製剤があるため、その量には注意が必要です。また、中等度の場合には経口投与を行います。

▶クロールの異常

　クロールは、細胞外液の主要な陰イオンで、血液の浸透圧を調節しています。臨床で使用される輸液剤（生理食塩液など）のクロール濃度は血漿より高いため、大量に投与すると高クロール性アシドーシスに至ります。また、腎動脈血流速度や腎皮質組織還流の低下など、腎への影響が示されています。

①クロール異常の治療

　補正などは、ナトリウムに準じます。

▶マグネシウムの異常

　マグネシウムは細胞内液に含まれる陽イオンです。骨の主成分であるとともに、筋肉や神経の興奮を制御します。腎機能障害がある場合、高マグネシウム血症になる可能性があります。

　補正の対象となるのは、利尿薬による治療が行われている場合、QT延長に伴うtorsades de pointes（トルサード ド ポアンツ）（図8）を呈している場合が妥当だとされています[7]。

①マグネシウム異常の治療

　補正にあたっては、正常値を維持するように行います。症状を伴う場合や緊急の場合は、硝酸マグネシウムを使用するのが一般的です。

図8 マグネシウム補正を要する波形

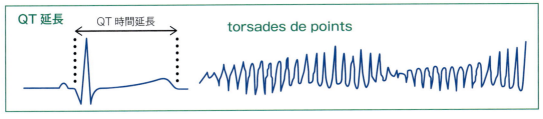
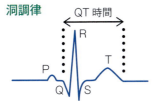

【文献】
1) van den Berghe G, Wouters P, Weekers F, et al. Intensive Insulin Therapy in Critically Ill Patients. *N Engl J Med* 2001；345（19）：1359-1367.
2) van den Berghe G, Wilmer A, Hermans G, et al. Intensive Insulin Therapy in the Medical ICU. *N Engl J Med* 2006；354（5）：449-461.
3) The NICE-SUGAR Study Investigators. Hypoglycemia and Risk of Death in Critically Ill Patients. *N Engl J Med* 2012；367（12）：1108-1118.
4) The NICE-SUGAR Study Investigators. Intensive versus Conventional Glucose Control in Critically Ill Patients. *N Engl J Med* 2009；360（13）：1283-1297.
5) 日本版敗血症診療ガイドライン2016作成特別委員会：日本版敗血症診療ガイドライン2016．日集中医誌 2017；24：160-168.
6) Inoue S, Egi M, Kotani J, et al. Accuracy of blood-glucose measurements using glucose meters and arterial blood gas analyzers in critically ill adult patients. *Crit Care* 2013；17（2）：R48.
7) 伊藤慎介，鈴木利彦，藤谷茂樹：ICUでの水・電解質管理．medecina 2014；51（2）：281-285.
8) 植西憲達：低ナトリウム血症．INTENSIVIST 2015；7（3）：477-492.
9) 野村秀明，金田邦彦，大柳治正：神経・内分泌反応．小川道雄，齋藤英昭 編，臨床侵襲学 臨床に生かす侵襲学のすべて．へるす出版，東京，1998：295-306.
10) 山本成尚，串畑史樹，本田和男 他：糖，アミノ酸，脂質代謝．小川道雄，齋藤英昭 編，臨床侵襲学 臨床に生かす侵襲学のすべて．へるす出版，東京，1998：347-354.
11) 小澤瀞司，福田康一郎 編：標準生理学 第8版．医学書院，東京，2015.
12) 山本良平，笹野幹雄，林淑朗：高ナトリウム血症．INTENSIVIST 2015；7（3）：493-502.
13) 早瀬直樹：低カリウム血症．INTENSIVIST 2015；7（3）：503-513.
14) 道家智仁，林宏樹：カルシウムの異常．INTENSIVIST 2015；7（3）：515-535.
15) 蒲地正幸，相原啓二：マグネシウムの異常．INTENSIVIST 2015；7（3）：537-544.
16) 持田泰寛，大竹剛靖，小林修三：低リン血症．INTENSIVIST 2015；7（3）：545-554.
17) 道又元裕：過大侵襲を受けた患者の生体反応の基本的理解．道又元裕 編，重症患者の全身管理，日総研出版，愛知，2011：6-34.
18) 杉原博子：血糖管理．道又元裕 編，ICUケアメソッド．学研メディカル秀潤社，東京，2014：259-266.
19) Krinsley JS, Egi M, Kiss A, et al. Diabetic status and the relation of the three domains of glycemic control to mortality in critically ill patients. *Crit Care* 2013；17（2）：R37.
20) 岩坂日出男：厳格な血糖管理tight glycemic controlの理論．INTENSIVIST 2011；3（3）：445-459.
21) 日本静脈経腸栄養学会 編：静脈経腸栄養ガイドライン第3版．照林社，東京，2013.
22) 日本集中治療医学会 重症患者の栄養管理ガイドライン作成委員会：日本版重症患者の栄養療法ガイドライン．日集中医誌 2016；23（2）：185-281.

13 栄養管理

平敷好史

基礎知識
重症患者は、筋・脂肪を分解してエネルギーを得ている

POINT 1
重症患者のエネルギー代謝は、侵襲により亢進している

重症患者の栄養管理では「侵襲によるエネルギー代謝の亢進」を理解することが重要です。

一般的に、重症患者はグッタリ弱っている人、エネルギー代謝が亢進しているのは筋肉質のスポーツマンをイメージしませんか？ しかし、実際には、重症患者（敗血症など）のほうが、エネルギー代謝は亢進し、必要エネルギー量が増加しています。

▶侵襲が大きいほど代謝も亢進する

エネルギー代謝が亢進するきっかけは、侵襲（炎症や感染など）です。

侵襲により、①神経内分泌系の賦活化、②炎症・免疫系の賦活化（炎症性サイトカインによる）が生じてエネルギー代謝が亢進します。

そうすると、不足分のエネルギーを補おうとして、体内の糖質・脂質・タンパク質の異化*1亢進・糖新生が生じるのです（図1）。

エネルギー代謝亢進の大きさは、侵襲の大きさに比例します。

POINT 2
侵襲患者に多くの栄養を投与しても、うまく利用できない

侵襲を受けてエネルギー代謝が亢進し、通常時に比較して必要エネルギー量が増加した患者の体内では、糖新生によって内因性エネルギー供給（食物がまったく摂取できない状態でも、貯蔵脂肪や筋肉からエネルギー源をつくり出すこと）を行います。

▶侵襲が解消されない限り、糖新生は止まらない（図2）

内因性エネルギー供給は、生命を維持するために、生体が獲得した生理的な反応です。したがって、侵襲が消失しなければこの反応は持続し、エネルギー源に変換する材料がなくなると、死を招きます。

---

*1 異化：「分解」のこと。ちなみに、異化の反意語である「同化」は、「合成」のことを指す。

図1　侵襲とエネルギー代謝亢進の関係

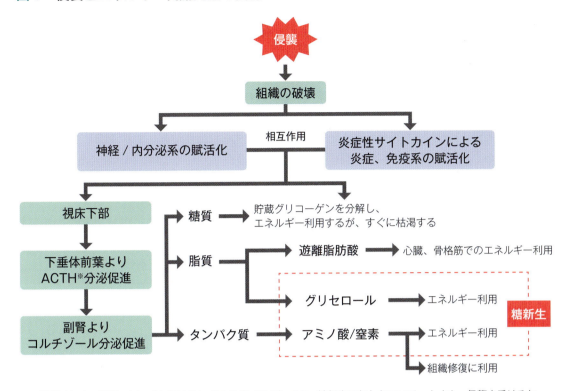

- 健常時にも、脂質、タンパク質は少しずつ分解（異化）され、糖新生は行われている。しかし、侵襲を受けると、通常よりエネルギー代謝が亢進して、貯蔵している糖質はすぐに枯渇してしまうため、異化亢進が促進される
- 脂質は、遊離脂肪酸とグリセロール、タンパク質はアミノ酸と窒素へと分解され、それぞれの臓器でエネルギー利用される

※　ACTH（adrenocorticotropic hormone：副腎皮質刺激ホルモン）

図2　飢餓と侵襲による反応の違い

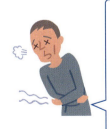

飢餓の場合
- 栄養不足による代謝増加＝栄養投与で代謝亢進が止まる
- 最初は糖新生、長期化すると脂肪分解によってエネルギー源を得る

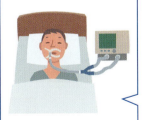

侵襲の場合
- 侵襲による代謝増加＝侵襲がある限り代謝亢進は止まらない
- ずっと糖新生によってエネルギーを得る＝原料がなくなったら死につながる

- 短期間の飢餓であれば、侵襲時と同様に、糖新生による内因性エネルギー供給を行う。飢餓が長期に及ぶと、徐々にエネルギー代謝やタンパク質の分解は減少し、ケトン体を中心とした脂肪でのエネルギー利用に切り替えられる
- 飢餓の場合、食物摂取が再開されれば、代謝はタンパク質や脂肪の合成へ転換する。しかし、侵襲の場合、代謝増加の原因が侵襲であるため、食物摂取が再開されても代謝の増加は止まらず、糖新生での内因性エネルギー供給が続く

ただし、「重症患者は必要エネルギー量が増加しているから」といって、通常より多くの栄養を投与（外因性エネルギー供給）しても、問題は解決しません。

飢餓状態の場合は、単純に「エネルギー源不足」の状態にあるだけです。生体自体が侵襲によって脅かされているわけではないため、エネルギー源さえ得られれば、すみやかにもとに戻ります。しかし、重症患者の生体は、侵襲によって脅かされた、いわば非常事態です。それに伴って、生体のシステムが「糖新生で産生されたエネルギーを中心に利用」する方向に切り替わってしまっているため、いくら栄養投与を行っても、うまく利用することができず、過剰エネルギー供給となってしまうのです。

▶やみくもな栄養投与は、かえって患者に悪影響を及ぼす

内因性エネルギー供給と外因性エネルギー供給の総和が、必要エネルギー量を超過する（過剰エネルギー供給）と、さまざまな有害事象が発生する危険性があります（図3）[1]。

しかし、現時点では、内因性エネルギー供給の原因となる侵襲の程度を正確に把握することはできません。

そのため、実際には、どの程度の外因性エネルギー供給を行うと過剰エネルギー供給となるのかは、不明といわざるをえません。

図3 侵襲下におけるエネルギー供給

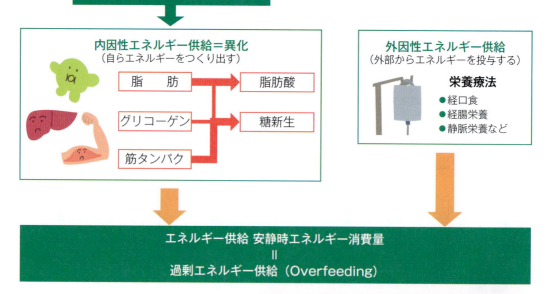

寺島秀夫，只野惣介，大河内信弘：周術期を含め侵襲下におけるエネルギー投与に関する理論的考え方．静脈経腸栄養 2009；24：1027-1043．より一部改変のうえ転載

観察ポイントとケア①

栄養アセスメント：主観的な評価を軽視してはいけない

 POINT 1
患者の「見た目」や「生活歴」は、低栄養を見抜くために重要な情報である

現時点において、重症患者の栄養状態をアセスメントするための、信頼性の高い評価方法はありません。

そのため、ICUにおいても、一般入院患者と同様の対応を行います（図4）。

図4　栄養管理開始までの流れ

① SGA（主観的包括的栄養評価）
- 年齢
- 性別
- 身長
- 体重
- 体重変化：6か月以内で10％の体重減少があったら、積極的な栄養療法の適応と考えられる
- 食物摂取状況の変化
- ADL（日常生活活動）強度
- 皮下脂肪の損失状態
  → 上腕三頭筋部皮下脂肪厚：上腕三頭筋の背側中点部（肩峰と肘先の中点）の周囲径を測定
- 筋肉の損失状態
  → 上腕筋肉周囲：上腕中央（上腕三頭筋部皮下脂肪厚を測定した部位）をつまんで測定
- 浮腫（外踝、仙骨部）：浮腫や腹水の影響で体重が増加している可能性も考慮する　　など

② ODA（客観的データ栄養評価）
- 血液検査：アルブミン、RTP（プレアルブミン、レチノール結合タンパク、トランスフェリン）、血糖値、BUN、総コレステロール値、総リンパ球数など
- 画像検査（腹部X線、腹部CT、腹部エコー）
- 尿検査
- 消化器症状　　など

③ 栄養プランニング
- 目標エネルギー量の算出
- 投与経路の選択：経口食、経腸栄養または静脈栄養
- 三大栄養素（タンパク質、脂質、糖質）の投与バランス
- ビタミン、微量元素の追加　　など

④ 栄養管理開始
- 栄養モニタリング、再評価

▶一般的な栄養アセスメントは SGA→ODAの順に行う

まず、SGA（subjective global assessment：主観的包括的栄養評価）によって栄養障害リスク患者を抽出し、その患者に対してODA（objective data assessment：客観的データ栄養評価）を行って、病態や栄養障害の程度の評価を行う、といった方法です（図4）。

この方法は、比較的病態が軽症な患者であれば、栄養状態をアセスメントするうえで非常に有効です。

▶重症患者の場合は「SGAに該当したら、栄養障害あり」ととらえる

重症患者の場合、基礎疾患に加えてさまざまな合併症があります。そのため、ODAでの検査データの解釈は、非常に困難です。

また、侵襲に伴う異化亢進により、重症患者は内因性エネルギー供給を行っていると考えられます。そのため、現実的には「SGAで対象となった患者は、栄養障害（もしくは栄養障害リスク）がある」と認識する必要があります。

ODAでの評価が困難である以上、まずは、SGAの評価をしっかり行わなければなりません。スクリーニング漏れをできるだけ少なくするため、患者の見た目（やせ・肥満など）や、生活歴の評価を行うことも必要となります（図5）。

図5 重症患者の栄養アセスメントの難しさ

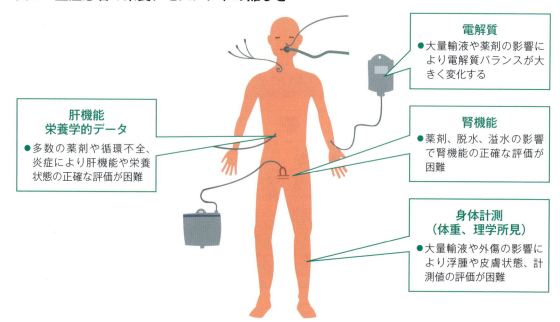

- 重症患者は、救命のため、大量輸液や多くの薬剤を投与されている。そのため、電解質、身体計測値、体重、栄養学的検査データが、通常時と大きく異なる可能性がある
- 腎機能や肝機能も、脱水や炎症、合併症に大きく影響を受けることが多い

> まずは、以下のような情報収集して、スクリーニングする
> - 入院までの経過
> - ふだんの生活状況
> - 通常時の体重（BMI）など

観察ポイントとケア②

栄養投与：ICUであっても不要な絶食は避ける

POINT 1
病態別に使い分けるが「完全に適した経腸栄養剤」はない（表1）

経腸栄養剤は、**許可別分類**（医薬品扱いか、食品扱いか）と**窒素源別分類**（タンパク質がどこまで分解されているか）の2つに大別できます。

経腸栄養剤という用語は、広義には経腸栄養剤全般を指しますが、狭義には医薬品扱いの栄養剤を指します。

表1 病態別経腸栄養剤の分類

分類	特徴	主な製剤
消化吸収障害用	● 窒素源がアミノ酸、またはジ・ペプチドになった消化態栄養剤 ● 食物繊維は含まない	● エレンタール® ● ツインライン®NF ● エンテミール®R ● ペプチーノ® ● ペプタメン®インテンス ● ペプタメン®AF
耐糖能障害用	● 目的は良好な血糖コントロール ● 高脂質（MUFA[※1]）によるものと、それに加えて糖質をデキストリンからパラチノース、タピオカデキストリンなどに変更したものがある	● グルセルナ®-REX ● インスロー® ● タピオン®α
肝不全用	● 肝性脳症を伴う慢性肝不全の栄養改善目的 ● アミノ酸組成を調整し、フィッシャー比を高くしている	● ヘパンED® ● アミノレバン®EN ● ヘパス
腎不全用	● 1.6kcal/mLと高濃度 ● タンパク質含量を減らし、低ナトリウム、低カリウム、低リンの組成になっている	● リーナレン®LP ● リーナレン®MP ● レナウェル®A ● レナウェル®3
呼吸不全用	● 脂質の割合が50％以上（二酸化炭素生産量は、炭水化物より脂質のほうが少ないことを利用したもの） ● 1.5kcal/mLと高濃度	● プルモケア®-Ex
小児用	● 母乳のアミノ酸を基本とし、脂肪を8％まで増量 ● NPC/N比[※2]は223と高くしている	● エレンタール®P
免疫賦活	● グルタミン、アルギニン、ω-3系脂肪酸、核酸などを多く含ませることで、生体防御機能を賦活 ● 感染を予防し予後の改善を期待する ● immune-enhancing diet：免疫増強栄養剤（IED）と呼ばれる	● インパクト® ● イムン®α ● サンエット® ● アノム®P
免疫調整	● 重症患者の炎症反応を抑えることを意図した経腸栄養剤 ● EPA[※3]とγリノレン酸は強化するが、アルギニンは強化していない ● immune-modulating diet：免疫調整経腸栄養剤（IMD）と呼ばれる	● オキシーパ®
がん性悪液質用	● EPAを強化することで、がん性悪液質を誘導するとされる炎症性サイトカインの産生を低下させることが期待できる ● タンパク質も強化されている	● プロシュア®

※1 MUFA（monounsaturated fatty acid）：一価不飽和脂肪酸
※2 NPC/N比（non-protein calorie/nitrogen）：非タンパク質カロリー/窒素比
※3 EPA（icosapentaenoic acid）：エイコサペンタエン酸

海塚安郎：経腸栄養の基礎知識．清水孝宏編，急性・重症患者ケア 2013；2（2）：290-301．より一部改変のうえ転載

▶重症患者は、水分過剰になりやすい

一般的に、重症患者は、水分インバランス（溢水傾向）です。そのため、標準的栄養剤（1kcal/mL）で必要エネルギーをすべてまかなおうとすると、水分過剰となるため、高濃度栄養剤を用いるなどの工夫が必要となります。

特に、循環器疾患の患者や人工呼吸器装着患者の場合、水分過多は、心負荷の増大や人工呼吸器装着期間の延長など、さまざまな不利益を招きます。

水分量に関する明確な基準はありませんが、体重やiu-outバランスをみて総合的に判断します。

▶重症患者の消化・吸収機能は、低下している

重症患者は、炎症や薬剤の影響により、消化・吸収機能が低下していることがあります。そのため、消化態栄養剤（成分栄養：窒素源がアミノ酸やペプチドからなる吸収のよい栄養剤）を使用するなどの工夫が必要です。

なお、病態別経腸栄養剤の多くは、三大栄養素が通常と異なる割合で配合されています。投与時には、脂質や腎機能・肝機能などをモニタリングし、異常の早期発見に努めます[2]。

POINT 2
目標エネルギー量は、まず約25〜30kcal/kg/日で考える

重症患者への栄養プランニングにおいて、実臨床では、さまざまな障壁があります。

▶目標エネルギー量を算出する「決定的な方法」は、まだない

栄養プランニングには、目標エネルギー量の算出が不可欠です。わが国でも、これまでさまざまな算出方法が試みられてきましたが、いまだ最適な方法はわかっていません。

現在、臨床で用いられている代表的な算出法は、以下の3つです。

① 間接熱量計：信頼性はやや高い。しかし、機器が高価であり、一般的ではない。
② 25〜30kcal/kg/日：信頼性は低い。ただし、計算式が簡便で、臨床では使いやすい（図6）。
③ ハリス-ベネディクトの推定式：信頼性は低い。臨床で用いられているが、計算式が煩雑で、臨床で使いやすいとはいえない（図7）。

いずれも信頼性は高くないため、まずは目標エネルギー量を約「25〜30kcal/kg/日」で考え[3]、各種モニタリング値を参考にしながら投与量の漸増を図るのが現実的です（図6）。

図6 「25〜30kcal/kg/日」の使い方（例）

計算式
25〜30kcal/kg/日 × 体重（kg）

↓

<例>
体重60kgの患者の場合

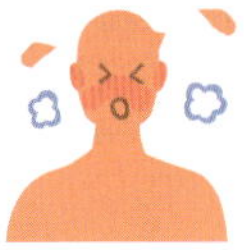

25〜30kcal/kg/日 × 60kg
＝ 1,500〜1,800 kcal/日

病態や安静度などにかかわらず、同じ式で算出できる

図7 「ハリス-ベネディクトの推定式」の使い方（例）

ハリス-ベネディクトの推定式から「基礎エネルギー消費量」を算出する

男性
基礎エネルギー量＝66.47＋[13.75×体重（kg）]＋[5.0×身長（cm）]
　　　　　　　　－[6.76×年齢（歳）]

女性
基礎エネルギー量＝655.1＋[9.56×体重（kg）]＋[1.85×身長（cm）]
　　　　　　　　－[4.68×年齢（歳）]

> 「基礎エネルギー消費量」は、生きていくために最低限必要なエネルギー量を指す

基礎エネルギー量を元にして、患者ごとの「必要エネルギー量」を算出する

必要エネルギー量＝基礎エネルギー量 × 活動係数 × 傷害係数

活動係数（activity factor）

活動状態	係数
寝たきり（意識低下状態）	1.0
寝たきり（覚醒状態）	1.1
ベッド上安静	1.2
ベッド外活動	1.3～1.4

> 活動係数と傷害係数は「通常より多くのエネルギーを要する要素」を指す

傷害係数（Injury factor）

重症度	係数	疾患
軽度	1.2	胆嚢・総胆管切除、乳房切除、小手術
中等度	1.4	胃亜全摘、大腸切除
高度	1.6	胃全摘、胆管切除
超高度	1.8	膵頭十二指腸切除、肝切除、食道切除
臓器障害	1.2＋1臓器につき0.2ずつup（4臓器以上は2.0）	
熱傷	熱傷範囲10%毎に0.2ずつup（Maxは2.0）	
体温	1.0℃上昇→0.2ずつup（37℃：1.2、38℃：1.4、39℃：1.6、40℃以上：1.8）	

計算方法〈例〉

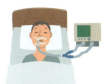

70歳、男性、身長160cm、体重60kg
- 消化管穿孔で緊急手術後、腹膜炎敗血症となった
- 人工呼吸器管理、寝たきり（意思疎通 可）、体温39.6℃
- 診断名：腹膜炎、急性腎不全、ARDS、肝機能障害

1. ハリス-ベネディクトの推定式から
　…基礎エネルギー量＝66.47＋[13.75×60]＋[5.0×160]－[6.76×70]≒1,219kcal
2. 活動係数
　…寝たきり（意思疎通 可）＝1.1
3. 傷害係数
　…術後（1.2）× 体温（1.6）× 臓器傷害（2.0）＝3.84
4. 上記1×2×3より
　…目標エネルギー量≒5,149kcal !?

> ハリス-ベネディクトの推定式は、重症であるほど傷害係数が高くなるため、目標エネルギー量が高くなりすぎる場合がある

▶三大栄養素の至適投与量は、病態によって微調整していく

至適目標エネルギー量が不明である以上、それをもとに算出する三大栄養素（糖質、脂質、タンパク質）の至適投与量も不明です。

しかし、まずは標準的栄養剤の配合「糖質50〜60％、脂質20〜30％、タンパク質15〜20％」で投与し、病態などに応じて漸増を図ります。

近年では、タンパク質を1.2〜2g/kg/日投与すると、よいアウトカムが得られると考えられています。

POINT 3
重症患者でも、腸が使えるなら、経腸栄養が第一選択

消化管は、生体内で最も大きな免疫臓器であると考えられています。

重症患者の絶食が持続すると、腸管粘膜絨毛の破綻や、消化管の運動障害に伴う腸内細菌のアンバランスが起こります。その結果、腸内細菌が腸管粘膜上皮を超えて全身へ移行するBT（bacterial translocation）が生じると考えられています（図8）[4]。そのため近年では、重症患者であっても「消化管が使用できるなら、不要な絶食は避けるべき」との考え方が主流となっています。

不要な絶食を避けるためには、基礎疾患の改善が最も有効です。集中治療の長期化が予測される重症患者であっても、早期経腸栄養を行うと、BTを予防し、感染性合併症の発症率を減少させる可能性があると考えられています。

図8　絶食による腸管バリア機能の破綻

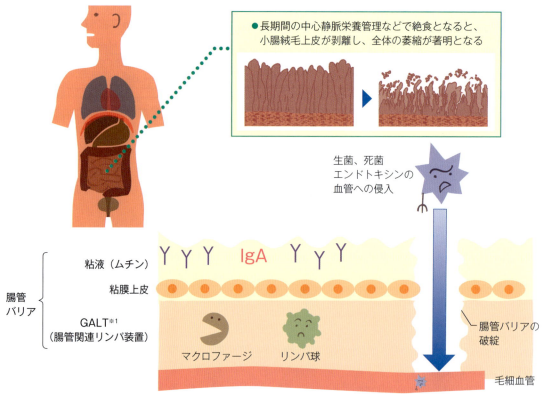

※1　GALT（gut-associated lymphoid tissue）：腸管関連リンパ装置
※2　BT（bacterial translocation）：バクテリアル・トランスロケーション

POINT 4
ICU入室後24〜48時間以内に経腸栄養をゆっくり投与する

▶投与開始は「すみやかに」が原則

　現時点で、重症患者の栄養管理で最も重要なのは、早期経腸栄養（ICU入室後24〜48時間以内の経腸栄養投与）であると考えられています。

　米国集中治療医学会の栄養ガイドライン[3]でも「循環動態が安定したと判断したのちにすみやかに経腸栄養を投与すべき」と書かれています。

▶投与量は「少しずつ増やす」のが原則

　もともと低栄養がなく、比較的若年の重症患者の場合、permissive under feeding（許容できる過少栄養）と呼ばれる投与方法が選択されます（図9）。これは、栄養開始初日から目標エネルギー量を全て投与するのではなく、1週間程度かけて目標エネルギー量の66％まで漸増していく投与方法です。この投与方法だと、過剰エネルギー供給を回避でき、よいアウトカムが得られる可能性があると考えられています[5]。

　しかし、わが国のICU入室患者の多くは高齢で、入室前から低栄養・やせの状態にあるため、目標エネルギー量より少ない栄養投与を、どの程度まで許容できるかは不明です。

　とはいえ、実臨床では、目標エネルギー量を漸増する投与方法が現実的で安全と考えられます。

図9　permissive under feedingの実際
体重50kg／目標エネルギー量25〜30kcal/kg/日の患者の場合
➡ 25〜30［kcal/kg/日］×50［kg］＝1,250〜1,500kcal/日
➡ 1週間で900kcal/日まで増量できたとすると、目標エネルギー量の60〜72％の投与となる

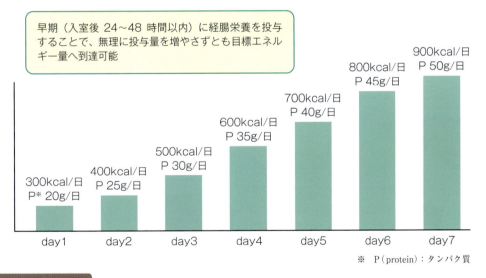

※　P（protein）：タンパク質

あわせて知りたい！

bacterial translocation
- bacterial translocationは、本来なら消化管内に存在している細菌・毒素が、血液やリンパを介して全身に移行する状態のことを指す。
- bacterial translocationが、敗血症などを引き起こした結果、多臓器不全に陥るとする考え方が、近年、注目されている。

13 栄養管理

観察ポイントとケア③
栄養評価:「疾患の改善と比例しているか」をみる

POINT 1
プレアルブミンの増減だけで栄養評価は行わない

呼吸や循環の評価と異なり、栄養管理では「栄養投与後、すぐに数値化できる」評価項目がありません。また、重症患者の栄養アウトカム評価は、基礎疾患や薬剤などに大きく影響されるため、画一的な判断は困難です。

わが国では、古典的に、栄養アウトカム評価項目としてアルブミンやプレアルブミンなどが使用されてきました。しかし、特に重症患者では、これらの項目は評価困難であるとの理由から、現在ではガイドラインでも推奨されておらず、理学所見や消化管機能などと合わせて総合的に判断すべきであると考えられています。

重症患者の場合、炎症や感染の消退後1～2か月かけて脂肪の合成やリハビリテーション(筋力増加)を行います。そのため、ICU入室期間中に栄養アウトカム評価を行うのは困難です(図10)。

しかし、基礎疾患が改善しているにもかかわらず栄養評価項目の改善がない(または悪化している)場合には、必要エネルギー量不足である可能性があります。その際には、投与エネルギー量や投与タンパク質量の増加が必要となります。

図10 タンパク合成の優先順位のシフト

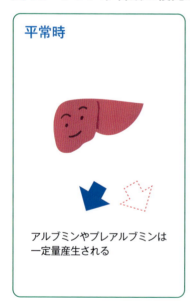
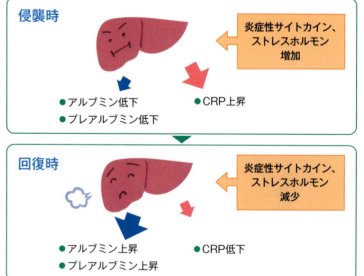

- 肝臓は、平常時には、アルブミンやプレアルブミンを合成している
- 侵襲によって炎症性サイトカインやストレスホルモンの刺激を受けると、肝臓は、急性相タンパク(CRP)の合成を開始する。そして、組織修復を優先させるためにアミノ酸(組織修復の原料)を節約しようとすることから、アルブミン合成が抑制される
- 炎症が治まり、サイトカインの刺激が消失すると、組織修復の必要性がなくなるため、CRPの合成が減少し、アルブミン、プレアルブミンの合成が回復する

【文献】
1) 寺島秀夫, 只野惣介, 大河内信弘：周術期を含め侵襲下におけるエネルギー投与に関する理論的考え方〜既存のエネルギー投与量算定からの脱却〜. 静脈経腸栄養 2009；24：1027-1043.
2) 海塚安郎：経腸栄養の基礎知識. 清水孝宏 編, 急性・重症患者ケア 2013；2（2）：290-301.
3) McClave SA, Taylor BE, Martindale RG, et al；Society of Critical Care Medicine.；American Society for Parenteral and Enteral Nutrition. Guidelines for the Provision and Assessment of Nutrition Support Therapy in the Adult Critically Ill Patient：Society of Critical Care Medicine（SCCM）and American Society for Parenteral and Enteral Nutrition（A.S.P.E.N.）. *JPEN J Parenter Enteral Nutr* 2016；40（2）：159-211.
4) 大熊利忠：経腸栄養法の適応と投与方法. 大熊利忠 編, キーワードでわかる臨床栄養 改訂版, 羊土社, 東京, 2011：157-168.
5) Choi EY, Park DA, Park J. Calorie intake of enteral nutrition and clinical outcomes in acutely critically ill patients：a meta-analysis of randomized controlled trials. *JPEN J Parenter Enteral Nutr* 2015；39（3）：291-300.

Column　プロバイオティクスとプレバイオティクス

　腸管は人体最大の免疫装置です。通常、健康な人では、小腸・大腸に生息している常在腸内細菌叢の働きによって神経内分泌系・免疫系が活性化され、食物繊維を基に腸管上皮細胞の栄養素である短鎖脂肪酸を生成することで、腸管のバリア機能を維持して炎症や感染を抑えています。

　しかし、重症患者の場合、炎症・感染などの侵襲により、腸管の機能異常や、腸内細菌叢のバランスが著しく変化して腸管バリア機能が破綻し、さらなる全身感染症へ移行すると考えられています。

　そこで、重症患者の悪化した腸内環境を改善することで、全身感染症への移行の予防を目的とした治療法がシンバイオティクスです。シンバイオティクスは、プロバイオティクスとプレバイオティクスの2つから成ります。

　プロバイオティクスは、乳酸菌・酪酸菌などの腸管にとって有用な生菌を投与する治療法です。ヨーグルトや乳酸飲料の他、整腸薬としても市販されているため、なじみ深いかもしれません。

　プレバイオティクスは、大腸の有用菌の増殖を選択的に増殖する難消化性食品で、食物繊維やオリゴ糖が含まれます。

　つまり、シンバイオティクスとは、生菌の投与・増殖促進を行って腸内環境を整え、腸管バリア機能を回復させようという治療法なのです。

　しかし、現時点で報告されている研究では、プロバイオティクスである生菌の種類や投与量、プレバイオティクスとの組み合わせ、疾患、重症度などが異なるため、重症患者においてのエビデンスは少なく今後の研究が期待されます。

（平敷好史）

14 体温管理

清水 祐

基礎知識
ICU入室患者には「セットポイント異常」が生じている

　私たちの身体は、外的な温度変化の影響を、すぐに受けることはありません。なぜなら、体内での熱放散と熱産生のバランスをとることで、体温を一定に保っているからです。

　外的な温度変化は、体表などの温度受容器（皮膚にある温点・冷点）で感知され、中継地点（TRPチャネル[※1]）を経由して、体温調節の中枢である視床下部へ伝わります。

　通常、体温（中枢温）は37℃±0.2℃の狭い範囲内に設定（セットポイント）され、この範囲に収まるように調整されています（図1）。しかし、そのバランスが崩れると高体温や低体温へと陥ります。

　つまり、体温は、体内で生じた異常によって変動するのです。

POINT 1
高体温は、機序によって「うつ熱」と「発熱」に分かれる

　高体温はうつ熱と発熱に区別されます（図2）。

▶うつ熱は「外界の温度＞セットポイント」によって生じる

　セットポイントより外界刺激の温度が高い状態をうつ熱といいます。

　うつ熱の場合、視床下部から熱放散の指令が出されます。すると生体は、意識的に衣服を脱ぐなど、暑さを回避する行動をとる（行動性体温調節）ことや、血管や汗腺が拡張して発汗する（自律性体温調節反応）ことで、体温を設定範囲内まで下げようとします。

▶発熱は「セットポイントの異常」によって生じる

　一方、発熱は、過大侵襲（感染・手術など）、外傷、重症頭部疾患（くも膜下出血など）、薬剤、悪性腫瘍、心血管疾患などによって生じます。

　過大侵襲によって活性化された免疫系細胞（白血球、マクロファージ）からは、免疫系情報伝達物質（サイトカイン）が放出されます。サイトカインが血液脳関門（blood brain barrier：BBB）の血管内皮細胞に作用すると、発熱と痛みの化学伝達物質であるプロスタグランジンE_2（prostaglandin E_2：PGE_2）が産生されます。PGE_2は、視床下部にある体温調節中枢に作用して、体温を上昇させます。これが体温のセットポイント上昇です。

　通常、末梢の体温とセットポイントに差があると、悪寒が生じます。そして、セットポイ

※1　TRPチャネル：温度感性チャネル（transient receptor potential）のこと。生体膜に存在する科学的・物理的刺激を感受するセンサーとして多様な生体機能のことをいう。

図1 体温調節：セットポイント

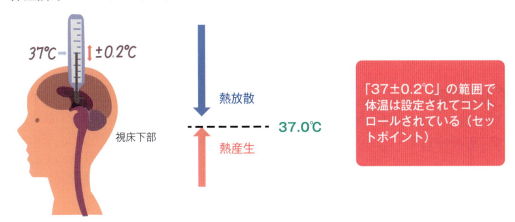

「37±0.2℃」の範囲で体温は設定されてコントロールされている（セットポイント）

図2 高体温：うつ熱と発熱

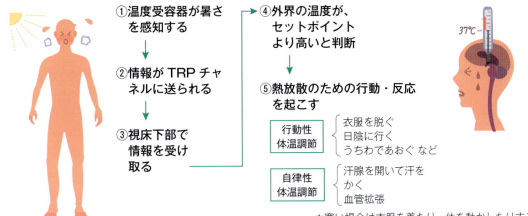

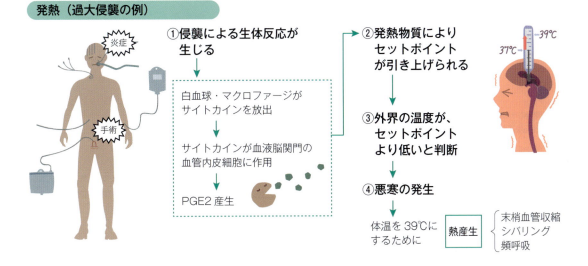

トまで体温を上げようとして末梢血管が収縮し、シバリングが生じることで熱産生が行われます。

発熱物質と作用機序は、発熱の原因によって異なります。

POINT 2
低体温も、機序によって2つに分かれる

体温低下の要因は、外界環境、術後（麻酔などの影響による）、低体温療法です。

これらの影響で低体温（中枢温の低下）が生じると、熱産生を促進させようとして、生体反応が生じます。

▶「うつ熱」と同じ機序で生じる低体温
（外界の温度＜セットポイント）

長時間寒い場所にいたり、外界環境の刺激（プールに入るなど）を受けたりして低体温になると、「うつ熱」と同様の機序で、視床下部に情報が送られます。その結果、意識的に衣服を着たり、体を動かしたりするなど、寒さを回避する行動をとります（行動性体温調節）。

同時に生体は、熱放散を抑制する方向にはたらきます。末梢血管や汗腺は収縮し、鳥肌（冷たい外気が皮膚表面に直接触れないように立毛筋が立つこと）が立ちます。

そして生体は、シバリング（筋肉の震え）によって熱産生を行い、体温を上げようとするのです。

▶「発熱」と同じ機序で生じる低体温
（セットポイント異常）

手術中の麻酔薬や筋弛緩薬、人工呼吸管理中に使用する鎮静薬などによって生じる低体温は「発熱」と似た機序で生じます。

これらの薬剤は中枢神経に作用するため、交感神経が抑制され、その結果、視床下部の体温調整機能も低下させてしまうのです。

そのため、体温が下がっていても、血管収縮やシバリングという生体反応が起きにくい状態となります。

POINT 3
保温もクーリングも、機序に合った方法でなければ逆効果

体温異常に対するケアは、異常のメカニズム（機序）に合った方法を選択しないと意味がないだけでなく、逆効果になりかねません。

例えば、発熱について考えてみましょう。

発熱は、白血球（免疫系細胞）が活性化し、発熱物質が産生されることで生じます。

しかし「高体温だから冷却しなければ」と画一的にクーリングなどを行うと、熱によって活性化される免疫系細胞のはたらきが抑制されてしまいます。

すると、抑制された免疫系細胞は、活性化しようとして、熱産生や熱放散のためにさらに代謝を行ってしまいます。

その結果、呼吸・循環系などに影響が及ぶこととなります。

あわせて知りたい！

プロスタグランジン
- 発熱や痛みを引き起こすプロスタグランジンは、アラキドン酸（細胞膜のリン脂質から遊離）がシクロオキシゲナーゼ（酵素）によって分解されることで発生する生理活性物質で、血圧低下、末梢血管拡張、血管凝集などの作用をもつ。
- 外因性発熱物質（ウイルス、細菌やその毒素）が体内に侵入すると、刺激を受けたマクロファージや好中球などが、サイトカイン（インターロイキン、腫瘍壊死因子、インターフェロンなど）を産生する。これらのサイトカインは、プロスタグランジン E_2 の産生を促進するはたらきをもつ。

観察ポイントとケア①

体温異常への対応：全身の酸素化と循環維持が最優先

14 体温管理

体温の上昇または低下に伴う症状を観察できると、どのようなケアが必要かを理解できるようになります。

そのため、クーリングは、セットポイントが下降しているタイミングを見計らって行うことが適切です。

POINT 1
発熱時のクーリングは、悪寒が収まり発汗がみられてから行う

発熱している間にクーリングすると生体はどのような反応を示すでしょうか。

身体が体温を上昇させている間に冷却すると、生体は、セットポイントまで熱を上昇させようとして、さらに代謝を亢進させ、酸素消費量を増大することになります。

その結果、生体はさまざまな反応を起こします。例えば、心拍数や血圧が上昇し、呼吸数も増加するなど、生体にとっては過負荷状態となってしまうのです（図3）。

POINT 2
低体温時、シバリングが生じたら、保温を検討する

中枢温が低下すると、生体は、熱産生を行うために交感神経優位となり、体温調節を行います。しかし、自律神経の調整が取れなくなると、体温低下が進行していきます（表1）。

中枢温が35℃以下になると、シバリングを起こして熱産生を増加させようとします。また、血管が収縮するため、末梢冷感の出現や、呼吸数・心拍数の増加がみられます。

中枢温が32℃以下になると、自律神経の調整が崩れはじめ、意識レベルの低下、呼吸数・

図3 発熱時にクーリングすると…

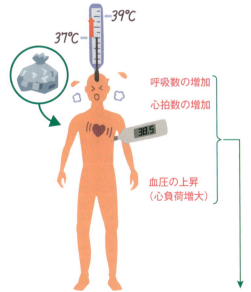

さらなる代謝亢進、酸素消費量増大による影響

表1 低体温で生じること

中枢温	生理学的変化
35℃ 軽度	● 健忘 ● 尿量増加 ● 血圧上昇 ● 血管収縮 ● 呼吸数・心拍数増加
32℃ 中等度	● 傾眠・意識レベル低下 ● 血圧低下 ● 筋硬直 ● カリウム低下 ● 咳嗽反射抑制 ● 呼吸数・心拍数減少 ● 心房細動・J波出現
28℃ 重度	● 昏睡状態 ● 瞳孔散大・対光反射の消失 ● 心室性不整脈の出現 ● 気道内分泌物の増加 ● 呼吸数の著明な低下
25℃	● 心静止　　● 呼吸停止

心拍数の低下、不整脈などが出現します。
　さらに低体温が進行し、中枢温が28℃以下になると昏睡状態や無呼吸に陥り、中枢温25℃以下では生命維持が困難な状況となります。
　そのため、術直後は、すみやかに患者の衣服を整えて掛けものをかけ、室温に配慮します。

寒暖差を引き起こすようなことは避け、手際よく身体観察を行うことも重要です。
　中枢温が35℃になった場合は、さらに保温が必要です。症状を観察しながら、保温専用機器（3M™ ベアーハガー™やウォームタッチ™、図4）などの使用を検討することも必要でしょう。

図4　温風式加温の体温管理装置（例）

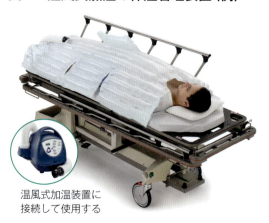

温風式加温装置に接続して使用する

3M™ ベアーハガー™ 術後用ブランケット315
3M™ ベアーハガー™ ペーシェントウォーミング Model 775（スリーエム ジャパン）

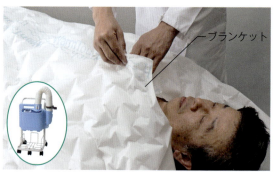

ブランケット

ウォームタッチ™（コヴィディエン ジャパン）

ホース排出口を塞がないようにし、温風が全身に送風されるように掛けものを調整するのがポイント

あわせて知りたい！

ICUでの体温測定法

- 体温は、測定する部位によって、測定値の信頼性も、測定の方法も異なる（表）。
- 重症患者の場合、持続的な体温測定が必要な場合や、るいそうや麻痺・輸液の急速投与の影響などによって、腋窩温以外の方法で体温測定を行う場合も少なくない。

表　体温測定部位とその特徴

部位		方法	メリット	デメリット
核心温	血液	サーミスタ内蔵の肺動脈カテーテル	最も正確 追従性にすぐれる	侵襲が大きい
	食道	食道下1/3の位置にプローブを留置	信頼性が高い	食道粘膜の損傷や穿孔のリスク 覚醒患者では使用が困難
	膀胱	サーミスタ内蔵の膀胱留置カテーテル	信頼性が高い 比較的簡便	尿量が少ないと体温が不正確
	直腸	プローブを直腸内に留置	比較的簡便	感染の伝播、腸管穿孔のリスク 中枢温より0.2～0.3℃高く表示される
	鼓膜	赤外線温度計を外耳道に挿入	簡便	訓練が必要 血液温と相関がよくない
外殻温	皮膚	腋窩にプローブを当てる	安価で簡便	不正確

里井陽介：重症患者において最も正確な体温測定とは？．ICNR 2016；3（4）：88．より引用

観察ポイントとケア②

低体温療法：代謝・循環の抑制による弊害に注意

POINT 1
低体温療法は脳を保護するために実施する

　前述のように、体温が上昇する（発熱物質が体温調節中枢に作用する）と、脳の代謝は亢進します。

　逆にいえば、低体温の状態であれば、代謝や酸素消費量を抑えることができ、損傷している脳や心臓などへの障害を最小限にできる、ということです。そのため、低体温療法は、脳保護（頭蓋内圧が亢進し、脳虚血や低酸素状態とならないようにすること）を目的として行われます。

　低体温療法は、短時間に全脳虚血になった症例で効果が期待できます。アメリカ心臓協会のガイドライン（2010）では「心室細動からの蘇生後における意識障害」を低体温療法の適用としています。

　また、重症頭部疾患での頭蓋内圧亢進を抑制するために行うこともあります。

POINT 2
低体温療法の合併症は循環不全・呼吸不全・易感染である

　低体温療法は、自動温度調節機能を備える冷却パッド（ArcticSun_{アークティックサン}、図5）を体表面積に応じて貼付し、設定温度まで冷却する治療法です。

　低体温療法には弊害も伴うため、注意深く観察する必要があります。

▶低体温療法の弊害①：循環不全と不整脈

　体温が低下すると、自律神経調節がはたらくことによって、以下のような生体反応が生じます。

図5　低体温療法に用いる体温管理装置（例）

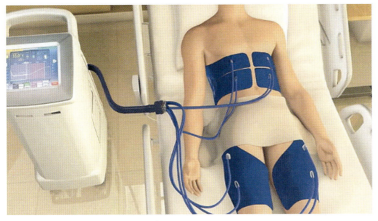

- 冷却、平熱維持を行うことができる体温管理装置
- 循環水温を一定にコントロールすることで、安定した体温維持が可能となる

Arctic Sun 5000（アイ・エム・アイ）

低体温療法実施時は、患者体温と水温の経時変化をトレンド表示で確認することが重要

①末梢血管の収縮
　交感神経が優位になり、カテコールアミンが放出されてα受容体が刺激されます。すると、重要臓器への血流を維持しようとして、末梢血管が収縮します。

②心拍出量の低下
　頻脈となって心拍出量が増加します。
　しかし、低体温が進行すると、徐脈になって心拍出量が低下します。

③尿量の増加
　抗利尿ホルモン（antidiuretic hormone：ADH）の分泌が低下するため、腎臓で水とNaの再吸収ができなくなり、尿量が増加します。

④血圧の低下
　侵襲による炎症伝達物質が血管透過性を亢進させることで、さらに循環血液量が減少して血圧が低下します。

⑤不整脈
　生命活動に必要なエネルギーであるATP産生ができなくなります。

すると、ATPを分解したエネルギーを使って活動しているナトリウムカリウムATPチャネル（カリウムとナトリウムをコントロールするチャネル）の活動が低下してしまいます。
　その結果、細胞内のカリウムが低下し、不整脈が誘発されやすくなります。

▶低体温療法の弊害②：呼吸不全
　低体温療法中は鎮静薬や筋弛緩薬を投与するため、呼吸筋抑制や咳嗽反射の抑制が生じます。
　また、冷却パッドを胸郭に貼付するため、胸郭運動の制限や体位制限も生じます。それに伴い、気道分泌物の貯留から、肺炎や無気肺、肺水腫など呼吸器合併症をきたします。

▶低体温療法の弊害③：易感染による敗血症、高血糖
　低体温状態となると、免疫反応が低下し、易感染状態となります。
　腸管運動が抑制されるため、bacterial translocation（腸管内細菌が粘膜バリアを通過して体内に移行してしまうこと）が生じ、敗血症の発症や、耐糖能異常による高血糖を引き起こします。

【文献】
1) 池松裕子：クリティカルケア看護の基礎 生命危機状態へのアプローチ．メヂカルフレンド社，東京，2003：297．
2) 坂口達哉：解熱薬のデメリットとクーリングのメリット．重症集中ケア2016；15（5）：27-32．
3) 露木奈緒：体温管理のアプローチ．道又元裕 編，ICUディジーズ，学研メディカル秀潤社，東京，2013：235-242．
4) 森岡宣伊：体温管理．重症集中ケア2016；13（4）：98-107．
5) 根岸千晴：ICUにおけるさまざまな体温管理法の是非とお勧めの方法．重症集中ケア2016；13（4）：114-121．
6) 吉永和正 編：救急・ICUですぐに役立つガイドラインこれだけBOOK．エマージェンシーケア2014；新春増刊：33-47．
7) 藤野智子：クリティカルな状態の患者の代謝・内分泌機能と看護．池松裕子 編，クリティカルケア看護Ⅱアセスメント看護ケア，メヂカルフレンド社，東京，2011：299-301．

あわせて知りたい！

低体温療法の流れ

- 低体温療法は、導入期、維持期、復温期の3期に分けられる。
  - **導入期**：導入開始から3時間以内に、目標体温まで下げることが推奨されている。冷却した輸液の急速投与や、筋弛緩薬の併用が行われる場合もある。
  - **維持期**：目標温に到達してから24～48時間、32～34℃を維持するのが一般的である。脳モニタリング（ICPなど）下で行うのが理想的である。ケアや処置は短時間ですませ、長時間、外気に皮膚が触れないようにすることが大切である。
  - **復温期**：「10時間で2℃」または「1日当たり1℃」の速度で復温していくのが一般的である。脳温の上昇に伴って、頭蓋内圧亢進が起こりやすいため、注意深い脳神経モニタリングが重要となる p.220。
- 体温を下げすぎると合併症のリスクが高まるため、目標深部体温は32～34℃とすることが推奨されている。

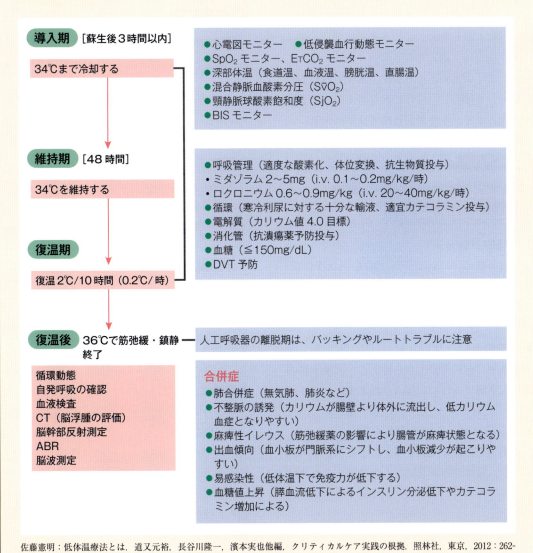

佐藤憲明：低体温療法とは．道又元裕，長谷川隆一，濱本実也他編，クリティカルケア実践の根拠．照林社，東京，2012：262-263. より引用

15 ドレーン管理

松田勇輔

基礎知識

ドレーン排出物の状況から、術後の異常を察知する

ICUには、ドレーンを挿入されている患者が日常的に入室します。

ドレーンは、挿入される部位・目的によって、管理のポイントが異なります。本項では、胸腔ドレーンを中心に、ICUにおけるドレーン管理と看護のポイントを解説します。

POINT 1
ドレーンの目的は「治療」「予防」「情報収集」の3つ（図1）

▶治療的ドレーン

気胸の際の脱気をはじめ、外傷や消化管穿孔・腹膜炎などで貯留した血液や膿・消化液の排出を促すために挿入されます。

▶予防的ドレーン

手術後の血液や滲出液を排出し、感染や臓器障害を予防するために挿入されます。

▶インフォメーションドレーン

手術後の出血や、縫合不全による消化液の漏出など、異常の有無を知るために挿入されます。

POINT 2
ドレナージの分類は、先端が「閉鎖されているかどうか」で分かれる

ドレナージは「先端が外界と交通しているか」によって、以下の3つに分けられます（図2）。

▶開放式ドレナージ

創部にドレーンを留置し、ドレーンの端は開放したままドレナージを行う方法です。

ドレーンの端はガーゼなどで覆います。

▶半閉鎖式ドレーン

開放式ドレーンの端をドレーンパウチなどで覆い、外気との接触を軽減させる方法です。開放式ドレナージと比べ、逆行性感染のリスクを軽減できるのがメリットです。

▶閉鎖式ドレナージ

ドレーンを排液バッグや吸引機に接続することで、閉鎖環境を維持した状態でドレナージを行うものです。開放式と比べ、感染のリスクが低くなります。

閉鎖式ドレナージは、サイフォンの原理を利用した受動的ドレナージ、陰圧をかけて持続的に吸引を行う能動的ドレナージに分けられます。

図1　ドレーン挿入の目的

治療的

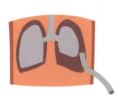

気胸により貯留した空気や、血液・膿・消化液の排出

予防的

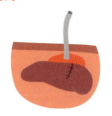

手術後の血液や滲出液を排出し、感染や臓器障害を予防

インフォメーション

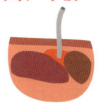

排液の変化により、外から見えない体内の異常の有無を察知するドレーン

図2　ドレナージの種類

開放式と半閉鎖式

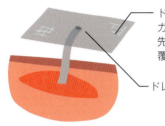

- ドレーンの端はガーゼなどで覆う　先端をパウチなどで覆えば「半閉鎖式」
- ドレーンの端は開放する

閉鎖式

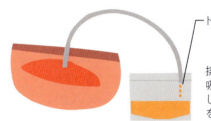

- ドレーン排液
- 排液バッグや吸引機に接続し、閉鎖環境を維持

あわせて知りたい！

サイフォンの原理

- チューブを介し、高いほうから低いほうへ、液体が移動する現象を**サイフォンの原理**という。
- 受動的ドレナージは、排出を促す方法として**サイフォンの原理**を利用しているため、排液バッグを**患者の体より低い位置**に設置する必要がある。

サイフォンの原理

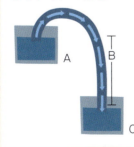

CがAより低い位置にあることにより、Bの水位の差が生じ、AからCに水が移動する

→ この原理を利用して…

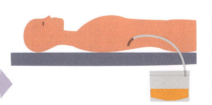

留置位置と排液バッグの水位差を利用し、ドレナージする

15 ドレーン管理

観察ポイントとケア①
胸腔ドレーン：「気泡」「呼吸性変動」に注意して観察

POINT 1
まずは「胸腔」という特殊環境を理解する

胸腔ドレーンは、胸腔に留置するドレーンです。胸腔の臓器の手術（肺切除術、食道切除術など）を行った場合や、胸腔に水分や空気が貯留した場合（気胸、胸水）に留置されます。

▶ **胸腔は、他の部位と異なり「常に陰圧」である**

正常な胸腔に空気は存在せず、陰圧になっています。

そのため、開放式ドレナージや、胸腔ドレーンシステムを使わず排液バッグにつないでしまうと、胸腔に空気が逆流し、肺が虚脱してしまいます。なぜなら、空気は、圧の高いほうから低いほうへ流れ込むためです。

胸腔ドレーンシステムは、以下に示す3つの部屋に分かれています（図3）。
① **排液部**：胸腔からの排液をためる部位
② **水封室**：滅菌蒸留水を入れることで、胸腔と外界を遮断し、胸腔への空気の逆流を防止する（ウォーターシール）
③ **低圧持続吸引部**：注入する滅菌蒸留水の水位により、吸引圧を調節し、胸腔を一定の陰圧に保つ

図3 胸腔ドレーンのしくみ

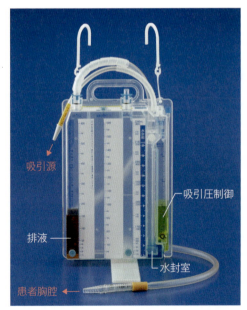

チェスト・ドレーン・バック着脱型
（住友ベークライト）

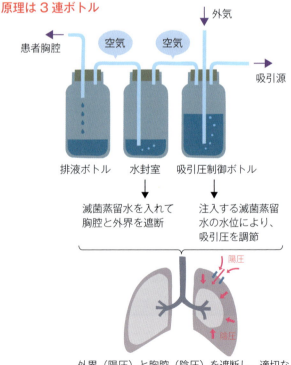

外界（陽圧）と胸腔（陰圧）を遮断し、適切な吸引圧を保たないと、肺虚脱が生じてしまう

POINT 2
水封室の「気泡」に注意して観察する

▶排液目的なら「気泡なし」が正常

　肺から漏れた空気がドレーンに伝わり、水封室から気泡が出ることを、バブリングといいます(図4)。

　排液目的で胸腔ドレーンを行っている患者にバブリングがみられたら、注意が必要です。咳嗽や息こらえによって、バブリングがなくなる場合は、肺からの空気の漏れを疑います。

　また、咳嗽や息こらえを行ってもバブリングがなくならない場合は、回路リーク(ドレナージシステムの接続外れや損傷)などにより、空気が外部より侵入している疑いがあります。

▶脱気目的なら「気泡あり」が正常

　一方、気胸に対するドレナージは、胸腔の脱気目的で胸腔ドレーンを挿入しているため、バブリングが出現するのが通常です。そのため、バブリングが消失した場合は、ドレーンの閉塞を疑います。

　しかし、バブリングは、気胸の軽快に伴って、徐々に消失していくものです。そのため、バブリングの有無を経時的に観察し、日々、X線写真によって肺の状況を確認することも重要です。

図4　バブリング

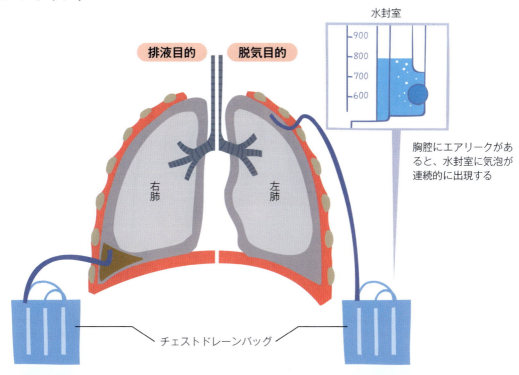

胸腔にエアリークがあると、水封室に気泡が連続的に出現する

- 気胸のドレーン挿入経路は、前胸部鎖骨中線第2肋間から肺尖部
- 手術時のドレーン挿入経路は前〜中腋窩線上の第6〜8肋間から肺尖部

15 ドレーン管理

> **POINT 3**
> 水封室の「呼吸性変動」に
> 注意して観察する

　水封室の呼吸性変動のことをフルクテーションといいます（図5）。

▶呼吸性変動は、「自発呼吸」か「人工呼吸」かで異なる

　自発呼吸のある患者の場合、水封室の水は、吸気時に上昇し、呼気時に下降します。一方、人工呼吸（陽圧換気）の患者の場合、水封室の水が、吸気時に下降し、呼気時に上昇します。

▶呼吸性変動の消失は閉塞のサインである

　フルクテーションが消失した場合には、まず、ドレーンの閉塞を疑います。
　また、肺が拡張し、胸腔のスペースがない場合にも、フルクテーションの消失が生じます。

図5　フルクテーション

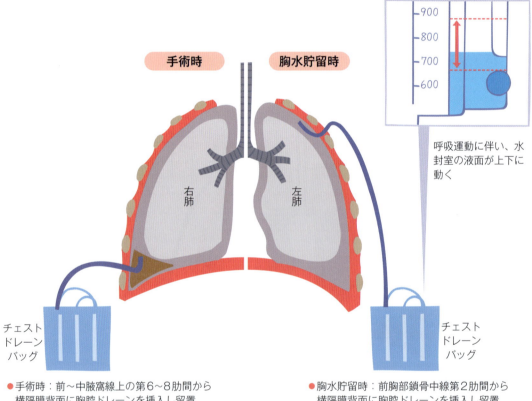

呼吸運動に伴い、水封室の液面が上下に動く

●手術時：前〜中腋窩線上の第6〜8肋間から横隔膜背面に胸腔ドレーンを挿入し留置

●胸水貯留時：前胸部鎖骨中線第2肋間から横隔膜背面に胸腔ドレーンを挿入し留置

- 肺が拡張し、胸腔のスペースがなくなると、フルクテーションは消失する
- 肺切除などでスペースが大きくなると、フルクテーションも大きくなる

観察ポイントとケア②
腹腔ドレーン：「どこを監視するか」で挿入部位が異なる

POINT 1
留置部位は「体液の貯留しやすい部位」と「切離面」や「吻合部」

腹腔ドレーンは、行われる治療や術式によって留置部位が異なります。特に、胆肝膵・食道手術では、留置されるドレーンが多くなります。

ドレナージを適切に行うため、体液の貯留しやすい部位にドレーンを留置します（図6）。
消化器手術の場合には、上記に加え、臓器の切離面や吻合部にもドレーンを留置します。
まずは「ドレーンがどこに留置されているのか」を確認することが重要です。

図6 腹部のドレーン：体液が貯留しやすい部位

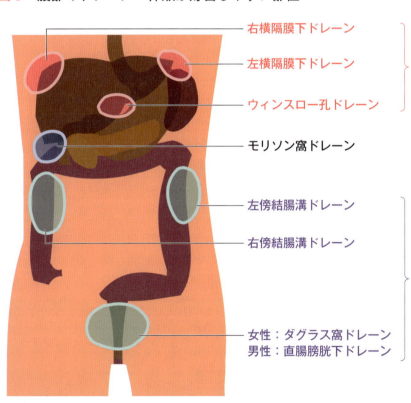

消化器の手術では、上記の「体液が貯留しやすい部位」に加え、消化管吻合部や臓器の切離面にドレーンを留置する

観察ポイントとケア③

脳神経系ドレーン:「わずかな圧変化」が生命危機に直結する

脳神経外科領域のドレーンは「髄液の排液を目的とするもの」と「それ以外のもの」の2つに分けられます。

ここでは、髄液の排液を目的とするドレーンについて解説します。

POINT 1
脳室ドレーンの役割は「頭蓋内圧のコントロール」である

▶頭蓋内圧の上昇は生命の危機に直結する

成人の場合、髄液の産生量は1日450〜500mL程度、全髄液量は約150mLです。つまり、髄液は、1日に3回入れ替わりながら循環しているのです(図7)。髄液の循環が妨げられたことで生じるのが水頭症です。

頭蓋内圧は、通常10〜15cmH₂Oで一定に保たれています。しかし、水頭症や出血・腫瘍などが生じると、頭蓋内圧は上昇していきます。頭蓋内圧が血圧より上昇すると、頭蓋内還流圧が0となり、脳への酸素供給が絶たれてしまいます。

また、腫瘍や血液(出血による)が頭蓋内を占拠すると、さまざまな神経を圧迫し、機能障害をきたします。そして、脳幹部を圧迫する脳ヘルニアに移行すると脳幹の機能障害を引き起こし、呼吸停止などが生じて生命を維持することが困難になるのです。

そのため、髄液の排液を行い、頭蓋内圧をコントロールすることが髄液ドレナージの大きな役割となります。

図7 髄液の循環

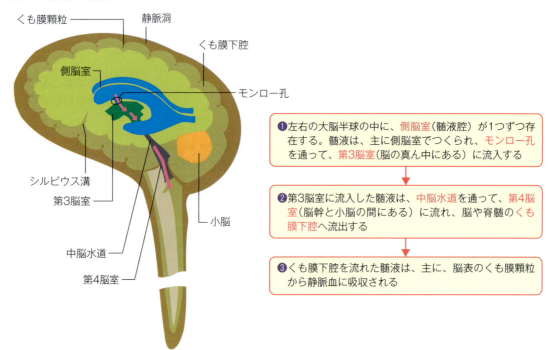

❶左右の大脳半球の中に、側脳室(髄液腔)が1つずつ存在する。髄液は、主に側脳室でつくられ、モンロー孔を通って、第3脳室(脳の真ん中にある)に流入する

❷第3脳室に流入した髄液は、中脳水道を通って、第4脳室(脳幹と小脳の間にある)に流れ、脳や脊髄のくも膜下腔へ流出する

❸くも膜下腔を流れた髄液は、主に、脳表のくも膜顆粒から静脈血に吸収される

▶ ドレナージ圧を変動させないように「高さ」に注意して管理する

髄液ドレナージを目的とするドレーンは、脳室ドレーン、脳槽ドレーン、腰椎ドレーン（スパイナルドレーン）の3種類です（図8）。

頭蓋内圧の正常値は10〜15cmH₂Oですから、髄液ドレナージはこの圧を保つために行われます。当然、ドレナージ不良によって頭蓋内圧が亢進することは危険ですが、髄液の過剰排出によって低髄圧症が生じると、出血をきたす危険もあります。そのため、髄液ドレナージは、回路を組んで、圧設定をしながらドレーン管理を行います。

ドレーンの圧設定は、主に外耳孔からの高さで指示されます（図9）。「高さが変わる＝圧力が変わる」ことになるため、体位変換やリハビリテーションなど、頭部の位置を変えるケアを行うときにはドレーンを一時的にクランプし、終了後に再設定してからクランプを開放することで、ドレナージの過不足が生じることを防止します。

図8　髄液ドレナージの種類

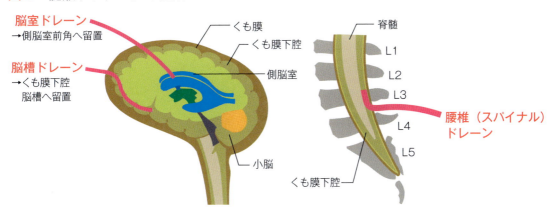

図9　ドレーンの圧設定（脳室ドレーンの場合）

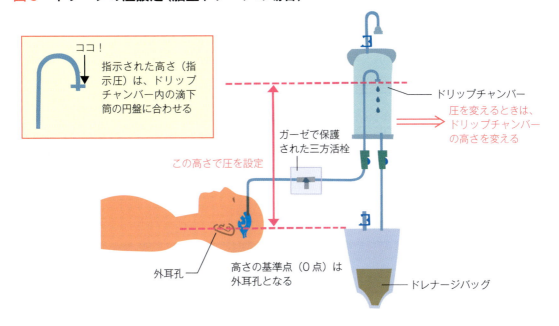

観察ポイントとケア④
「排液の性状」「刺入部」「固定状況」は必ず確認する

POINT 1
排液の「量・性状」は、経時的にアセスメントする

ドレーン管理では、排液の量と性状変化を観察することが大切です。

胸腔や腹腔をはじめとする体内の空間には、問題がなければ出血もありません。そのため、通常は血漿成分（薄い黄金色）が引けてきます。術直後などで出血があれば血液（赤）が引けますし、感染を起こしていれば膿様の排液（濁り、異臭を伴う）が引けてきます（図10）。

ここで重要なのは「そのとき」に引けた排液の量・性状だけで評価しない、ということです。「どのように変化しているか」を見逃さず、その原因を考えなければなりません。そのため、性状や量が変化したら、併せて炎症反応や貧血の進行がないか、検査データも確認することも必要です。

例えば、「それまでは漿液性だった排液の血性度が急に増した」場合は、出血を疑います。「急に排液量が増えた」場合は、体位の変化によってたまっていた排液がドレナージされた可能性も考えられます。

図10　ドレーン排液の性状と考えられる異常

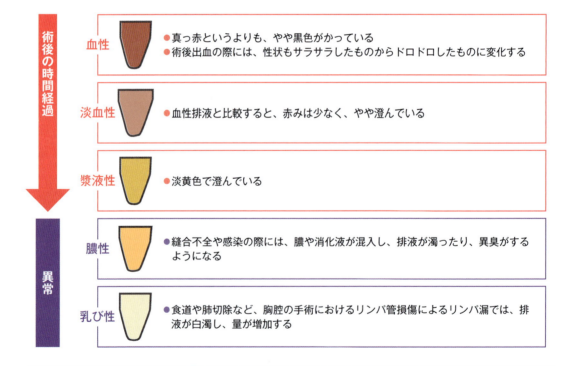

薄まった血性度が再び濃くなり、血性度の強い排液の量が100mL/時を超えるような場合は、術後の出血が疑われるので、医師へ報告、検査データの確認をする必要がある

刺入部の「出血」「感染徴候」を見逃さない

　ドレーン留置は、皮膚を傷つけて行う観血的処置です。そのため、出血や感染を起こすことがあります。そのため、ドレーン刺入部の出血の有無や、発赤・熱感・腫脹・膿の付着の有無など、感染徴候がないか確認しましょう。

　また、排液が減少するなど、留置の意味が薄れてきている場合には、医師に抜去の時期を確認するなど、早期抜去に向けたはたらきかけも、予防的介入として必要です。

計画外抜去を防ぐためには「固定状況」の確認も重要

　ドレーン管理では「計画外抜去が生じないような固定がなされているか」を確認することも重要です。計画外抜去は、瞬間的にすべて抜けてしまう場合だけでなく、少しずつ抜けてくる場合もあるため、注意が必要です。

　そのため、ドレーンと皮膚にはマーキングをしておき、位置がずれていないかを確認します。X線写真の撮影を行った際には、先端の位置を確認し、適切な位置に留置されているか、ずれが生じていないかを確認します。

　確実な固定方法を図11にまとめます。

図11　ドレーン固定の方法（例）

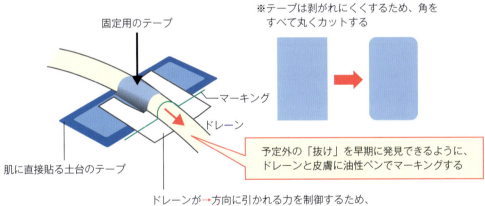

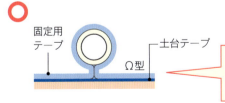

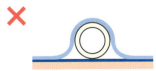

POINT 4
常に気にかけ観察することでトラブルを未然に防ぐ

ドレーン管理のポイントとして、排液の性状や固定・屈曲の有無について観察の重要性を列挙してきました。では、具体的に、どのような**タイミング**で観察すればよいのでしょうか。

患者が目を覚ましている日中であれば、患者に声をかけて刺入部などを観察することも容易です。しかし、夜間、患者が眠っているタイミングではどうでしょう？「眠っているのに、布団をめくって観察するのは申し訳ない…」と躊躇した経験がある方も多いと思います。

患者の睡眠や安楽を確保することは、もちろん重要です。しかし、**術直後やドレーン挿入直後**は、術後出血があったり、ドレーン屈曲の影響で適切なドレナージができずに刺入部から排液が漏れ出たりするなど、異常が生じやすいタイミングです。

当然のことながら、トラブルは早期に発見し、早期に対応することで、患者への影響は少なくなります。そのため、手術直後や挿入直後の夜間は患者がたとえ眠っていても、**1〜2時間に1回**はドレーンの刺入部まで確実に観察する必要があります。

確実に観察するためには、患者に理解と協力を得ることも重要です。消灯前や手術前にオリエンテーションを行っている施設では、オリエンテーションの際に「たとえ夜間であっても異常の有無を観察する」ことを伝えておくと、患者からの理解も得られやすくなります。

観察ポイントとケア⑤
安全で苦痛ないドレーン管理をしながら離床を進める

POINT 1
屈曲・ねじれを解消し、スムーズなドレナージを促す

ドレーンは、文字どおり、ドレナージができていなくては意味がありません。そのため、ドレーンの**屈曲**や**ねじれ**が生じて、ドレナージを妨げていないか確認します。

固定位置にも気を配り、流出を妨げないような位置を選択してください。

POINT 2
ドレーン留置中でも、できるだけ離床を図る

手術の際には、時として、多くのドレーンが留置されます。しかし、安静にする必要がなければ、**離床**を進める必要があります。術式によっては、術後1日で「安静度フリー」となることも少なくありません。

ドレーン挿入中に離床を進める場合には、十分な**マンパワー**を確保し、**事故抜去**や**転倒**が生じないよう、安全を担保することが大切です。

マンパワーを確保し、安全に離床を進めるためには、事前に**手順**や**実施時間**についてよく話し合い、確認し合うことが重要です。

POINT 3
「ドレーンは痛みを伴うもの」としてとらえる

ドレーン留置は観血的な処置であり、**痛み**が生じることがあります。例えば、胸郭を介して挿入される**胸腔**ドレーンは、呼吸のたびに動きが生じるため、患者によっては強い痛みを訴えます。

痛みの感じ方は人によって違います。ほとんど痛みを訴えない患者もいますが、痛みが生じ

ることを前提に、あらかじめ医師と相談しておき、必要なときに、すぐに鎮痛薬を使用できるように備えておく必要があります。

【文献】
1) 石部麻美：胸腔ドレーン管理．道又元裕 編，ICUビジュアルナーシング．学研メディカル秀潤社，東京，2014：270-274．
2) 佐藤憲明 編：ドレーン・チューブ管理&ケアガイド．中山書店，東京，2014：2-11，56-59．
3) 道又元裕 編：ドレーン管理デビュー．学研メディカル秀潤社，東京，2015：10-12，113-120．
4) 手塚康裕，長谷川剛，遠藤俊輔 他：胸腔ドレナージ：気胸，胸水．永井秀雄，中村美鈴 編，ドレーン&チューブ管理マニュアル．学研メディカル秀潤社，東京，2011：45-48．
5) 窪田敬一 編：ドレーン・カテーテル・チューブ管理完全ガイド．照林社，東京，2015：38-47，58-66．

Column　改めて胃管について考えよう

胃管は、一般病棟でも頻繁に見かける体内留置物です。胃管留置の目的は、主に、以下の2つです。
①注入：経口摂取ができない患者に対し、内服薬や栄養を注入（主に胃カテーテルを使用）
②減圧：胃などにかかる圧を逃がす（主にセイラムサンプチューブを使用）

■「チューブ」に関する注意点

セイラムサンプチューブは短期間の留置用であり、2週間を超えて使用することはできません。しかし、減圧用に設計されているため、持続吸引などの治療を行うことも可能です。チューブはポリ塩化ビニル製ですが、チューブを柔らかくするために可塑剤を含んでおり、使用開始後1週間ごろより可塑剤が溶出し、チューブの硬化が生じるとされています。栄養などの注入に使用すると、可塑剤の溶出が促進され硬化が促進することもあります。つまり、減圧以外の目的で使用したり、長期間留置をしたりすると、消化管や鼻腔の出血を引き起こす可能性がある、ということです。

一方、胃カテーテルは、内服薬や栄養の注入を主な目的とした留置物です。シリコン素材で、セイラムサンプチューブより柔らかく、留置後使用できる期間は30日以内となっています。

■「管理・ケア」のポイント

注入目的の胃管は、通常、盲目的に挿入し、X線撮影を行って位置を確認します。しかし、減圧目的の場合には、目的とする場所に正確に挿入する必要があります。

例えば、食道がん術後の場合には、吻合部にかかる圧を逃がしたいので、吻合部に正確に挿入する必要があります。そのため、計画外抜去が生じた場合には、盲目的な再挿入は行わず、X線透視を行いながら再挿入を行う必要があります。

つまり、日常的な管理においても、外科的治療後など減圧目的に挿入されている胃管に関しては、1cm単位のずれもないように管理する必要がある、ということです。

（松田勇輔）

16 脳神経モニタリング

高橋悠葵

基礎知識
脳神経障害は「生命の危機」や「生活機能障害」に直結する

脳・神経系は、全身の機能を司る中枢器官であり、その障害は生命の危機を招きます。

脳・神経系の障害は、しばしば不可逆性で、生活機能障害を後遺することが少なくありません。そのため、障害の発生予防・早期発見・早期対応が重要となることから、脳神経モニタリングが必要となります。

脳細胞は、低酸素や低血糖に脆弱です。また、脳に器質的な障害があると、体温異常や電解質異常も生じます。

そのため、脳神経モニタリングは、呼吸・循環動態の変動や、代謝の変動（高・低血糖、高・低体温、ナトリウム異常など）がある患者や、すでに脳損傷がある患者に対して実施します。

POINT 1
まずは意識の構成要素「覚醒」「認知」を理解する

意識清明とは、覚醒し、自己の状態や周りの状況がよくわかっていることを意味します。

▶覚醒には脳幹網様体がかかわる

覚醒は、中脳・橋・延髄背側に分布する脳幹網様体が、間脳（視床、視床下部）を介して広く大脳皮質を刺激することで得られます。

▶認知には大脳皮質がかかわる

脳幹網様体から大脳皮質に向かう経路を上行性網様体賦活系（ascending reticular activating system：ARAS）といいます。

認知は、ARASからの広範な両側大脳皮質への刺激によって注意力が増し、感覚刺激に対する反応が増強することで、得られます。

▶覚醒の維持には網様体賦活系がかかわる

なお、大脳皮質は、ARASによって刺激される一方、フィードバック機構によって網様体賦活系を再活性化することで、覚醒状態を維持します（図1）。

ARASには、多くの神経伝達物質が関与しています（表1）。つまり、意識の維持には、これらの神経伝達物質がかかわっているのです。

> 上行性網様体賦活系の多くは、脳幹部のモノアミン（アドレナリン、ノルアドレナリン、ドーパミン、セロトニン、ヒスタミン）作動性およびコリン作動性ニューロン（アセチルコリン）で構成されている

図1 意識のメカニズム

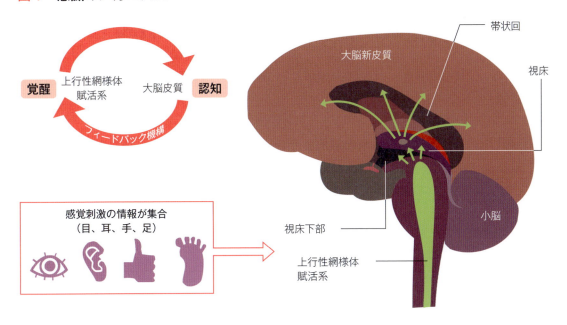

表1 覚醒に関与する神経伝達物質

神経伝達物質	部位（起始部）	投射部位	作用	
ノルアドレナリン	青斑核（橋）	大脳皮質・間脳・脳幹・脊髄など 中枢神経の全領域	覚醒の誘発（Achと共同）、注意の促進、GABA※作動性神経の抑制（➡覚醒の維持）	
アセチルコリン	橋中脳被蓋（背外側被蓋、脚橋被蓋）	視床－皮質系	大脳皮質の活性化	
	大脳（前脳）基底部	大脳皮質		
ドーパミン	黒質-線条体	尾状核、被殻	運動調節	覚醒の誘発
	中脳-皮質-辺縁	側坐核、辺縁系、海馬、前頭前野	認知や感情	
セロトニン	脳幹（中脳）の縫線核	大脳皮質に多くの上行性の投射	覚醒の誘発、レム睡眠の抑制	
		脊髄への下行性の投射	運動の制御	
オレキシン	外側・後部視床下部に限局	中枢神経の多くの領域に興奮性の神経投射	睡眠-覚醒調節機構のコントロール、覚醒レベルの上昇	
ヒスタミン	視床下部にある乳頭結節核	大脳皮質、視床、線条体、扁桃体、海馬、前脳基底部、青斑核、縫線核など	覚醒の維持、記憶、不安、自律神経系、ストレス反応、痛みの抑制、食欲など	

※GABA：γアミノ酪酸（抑制性アミノ酸）、GABA作動性神経は睡眠調節に重要である。
藤木通弘：睡眠・覚醒の薬理学的調節機構．浜松大学保健医療学部紀要，1（1）．を参考に作成

POINT 2
意識障害の原因は、脳血管障害だけではない

意識障害は、脳幹網様体から大脳皮質に向かう上行性網様体賦活系の障害や、大脳皮質の障害によって生じます。

意識障害の原因となる病態は、脳血管障害に限りません。大脳半球全体が障害されるような病態でも、意識障害は起こりえます（表2）。

表2　AIUEO TIPS：意識障害の鑑別診断を覚えやすくリストにしたもの

A	Alcohol（アルコール）
I	Insulin（低血糖）
U	Uremia（尿毒症）
E	Encephalopathy（脳症）、Endocrinopathy（内分泌疾患）、Electrolytes（電解質異常）
O	Oxygen（低酸素血症）、Opiate（薬物中毒）
T	Trauma（頭部外傷）、Temperature（高・低体温）
I	Infection（感染症）
P	Psychiatric（精神疾患）、Porphyria（ポルフィリア）
S	Stroke/SAH（脳血管障害）、Seizure（けいれん重積）、Syncope（失神）、Shock（ショック）

表3　12対の脳神経

脳神経		部位	機能	主な異常
Ⅰ（嗅神経）	感覚神経	大脳半球	嗅覚	嗅覚脱失、幻臭
Ⅱ（視神経）	感覚神経	間脳、大脳半球	視覚	視力障害、視野障害
Ⅲ（動眼神経）	運動・感覚神経	中脳	眼球運動	眼瞼下垂、複視、瞳孔不同、散大
Ⅳ（滑車神経）	運動神経	中脳	眼球運動	内下方注視障害
Ⅴ（三叉神経）	運動・感覚神経	橋	顔面の感覚、顎の運動	顔面の感覚障害、咀嚼筋の運動障害
Ⅵ（外転神経）	運動神経	橋	眼球運動	外側への眼球運動障害
Ⅶ（顔面神経）	運動・感覚神経	橋	顔面の運動	顔面麻痺、閉眼不能
Ⅷ（聴神経）	感覚神経	橋	聴覚、平衡覚	難聴、耳鳴、めまい
Ⅸ（舌咽神経）	運動・感覚神経	延髄	咽頭の運動	味覚障害、唾液分泌障害
Ⅹ（迷走神経）	運動・感覚神経	延髄	咽頭と喉頭の運動、内臓器官の統御	嚥下障害、カーテン徴候、鼻声、嗄声
Ⅺ（副神経）	運動神経	延髄	肩と頸部の運動	斜頸
Ⅻ（舌下神経）	運動神経	延髄	舌の運動	舌の偏り、嚥下障害、構音障害

POINT 3
脳神経系のアセスメントでは全身機能を評価する

中枢神経系のフィジカルアセスメントで評価する項目は、主に8つに分けられます（図2）。大脳や脳幹・脊髄は中枢神経です。

一方、12対の脳神経（表3）や脊髄神経は、**末梢神経**に分類されます。

図2　中枢神経系フィジカルアセスメントの主な評価項目

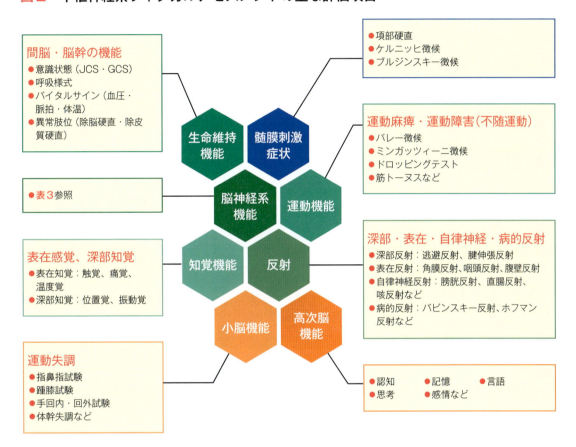

間脳・脳幹の機能
- 意識状態（JCS・GCS）
- 呼吸様式
- バイタルサイン（血圧・脈拍・体温）
- 異常肢位（除脳硬直・除皮質硬直）

髄膜刺激症状
- 項部硬直
- ケルニッヒ徴候
- ブルジンスキー徴候

運動麻痺・運動障害（不随運動）
- バレー徴候
- ミンガッツィーニ徴候
- ドロッピングテスト
- 筋トーヌスなど

- 表3参照

表在感覚、深部知覚
- 表在知覚：触覚、痛覚、温度覚
- 深部知覚：位置覚、振動覚

深部・表在・自律神経・病的反射
- 深部反射：逃避反射、腱伸張反射
- 表在反射：角膜反射、咽頭反射、腹壁反射
- 自律神経反射：膀胱反射、直腸反射、咳反射など
- 病的反射：バビンスキー反射、ホフマン反射など

運動失調
- 指鼻指試験
- 踵膝試験
- 手回内・回外試験
- 体幹失調など

高次脳機能
- 認知
- 記憶
- 言語
- 思考
- 感情など

あわせて知りたい！

筋トーヌス（筋緊張）
- 筋肉の持続的な活動や緊張の程度のことを筋トーヌスという。
- 筋トーヌスが亢進した状態は、以下の2種類に分けられる。
  - 筋強剛（硬直）：他動運動（屈曲・伸展どちらも）に対して、運動が行われている間、ほぼ一様な鉛管様の抵抗を示す状態。錐体外路障害によって出現する。
  - 痙縮：他動運動（伸展）に対して、運動の始めは抵抗が大だが、あるところまで行くと抵抗が減じる「折りたたみナイフ現象」を示す状態。錐体路障害によって出現する。
- 筋トーヌスが低下した状態を、筋弛緩という。受動運動に対して、抵抗が減弱あるいは消失している状態をいう。小脳疾患や脳卒中による片麻痺の初期にみられる。

観察ポイントとケア①

フィジカルアセスメント：意識障害に伴う症状を見抜く

POINT 1
意識障害は、覚醒度、意識野、意識内容から評価する

意識障害は、覚醒度（明るさ）の障害である**意識混濁**、意識野（広さ）の障害である**意識狭窄**、意識内容（質）の障害である**意識変容**の3つに区別されます（図3）。

▶「意識混濁」の評価

覚醒度（意識混濁）の評価にはJapan Coma Scale（JCS、表4）やGlasgow Coma Scale（GCS、表5）が頻用されています。ただし、JCSにもGCSにも、利点と欠点があります（表6）。

JCSは、覚醒機能によって3段階に分類したあと、認知機能によってさらに3段階に分類する方法です。

GCSは、覚醒機能、認知機能（言語応答）、運動機能を別々に評価した後、各要素の合計値で評価する方法です。合計値が同じでも、各要素のスコアによって病態が異なることもあるため、合計値とともに各スコアも記載します。

▶「意識狭窄」「意識変容」は、意識混濁に伴って生じる

意識狭窄とは、注意が向けられている範囲が狭くなった状態です。意識狭窄は、覚醒度の軽度低下（JCS1桁）を前提としています。

一方、**意識変容**とは、意識混濁によって本来の精神機能がうまく機能せず、異常行動などがみられたり、周囲の状況を正確に認識できなくなったりした状態です。

図3　意識の評価要素

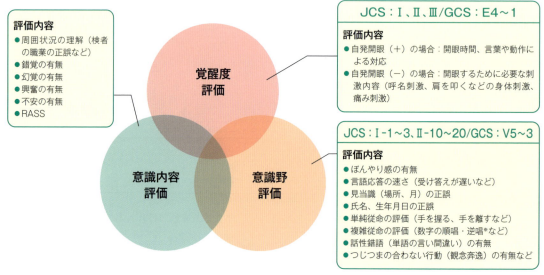

※　順唱と逆唱：順唱は検者が読み上げた数列を被検者が復唱する課題である。正しく復唱できたら1桁ずつ桁数を増やしていくが、間違えたら同じ桁数の別の数列を復唱してもらい、2つとも間違えた時点で中止する。逆唱は、検者が読み上げた2〜8桁の長さの数列を被検者が逆の順番で復唱する課題である[1]。正常範囲は、順唱7±2桁、逆唱5±2桁である[2]。

高橋悠葵：ICPモニタリング．ICU3年目までに必ず身につけたい！ゴールデンテクニック－すぐに役立つ手技・コツ・ワザ－．総合医学社，東京，2017：304．より引用

表4　JCS

I 刺激しないでも覚醒している状態（1桁の点数で表現）	0	意識清明
	1	大体意識清明だが、今ひとつはっきりしない
	2	見当識障害がある
	3	自分の名前、生年月日が言えない
II 刺激すると覚醒するが、刺激をやめると眠ってしまう状態（2桁の点数で表現）	10	普通の呼びかけで容易に開眼する。合目的な運動（例えば、手を握る、離す）に応じ、言葉も出るが間違いも多い
	20	大きな声、体の揺さぶりによって開眼する。簡単な命令に応じる
	30	痛み刺激を加えつつ呼びかけを繰り返すと、かろうじて開眼する
III 刺激しても覚醒しない状態（3桁の点数で表現）	100	痛み刺激に対し、払いのけるような動作をする
	200	痛み刺激で少し手足を動かしたり、顔をしかめる
	300	痛み刺激に反応しない

- 不穏状態なら「R（restlessness）」を付記
- 失禁があれば「I（incontinence）」を付記
- 無欲状態なら「A（apallic state）」を付記

〈評価例〉
「II-10」「III-AI」など

表5　GCS

開眼：E（eye opening）	4	自発的に開眼する
	3	呼びかけにより開眼する
	2	痛み刺激により開眼する
	1	開眼せず
最良言語：V（best verbal response）	5	見当識あり
	4	混乱した会話/錯乱状態
	3	混乱した言葉/不適当な単語
	2	理解不能な音声
	1	発声せず
最良運動：M（best motor response）	6	指示に従う
	5	痛み部位へ手をもっていく
	4	回避動作/逃避屈曲
	3	異常屈曲
	2	異常伸展
	1	まったく動かず

- Eの評点＋Vの評点＋Mの評点の合計で評価
  ※各時点において最善の値を評価する
- 記述時は「E：○点、V：○点、M：○点、合計○点」とする
- 最軽症15点、最重症：3点、8点以下は重症
- V（言語反応）の評価時には、以下に注意する
  ①気管切開時や挿管時はVTと記述（1点）
  ②失語症の場合はVAと記述（1点）

表6　JCSとGCSの利点と欠点

	JCS（Japan Coma Scale）	GCS（Glasgow Coma Scale）
利点	・日本で最も普及している ・評価基準（覚醒度）が簡便	・国際的に普及している ・評価者間の一致率が高い
欠点	・評価者間のばらつきがある ・除皮質硬直と除脳硬直が同じJCS200として評価されるため、脳幹障害の重症度を正確に表現できない	・すべての評価に時間がかかる ・同じ総得点でも内容が違うことで全体像が把握しにくい

除皮質硬直
視床下部までの障害

除脳硬直
脳幹部までの障害

より重篤

POINT 2

血圧・呼吸・体温管理を行い二次性脳障害を最小限にする

▶脳虚血が起こると「血圧」が上昇する

脳は、心拍出量の15～20%、全酸素供給量の約20%を必要とします。つまり、脳は、生体でもっとも**虚血に弱い**臓器なのです。

脳への酸素供給がなくなると、約3～4分で脳組織への影響が出現するといわれます[3]。健康な人であれば、**脳循環自動調節能**（autoregulation：オートレギュレーション）という生理学的防御機構によって、全身血圧が低下もしくは上昇した場合でも、脳の血管径が調節され、脳血流量を一定に保てるようになっています[4]（図4）。

しかし、脳に器質的障害が起こると、脳循環自動調節能が破綻し、脳血流は血圧に依存した状態となります。その結果、**脳虚血**を改善すべく交感神経が刺激され、血圧は上昇します（図5）。

そのため、血圧依存性に脳血流が変化する中枢神経系疾患の場合、病態や病期に応じた**血圧管理**が行われます（表7）。

図4　脳血流と血圧の関係

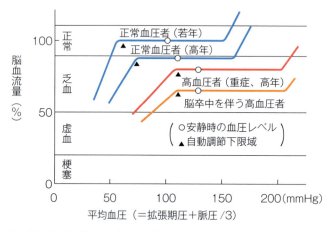

脳血流量（%）
100
50
0
正常
乏血
虚血
梗塞
正常血圧者（若年）
正常血圧者（高年）
高血圧者（重症、高年）
脳卒中を伴う高血圧者
○安静時の血圧レベル
▲自動調節下限域
0
50
100
150
200（mmHg）
平均血圧（＝拡張期圧＋脈圧/3）
高血圧患者の場合、自動調節機能は右側へシフトするため、健常者では問題ない血圧でも脳虚血を起こすことがある

藤島正敏：脳血管障害の血圧管理．日内会誌 1991；80（4）：51．より引用

図5　血圧の規定因子と脳虚血時の作用

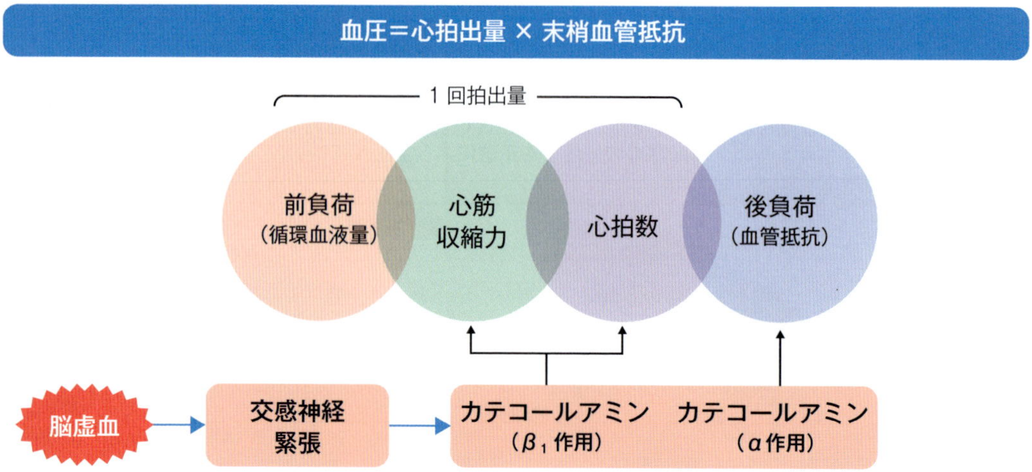

血圧＝心拍出量 × 末梢血管抵抗
1 回拍出量
前負荷
（循環血液量）
心筋
収縮力
心拍数
後負荷
（血管抵抗）
脳虚血
交感神経
緊張
カテコールアミン
（β1 作用）
カテコールアミン
（α作用）

▶脳の器質的異常は呼吸異常も引き起こす

延髄には呼吸中枢が、橋には呼吸補助中枢があります。

呼吸中枢は、動脈血中の二酸化炭素濃度、pHに合わせて呼吸を調節しています。しかし、脳幹や大脳全体が圧迫によって障害されると、特有の呼吸パターンが出現します。そのため、呼吸の数や深さ、リズム、パターンなどの観察を「1分間かけて」行う必要があります（図6）。

また、意識障害による舌根沈下は、換気量を低下させて低酸素血症や高二酸化炭素血症を招き、脳血管を拡張させて頭蓋内圧亢進を増長させる可能性があります。そのため、意識レベルの変化や頭頸部のポジショニングにも注意します。

表7 脳卒中の血圧管理

	収縮期血圧	拡張期血圧	補足
発症予防	140mmHg未満、75歳以上150mmHg未満	90mmHg未満、75歳以上も90mmHg未満	糖尿病合併時は130/80mmHg未満を目標とする
脳梗塞（急性期）	＞220mmHg（rt-PAの場合＞185mmHg）の場合、降圧を考慮する	＞120mmHg（rt-PAの場合＞110mmHg）の場合、降圧を考慮する	大動脈解離、急性心筋梗塞、心不全、腎不全などを合併している場合は降圧を考慮する
脳梗塞（慢性期）	140mmHg未満	90mmHg未満	ラクナ梗塞、抗血小板薬内服中では、130/80mmHg未満
脳出血（急性期）	140mmHg未満	―	できるだけ早期に目標値に降圧させる
くも膜下出血（急性期）	明確な基準は確立されていない（症例ごとに管理）		頭蓋内圧が亢進している際の不用意な降圧は、脳組織の虚血を招くリスクがある

日本脳卒中学会 脳卒中ガイドライン委員会：脳卒中治療ガイドライン2015. 協和企画，東京，2015. を参考に作成

図6 異常呼吸パターン

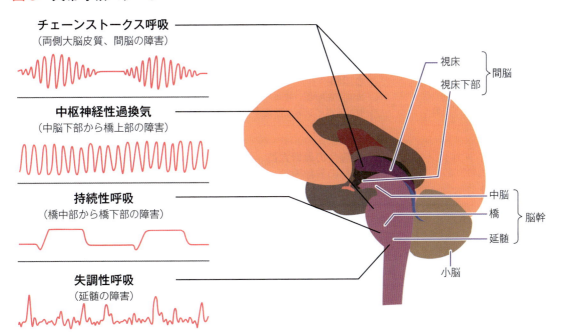

▶体温異常による二次性脳障害を予防する

体温調節中枢は脳幹の視床下部にあります。中枢神経障害患者の体温が上昇した場合、神経興奮毒性、フリーラジカル産生、血管内皮機能障害などから二次性脳障害を起こし、機能予後を悪化させる危険性が指摘されています[5]。そのため、中枢神経系疾患の患者では、体温管理が重要です。

発熱時には、発熱の原因によって、薬剤（NSAIDs、アセトアミノフェン）や冷罨法を使い分けます（図7）。

例えば、一次性脳障害や感染症などが原因と思われる炎症性の発熱の場合は、薬剤を使用して、体温が下降したことを確認できたら、冷罨法を追加します。一方、体温調節中枢の障害の場合には、冷罨法を行います。

POINT 3
瞳孔の観察によって、脳ヘルニアの徴候を早期に察知する

瞳孔の観察（大きさや左右差、形状、対光反射）は、頭蓋内環境の評価（脳幹・動眼神経の評価）のために行います。

▶瞳孔は「瞳孔径→対光反射」の順で観察

瞳孔径は、光刺激で収縮する前の大きさを計測します。正常な瞳孔径は3.0～4.0mmです。瞳孔の散大（散瞳）は、動眼神経の副交感神経線維の障害によって生じます。

動眼神経の運動神経系の障害により、眼球の外側偏位や眼瞼下垂が生じます。瞳孔の評価により脳ヘルニアの徴候を察知できます（表8）。

▶対光反射から「異常のある神経」がわかる

瞳孔は、副交感神経刺激によって収縮し、交感神経刺激によって拡大します（図8）。

眼球へ光が入ると、瞳孔は縮小（縮瞳）します。光刺激がある側の瞳孔収縮を直接対光反射、光刺激がない側の瞳孔収縮を間接対光反射といいます（図9）。この光刺激（対光反射）の求心路（末梢から中枢へ情報を伝える経路）は視神経、遠心路（中枢から末梢へ情報を伝える経路）が動眼神経です。

図7　体温上昇時のケア

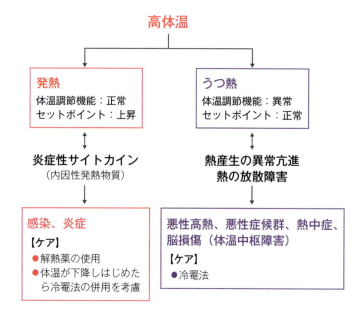

表8 瞳孔径の観察によってわかる異常

瞳孔の状況		考えられる原因
左右差		● 縮瞳障害（一側の瞳孔散大）：動眼神経の異常 ● 散瞳障害（一側の瞳孔縮瞳）：交感神経の異常
一側の瞳孔散大		● 脳ヘルニアの徴候（テント切痕ヘルニア）
両側の瞳孔散大		● アトロピン、一酸化炭素中毒 ● アルコール　　　　　　　　　● 低血糖 ● 重症の脳障害（脳ヘルニア）など
著明な縮瞳		● 橋出血

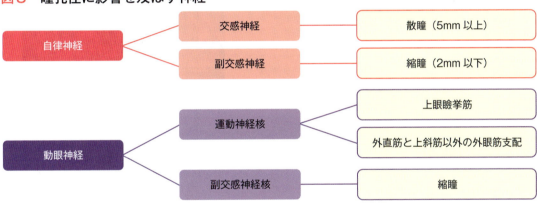

図8　瞳孔径に影響を及ぼす神経

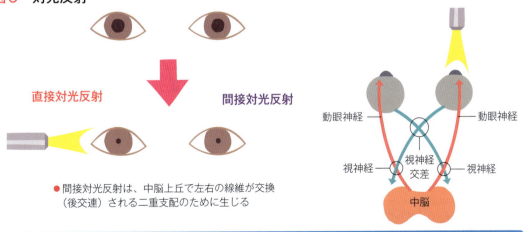

図9　対光反射

● 間接対光反射は、中脳上丘で左右の線維が交換（後交連）される二重支配のために生じる

直接対光反射と間接対光反射から、視神経と動眼神経の左右どちらに異常があるか推測できる

図10　対光反射の見きわめ

視神経障害（右）の対光反射：入力の障害

直接対光反射

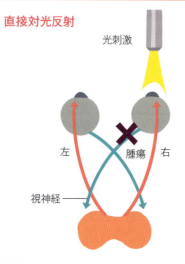

間接対光反射

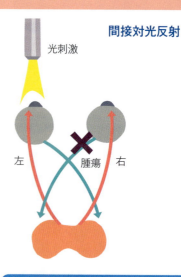

	直接対光反射	間接対光反射
右眼（患側）	−	＋
左眼（健側）	＋	−

障害側の直接対光反射、健側の間接対光反射ともに障害されるが、障害側の間接対光反射と健側の直接対光反射は保たれる

動眼神経障害（右）の対光反射：出力の障害

直接対光反射

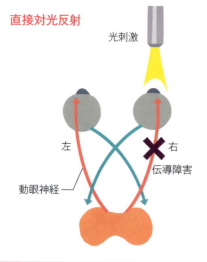

間接対光反射

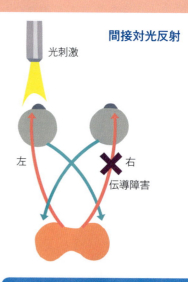

	直接対光反射	間接対光反射
右眼（患側）	−	−
左眼（健側）	＋	＋

障害側の直接および間接対光反射が障害されるが、健側の直接および間接対光反射は正常である

動眼神経は中脳にあり、運動神経核と副交感神経核があります。直接対光反射と間接対光反射の有無により、視神経の異常か、動眼神経の異常かを評価できます（図10）。

POINT 4
意識障害の程度によって、運動麻痺の評価方法は異なる

▶ 四肢の運動麻痺は「障害側の反対」に出現する

四肢の筋に運動の指令を出す中枢は、前頭葉の中心前回に存在する一次運動野の上位運動ニューロンです。

一側の上位運動ニューロンは、錐体路（皮質脊髄路）と呼ばれる経路を形成します。錐体路は、一次運動野にはじまり、放線冠・内包後脚・大脳脚・橋を経て、延髄下部の錐体交叉で対側に交叉し、対側の上下肢の下位運動ニューロンを支配します（図11）。よって、錐体交叉のある延髄下部より上方が障害された場合は、障害側と反体側に麻痺が生じます。

なお、障害された脳血管の灌流域によって、上肢または下肢に強い麻痺が現れます。

図11 錐体路（皮質脊髄路）

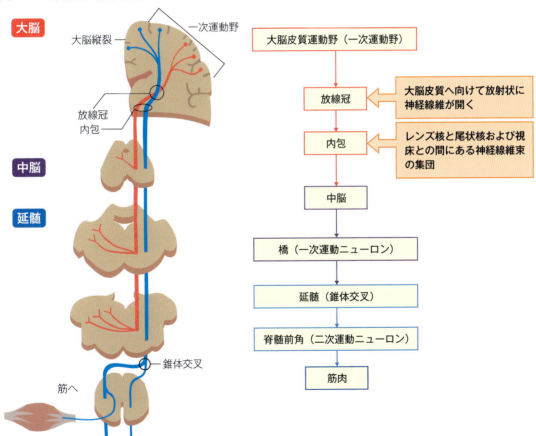

前大脳動脈域（ACA：大脳縦列内を脳梁に沿って走行する）が障害されていたら下肢、中大脳動脈域（MCA：大脳の外側表面を走行する）が障害されていたら上肢を中心に麻痺が生じる

16 脳神経モニタリング

▶ **顔面下半分の運動麻痺は「麻痺の反対側」の障害によって生じる**

顔面の筋は、下半分は反対側の運動中枢の支配を受けますが、上半分は両側性支配です。したがって、一側の上位運動ニューロン障害では、対側の下半分の顔面筋が麻痺します[6]。

▶ **バレー徴候やミンガッツィーニ徴候は従命可能な患者にしか使えない**

軽度の意識障害で、口頭の命令に対する随意運動が可能であれば、バレー徴候やミンガッツィーニ徴候などにより麻痺の有無を評価します。重度の意識障害によって、口頭の命令に応じることが不可能な場合は、ドロッピングテストや痛み刺激に対する反射的運動によって麻痺の有無を評価します（図12）。

▶ **MMTやBRSは「麻痺の程度」を評価するツールである**

麻痺の程度の評価には、徒手筋力テスト（manual muscle testing：MMT）や、ブルンストロームステージ（brunnstrom recovery stage：BRS）が使用されます[7]（表9、10）。

図12　麻痺の有無の評価法

軽度の意識障害の場合

バレー徴候（上肢）

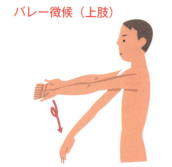

- 閉眼し、手掌を上にして水平挙上するように指示する
  → 麻痺側は回内し、下降する

バレー徴候（下肢）

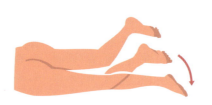

- 腹臥位で、両膝関節を45度に曲げた肢位を保持するよう指示する
  → 麻痺側は下降する

ミンガッツィーニ徴候

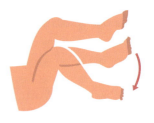

- 背臥位で両下肢を挙上させ、保持するよう指示する
  → 麻痺側は下降する

重度の意識障害の場合

ドロッピングテスト（上肢の場合）

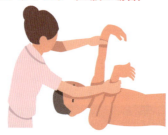 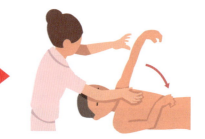

- 上肢が垂直になるように挙上させてから、検者が手を離す
  → 麻痺側は健側より速く落下する
- 下肢の場合は、両膝を立てた状態にしてから、検者が手を離す
  → 麻痺側は外側に倒れ、外転・外旋位となる

表9 MMT（徒手筋力テスト）

5	Normal（N）	正常。最大抵抗を加えても、最終運動域を保ち続ける
4	Good（G）	ある程度強い抵抗を加えても完全に関節を動かすことができる
3	Fair（F）	重力に抗して運動できるが、抵抗があると運動が妨げられる
2	Poor（P）	重力に抵抗して動かせない
1	Trace（T）	筋肉の収縮は認めるが、関節運動は起こらない（筋電図で反応）
0	Zero（Z）	触知によっても視察によっても無活動で、筋の収縮がない（完全麻痺）

表10 BRS（ブルンストロームステージ）

上肢	stageⅠ	随意的な筋収縮なし。筋緊張は低下
	stageⅡ	随意的な筋収縮、または連合反応が出現。痙縮が出現
	stageⅢ	共同運動による関節運動が明確にあり
	stageⅣ	共同運動から逸脱し、以下の運動が可能 ①手背を腰部につける ②上肢を肘関節伸展位で前方水平位まで挙上する ③肘関節屈曲90度で前腕を回内・回外する
	stageⅤ	共同運動から比較的独立し、以下の運動が可能 ①上肢を肘関節伸展位かつ前腕回内位で側方水平位まで挙上する ②上肢を肘関節伸展位のまま、前上方へほぼ垂直位まで挙上する ③肘関節伸展位で前腕を回内・回外する
	stageⅥ	各関節運動が自由に分離。ほぼ正常の協調性
手指	stageⅠ	随意的な筋収縮なし。筋緊張は低下
	stageⅡ	随意的な筋収縮がわずかにあり。痙縮が出現
	stageⅢ	手指の集団屈曲は可能だが、随意的には伸展不能。鉤握りはできるが、離せない
	stageⅣ	横つまみをした後、母指で離すことが可能。狭い範囲での半随意的な手指伸展
	stageⅤ	対向つまみが可能。集団伸展が随意的に可能
	stageⅥ	筒握りや球握りを含む、すべてのつまみや握りが可能。各手指の運動が分離
下肢	stageⅠ	随意的な筋収縮なし。筋緊張は低下
	stageⅡ	随意的な筋収縮、または連合反応が出現。痙縮が出現
	stageⅢ	座位や立位にて股関節・膝関節・足関節が同時に屈曲
	stageⅣ	共同運動から逸脱し、以下の運動が可能 ①座位にて膝関節を90度以上屈曲し、側部を床上で後方へ滑らす ②足部を床から持ち上げずに、足関節を随意的に背屈する
	stageⅤ	共同運動から比較的独立し、以下の運動が可能 ①立位にて股関節伸展位で荷重されていない膝関節だけを屈曲する ②立位にて踵を前方に少し振出し、膝関節伸展位で足関節だけを背屈する
	stageⅥ	各関節運動が分離し、以下の運動が可能 ①立位にて骨盤挙上による可動域を超えて股関節を外転する ②座位にて内側および外側ハムストリングスの相反的な活動により、足関節の内反・外反を伴って下腿を内旋・外旋する

日本脳卒中学会脳卒中ガイドライン委員会：脳卒中治療ガイドライン2015［追補2017対応］．協和企画，東京，334．より転載（参考：Brunnstrom S. Motor testing produres in hemiplegia. Based on sequential recovery stages. *Phys Ther* 1996：46：357-375．／Sawner KA, La Vigne JM. Brunnstrom's Movement Therapy in Hemiplegia：A Neurophysiological Approach. 2nd ed. Philadelphia, Lippincott, 1992．）

ICPモニター：頭蓋内圧をみる際は血圧・脈拍にも注意

観察ポイントとケア②

POINT 1
頭蓋内圧のモニタリングで、二次性脳障害を最小限にする

頭蓋内に留置したセンサーを、専属の圧トランスデューサーに接続し、頭蓋内圧と脳灌流圧を計算し表示します[8]（図13）。

頭蓋内圧の測定部位は脳室内、脳実質、硬膜下、硬膜外となります。

▶脳は「閉鎖空間」であることを意識する

脳は、頭蓋骨に覆われ、視神経管と延髄から脊髄につながる大孔を除くと、ほぼ閉鎖空間になります。

頭蓋腔内の圧を頭蓋内圧（intracranial pressure：ICP）といいます。ICPは、頭蓋内容（脳組織、髄液、血流）の容積変化によって上昇します。ICPモニターは、頭蓋内圧のモニタリング機器です。

図13 ICPモニター（例）

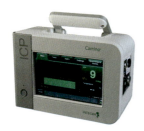

カミノアドバンストモニタ2
（東機貿/インテグラ ニューロサイエンス社）

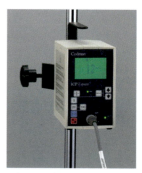

ICPエクスプレス
（Integra Japan/ジョンソン・エンド・ジョンソン）

センサー留置部位

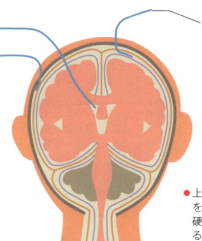

脳室内圧モニタリング
脳室ドレナージを利用してモニタリングする

硬膜外腔モニタリング
頭蓋骨と硬膜の間に頭蓋内圧測定用センサーを挿入してモニタリングする

くも膜下腔圧モニタリング
硬膜外麻酔用の硬膜外針（touhy針）を穿刺し、カテーテルを挿入してモニタリングする

● 上記の3種類のほか、光ファイバーを用いてくも膜下腔圧・脳室内圧・硬膜下腔圧・脳組織内圧を測定できる光ファイバー圧トランスデューサーがある

▶頭蓋内圧と動脈圧は、脳灌流圧の指標となる

ICP管理の重要な目的は、脳血流量（cerebral blood flow：CBF）を維持し、二次性脳障害を最小限にすることです（図14）。

ICPと平均動脈圧（mean arterial pressure：MAP）から算出される脳灌流圧（cerebral perfusion pressure：CPP）は、CBFの間接的指標となります（図15）。

頭蓋内圧亢進は、ICP 20mmHg以上が5分以上続いた状態と定義されています[9]。

図14　ICPモニタリングの目的

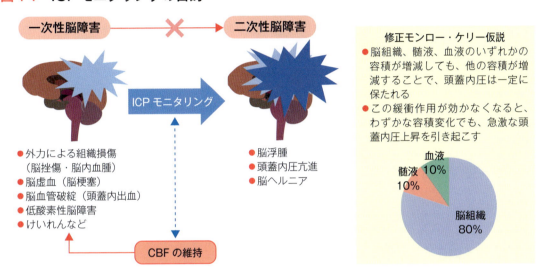

図15　脳灌流圧（CPP）の概要

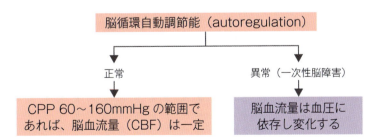

図16 頭蓋内圧亢進の原因

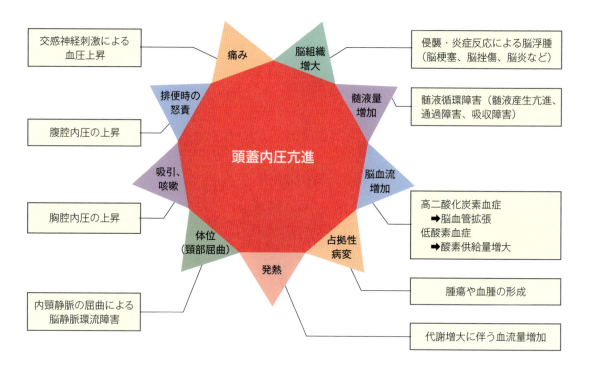

図17 頭蓋内圧亢進とクッシング徴候

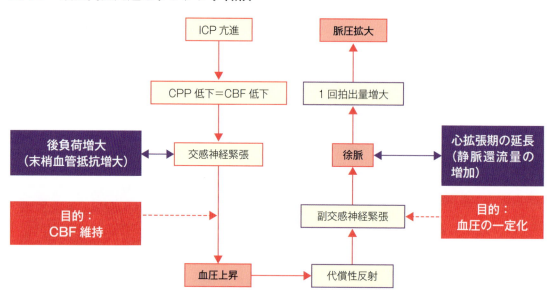

▶頭蓋内圧モニタリングでは
　クッシング徴候にも気を配る

　ICPは、原疾患だけでなく、体位や呼吸・循環・体温、胸腔・腹腔内圧、痛みなどによる影響を受けます（図16）。

　また、頭蓋内に直接カテーテルを留置するため、出血や感染の危険性もあります。頭蓋内圧亢進によって出現するクッシング徴候（血圧上昇、徐脈、脈圧拡大）にも注意して観察しなければなりません（図17）。

　頭蓋内圧モニタリング時は、感染徴候やカテーテルの事故抜去の他に頭蓋内圧に影響を与える因子への対応が必要になります（図18）。

図18　頭蓋内圧モニタリング時のケア

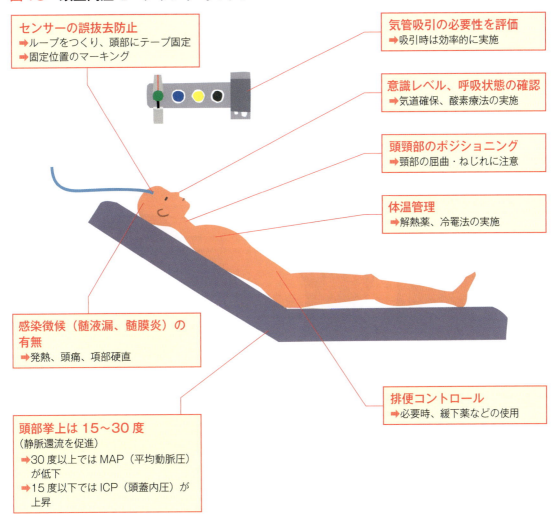

観察ポイントとケア③

BISモニター：RASSも併用して鎮静度をみる

POINT 1
BIS値は、健康な人の脳波を元に算出した「鎮静度」である

BISモニターは、前頭部（大脳皮質の活動電位）から導出される脳波（直近の61.5秒）を元にして解析された3〜4つのサブパラメーターと、脳波データベースから得られた係数から鎮静度（bispectral index：BIS）の値を算出するものです。

BISモニターには、BIS値のほかにSQI（signal quality index）、EMG（筋電図）、SR（suppression ratio）、EEG（脳波）が表示されます[10]（図19）。

▶ BIS値だけでは鎮静度を評価できない

BIS値は客観的評価法ですが、浅い鎮静下では後述するアーチファクトなどの要因によって、信頼できない場合があります。そのため、RASS（Richmond Agitation Sedation Scale）などの

図19　BISモニター（例）

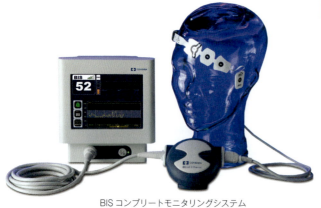

BISコンプリートモニタリングシステム
（コヴィディエン ジャパン）

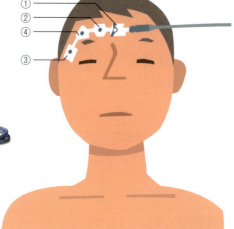

電極①：額の中心部、鼻の約4cm
電極②：①④電極の中間
電極③：目尻と毛髪の間のこめかみ上
電極④：眉毛の上方

- 脳波データベースには、イソフルラン、チオペンタール、プロポフォール、ミダゾラムの4剤に亜酸化窒素およびオピオイドが併用された場合の脳波データベースおよび鎮静スコアなどが含まれている
- なお、BIS値は、データベースを元に推定された鎮静度であり、純粋な測定値ではないため、データベースに含まれていない薬剤を用いて鎮静を行った場合には、適切な鎮静度を示すという保証がない[10]

鎮静スケールを併用し鎮静状態を評価します。

▶最もよくみるアーチファクトは「筋電図」である

BIS値の算出に使用する脳波は微弱な電位であるため、多くのアーチファクト（雑音、ノイズ）に影響を受けます。アーチファクトの影響を少なくするため、皮脂が多い場合は、アルコール綿で清拭してから電極を貼付します。また、電極が浮いていないか、装着部位は正しい位置かを確認します。

ICUにおける鎮静は、全身麻酔中と比べて浅いことから、EMG（筋電図）やアーチファクトの影響を受け、BIS値が誤上昇することがあります。そのため、BISモニターのBIS値、EMG、SQI、SRを確認します（表11）。

EMG（筋電図）は、最もよく認められるアーチファクトです。そのため、EMGの数値から、BIS値が適切な数値かどうか評価します。脳波にEMGが混入するとBIS値は鎮静度に関係なく上昇します。ちなみに「EMGが50dB以上」の場合、BIS値の信頼性は低下します。

SQIは、アーチファクト混入の程度を示します。「SQIが50％以上」が、良好な計測値ととらえられます。

表11　BISモニターのパラメーター

BIS（鎮静度）	● 脳波を解析し、鎮静レベルに相当する指数を表示する 【指数】 ● 100 覚醒 ● 80～90 覚醒の可能性あり ● 70～80 強い侵害刺激に反応 ● 60～70 浅麻酔、健忘 ● 40～60 中等度麻酔、意識なし ● ＜40 深い麻酔状態 ● 0 平坦脳波
SQI（入力信号クオリティインデックス）	● 過去60秒間における良好な信号の割合
EMG（筋電図インデックス）	● 70～110Hzの周波数帯域パワーを30～80dBの範囲で表示したもの ● EMGが50dB以上の場合には、BIS値の信頼性が低下する
SR（サプレッション率）	● 過去60秒間に測定された脳波のうち、平坦脳波の割合（％）
EEG（脳波）	● リアルタイムな脳波の波形

【文献】
1) 武田景敏：複雑性注意-その概念と評価法-. 老年精医誌 2015；26：242-247.
2) 足立浩祥, 池田学：記憶. 臨精医 2004；33（増刊号）：444-449.
3) 本多満：脳循環代謝の生理とモニタリング. 救急医学 2013；37（12）：1569-1574.
4) 日本離床研究会 編：脳神経ケアと早期離床ポケットマニュアル. 丸善プラネット, 東京, 2010：25.
5) 小畑仁司：発熱と積極的常温管理. 救急医学 2013；37（12）：1591-1596.
6) 吉澤利弘：脳神経外科ナーシングＱ＆Ａ. 総合医学社, 東京, 2009：25.
7) 日本離床研究会 編：脳神経ケアと早期離床ポケットマニュアル. 丸善プラネット, 東京, 2010：33-34.
8) 尾野敏明, 戎初代：ICU・CCUで使うME機器早引きコンパクトマニュアル. メディカ出版, 大阪, 2011：38-41.
9) 田中幸太郎：頭蓋内圧（ICP）, 頸静脈酸素飽和度（SjO$_2$）のモニター. レジデントノート 2015；5（3）：1326-1335.
10) 萩平哲：BISモニターとは何か（BISモニターの基礎知識）. 呼吸器ケア 2008；6（1）：94-98.
11) 藤木通弘：睡眠・覚醒の薬理学的調節機構. 浜松大保健医療紀 2010；1（1）：9-19.
12) 落合慈之：脳神経疾患ビジュアルブック. 学研メディカル秀潤社, 東京, 2009：18.
13) 横堀將司：頭蓋内圧モニタリングと管理. INTENSIVIST 2013；5（3）：525-537.
14) 尾野敏明, 戎初代：ICU・CCUで使うME機器早引きコンパクトマニュアル. メディカ出版, 大阪, 2011：56-59.
15) 落合慈之：脳神経疾患ビジュアルブック. 学研メディカル秀潤社, 東京, 2009：16.
16) 讃岐美智義：BISモニター. オペナーシング 2015；30（12）：22-23.
17) 高橋悠葵：ICPモニタリング. ICU3年目までに必ず身につけたい！ゴールデンテクニック-すぐに役立つ手技・コツ・ワザ-. 総合医学社, 東京, 2017：304.

17 ポジショニングと早期離床

清水　祐

基礎知識
侵襲と長期臥床は、患者に多大な悪影響を及ぼす

POINT 1
ICU入室患者は、安静臥床をしいられた状態にある

ICUに入室している患者は、非日常的な環境下で安静をしいられています。

昼夜問わず鎮痛・鎮静による人工呼吸管理が行われており、術後の体温調節不均衡や創部痛、多数のルート・ドレーンが留置されているなど、さまざまな要因によって、自分で身動きすることが困難な状態です。また、容易に血行動態の破綻をきたすため、補助循環装置によって生命を維持されており、安静度が制限されています（図1）。

▶長期臥床は「ICU-AW」や「せん妄」のリスクを高める

安静度に制限があり、臥床状態が続くと、身体にさまざまな影響が及びます。

人工呼吸管理をされているICU入室患者が、ICU-AW（ICU-acquired weakness：全身が衰弱する神経・筋合併症）を発症する割合は、4日以上の人工呼吸管理を受けた患者の25〜80％、敗血症患者の50〜75％です[1]。

また、過大侵襲が続くことにより、急性脳機能不全であるせん妄の発症リスクも高まります。せん妄の予測できない諸症状によって治療が中断する際は、やむを得ず一時的に抑制が行われるかもしれません。

抑制を行うと、さらに不必要な安静をしいることになります。

▶ポジショニング・早期離床は、PICSによる悪影響を軽減する

このような身体機能やせん妄など認知機能の低下を含めて、重症疾患後に新たに生じた集中治療後症候群をPICS（post intensive care syndrome）といいます（図2）。

PICSを発症すると、ICU退室後だけでなく退院後にも、日常生活に影響を及ぼすほどの身体機能・認知機能障害やメンタルヘルスの障害が残ります。だからこそ、ICU入室時から、患者自身が日常生活動作を行える環境を整え、重篤化を防ぎ、早期回復につなげる必要があるのです。

この項目では、ポジショニング・早期離床の進め方と観察ポイントについて考えていきましょう。

図1　ICU入室患者の安静度制限（例）

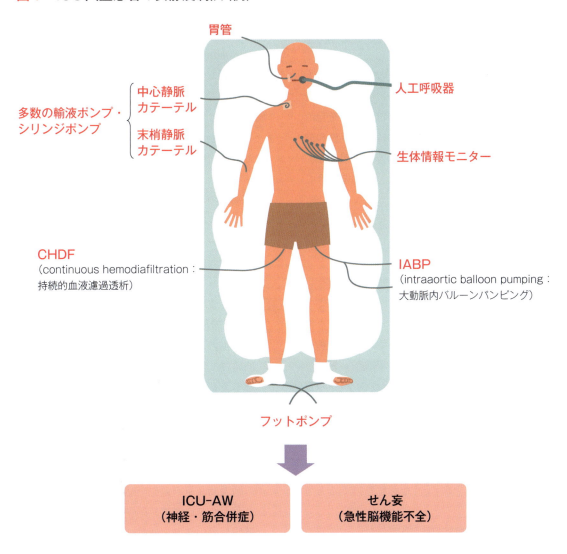

図2　PICSの考え方

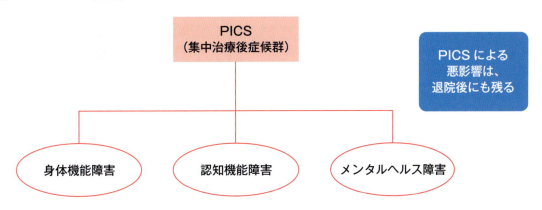

POINT 2
ポジショニングは、合併症予防・早期回復に有用である

ポジショニングとは、手術後の合併症予防もしくは早期回復につなげるための離床のことを指します。つまり、患者自身が日常生活を自立していくために、手術後もしくは重症疾患の諸症状における合併症を予防し、苦痛を緩和し、早期回復を促進するために、体位調整を行うことです。

同時に、ベッド上座位、端座位から立位、そして歩行へと離床を進めることになります。

▶安静は、患者の身体機能と認知機能を低下させる

安静をしいられると、どのような合併症を招くでしょうか。風邪による発熱で寝込んだ翌日のことを例にとって考えてみます（図3-A）。

目覚めたとき、まず「今は何時だろう」「今日、仕事は休みだったか」など、日にちや時間について考えます。その後、起き上がるときには、背中や腰の痛みを感じると思います。

また、洗面や更衣のために歩き出した際には、地に足が着いていないような感覚を抱くことでしょう。

そして、ほんの少し動いただけでも、息切れ、めまいやふらつき、倦怠感などが起こります。

これらはすべて、臥床による身体機能と認知機能の低下によって生じる生体反応です。

ICUに入室している患者は、手術や敗血症などの侵襲により、より臥床状態が長くなっています。そのため、筋骨格・呼吸・循環へ、さまざまな影響が及びます（図3-B）。

▶過大侵襲による影響
①呼吸への影響

炎症物質により、微小血管が収縮や拡張を繰り返すと、循環障害が生じ、虚血性の低酸素血症となります。

酸素は、細胞活性のエネルギーであるATP（adenosine triphosphate：アデノシン三リン酸）産生に不可欠です。しかし、細胞は、微小血管循環障害によってATP産生が減少し、低酸素となっています。

そのため、各臓器において酸素や栄養が不足する悪循環になります（図4）。

②筋骨格への影響（図5 p.244）

通常、人体は、糖質をグルコースに分解してエネルギーを産生します。過大侵襲で通常の何倍にも代謝が促進すると、グルコースだけではエネルギーを補えず、タンパク質を分解することになります。骨格筋の破壊が生じるのは、筋肉（筋原線維）を構成するタンパク質をエネルギー産生のために消失するためです（図5-A）。

同時に、安静によって重力の負荷がかからなくなるため、抗重力筋（重力に抗して作用する筋肉）の筋力低下が顕著となります（図5-B）。

③循環への影響

血圧は、頸動脈洞と大動脈弓にある圧受容体が、循環血液量の変化を感知することで、一定に調整されています。

臥床していると、通常、座位や立位のときには下腿に貯留している血液が、胸腔に戻ってくるため、静脈還流量と心拍出量が増加します。

静脈還流量が増加すると、圧受容体が刺激され、末梢血管が拡張するため、心拍数が低下します。その影響で、心房内圧が上昇し、心房性ナトリウム利尿ペプチドの分泌が刺激され、利尿を促進します（図6 p.244）。

その結果、生命を維持するための呼吸・循環・代謝を担う臓器のはたらきに影響が及びます。

図3 安静による合併症

A 風邪程度でも…

B 重症患者だと…

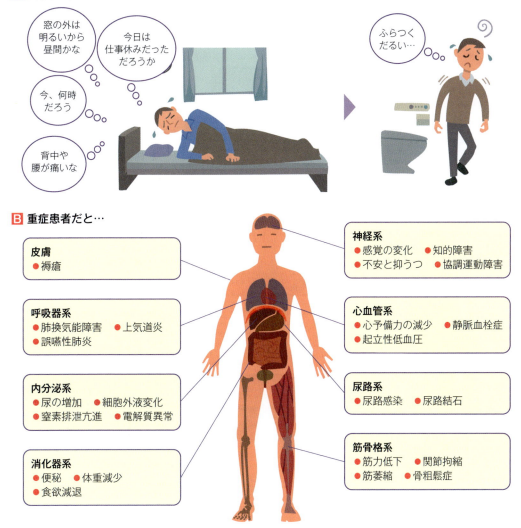

図4 重症患者の体内で生じる悪影響

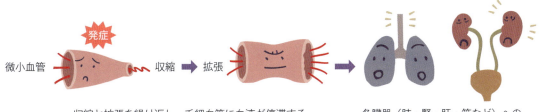

図5 重症患者に筋力減退が生じる理由

A 侵襲による代謝亢進のため、骨格筋の筋タンパクからエネルギーを産生する

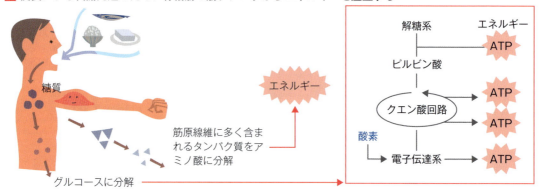

B 臥床によって筋肉に重力の付加がかからないため、筋肉の減退がさらに進む

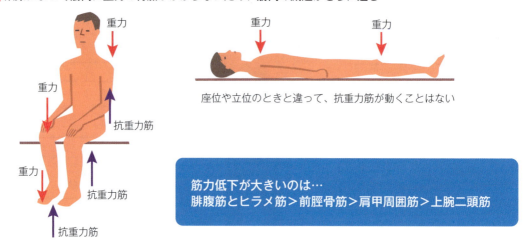

図6 過大侵襲による循環系への影響

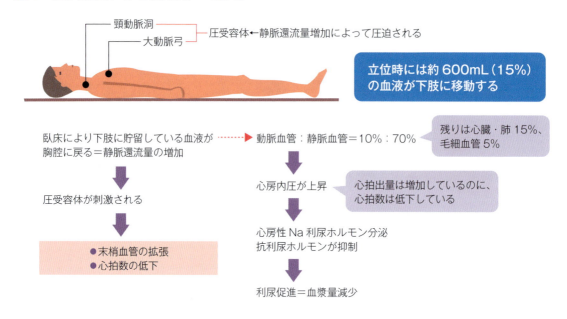

観察ポイントとケア①

離床の判断：疾患との関連、呼吸・循環への影響を考慮

 POINT 1

離床は全身状態をトータルで考えて判断する

ポジショニング・離床を開始すべきか否かは、安静度を確認したうえで検討します。

まずは「仰臥位から側臥位」への変更を行い、疾患と関連させながら、呼吸・循環系の変化を注意深く観察していきます。

早期離床の開始基準を表1に、中止基準を表2 p.246 に示します。

▶ **体位によっては「重要臓器の虚血」が生じるリスクがある**

疾患と体位には、関連性があります。例えば、術直後の患者を左側臥位にした場合の疾患と体位による関連を考えてみましょう（図7）。

図7　左側臥位による悪影響

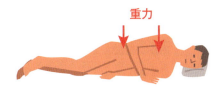

心臓・大血管圧排→血圧低下

表1　早期離床の開始基準

	指標	基準値
意識	Richmond Agitation Sedation Scale（RASS）	$-2 ≦ RASS ≦ 1$ 30分以内に鎮静が必要であった、不穏はない
痛み	自己申告可能な場合numeric rating scale（NRS）もしくはvisual analogue scale（VAS）	$NRS ≦ 3$もしくは$VAS ≦ 3$
	自己申告不能な場合behavioral pain scale（BPS）もしくはCritical-Care Pain Observation Tool（CPOT）	$BPS ≦ 5$もしくは$CPOT ≦ 2$
呼吸	呼吸回数	<35/分が一定時間持続
	酸素飽和度（SaO_2）	≧90%が一定時間持続
	吸入酸素濃度（FiO_2）	<0.6
人工呼吸器	呼気終末陽圧（PEEP）	<10cmH$_2$O
循環	心拍数（HR）	≧50/分もしくは≦120/分が一定時間持続
	不整脈	新たな重症不整脈の出現がない
	虚血	新たな心筋虚血を示唆する心電図変化がない
	平均血圧（MAP）	≧65mmHgが一定時間持続
	ドパミンやノルアドレナリン投与量	24時間以内に増量がない
その他	● ショックに対する治療が施され、病態が安定している ● SATならびにSBTが行われている ● 出血傾向がない ● 動くときに危険となるラインがない ● 頭蓋内圧（intracranial pressure：ICP）<20cmH$_2$O ● 患者または患者家族の同意がある	

※　元の血圧を加味すること。各数字については経験論的なところもあるのでさらに議論が必要である
日本集中治療医学会早期リハビリテーション検討委員会：集中治療における早期リハビリテーション～根拠に基づくエキスパートコンセンサス～．日集中医誌2017；24：280．より転載

17 ポジショニングと早期離床

　術中〜ICU入室後の出血量・体液バランス・昇圧薬投与の影響により、循環血液量減少が想定されます。つまり、心拍出量も減少している、ということです。その状態で左側臥位にすると、心臓・大動脈が圧排されてしまい、血圧が低下します。

　平均血圧65mmHg以下は、重要臓器の虚血を示します。末梢冷感や冷汗、意識レベルの低下などの症状が出現していないか観察することが重要です。

表2　早期離床の中止基準

カテゴリ	項目・指標	判定基準値あるいは状態	備考
全体像 神経系	反応	明らかな反応不良状態の出現	呼びかけに対して傾眠、混迷の状態
	表情	苦悶表情，顔面蒼白・チアノーゼの出現	
	意識	軽度以上の意識障害の出現	
	不穏	危険行動の出現	
	四肢の随意性	四肢脱力の出現、急速な介助量の増大	
	姿勢調節	姿勢保持不能状態の出現、転倒	
自覚症状	呼吸困難	突然の呼吸困難の訴え、努力呼吸の出現	気胸、PTE
	疲労感	耐えがたい疲労感、患者が中止を希望、苦痛の訴え	修正Borg Scale5〜8
呼吸器系	呼吸数	＜5/分または＞40/分	一過性の場合は除く
	SpO₂	＜88%	
	呼吸パターン	突然の吸気あるいは呼気努力の出現	聴診など気道閉塞の所見もあわせて評価
	人工呼吸器	不同調、バッキング	
循環器系	HR	運動開始後の心拍数減少や徐脈の出現 ＜40/分または＞130/分	一過性の場合を除く
	心電図所見	新たに生じた調律異常、心筋虚血の疑い	
	血圧	収縮期血圧＞180mmHg 収縮期または拡張期血圧の20％低下 平均動脈圧＜65mmHgまたは＞110mmHg	
デバイス	人工気道の状態	抜去の危険性（あるいは抜去）	
	経鼻胃チューブ		
	中心静脈カテーテル		
	胸腔ドレーン		
	創部ドレーン		
	膀胱カテーテル		
その他	患者の拒否		
	中止の訴え		
	活動性出血の示唆	ドレーン排液の性状	
	術創の状態	創部離開のリスク	

※　介入の完全中止、あるいは、いったん中止して経過を観察。再開するかは患者状態から検討、判断する
日本集中治療医学会早期リハビリテーション検討委員会：集中治療における早期リハビリテーション〜根拠に基づくエキスパートコンセンサス〜．日集中医誌2017；24：281．より転載

観察ポイントとケア②

ポジショニング：目的に合う体位を無理なく安全に保持

 POINT 1
「安全」で「安楽」な
ポジショニングを行う

体位には、さまざまな種類があります（図8）。
しかし、ポジショニングで最も重要なことは、安全で安楽であることです。多数のルートやドレーンが、患者の身体の下に入り込んでいたり、突っ張っていたりしないか確認します（図9 p.248）。

そして、体位が整ったら、患者に体勢が苦しくないか確認し、必要性を説明したうえで、協力を得られるようにします。

図8　体位の種類

仰臥位とカーディアックポジション

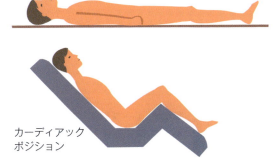

カーディアック
ポジション

- カーディアックポジションは、下肢を下垂したポジションである
- ベッドの屈曲点と腰の位置を合わせ、体幹がねじれていないか確認すること
- ヘッドアップをするときは、クッションを入れてから行う
- 背抜きを忘れずに実施する

左右側臥位

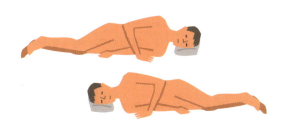

- 気道分泌物を主気管支に誘導する体位ドレナージ

前傾側臥位

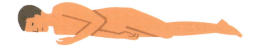

- 背面開放により下側肺障害の予防・改善を目的とする

腹臥位
（前傾側臥位よりも全面背側開放位）

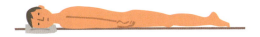

- ARDS（acute respiratory distress syndrome：急性呼吸窮迫症候群）など急性肺疾患の改善が期待できる
- 予定外抜去や皮膚トラブルの可能性があり、マンパワーが必要

図9　ポジショニングの実際（カーディアックポジションの場合）

ポジショニングの整え方

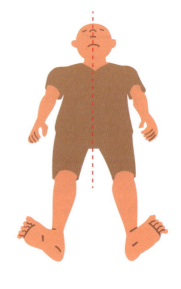

- 腰の位置とベッドの屈曲点を合わせる
- 患者の足元から見て体幹がまっすぐであることを確認してからヘッドアップする

観察のポイント

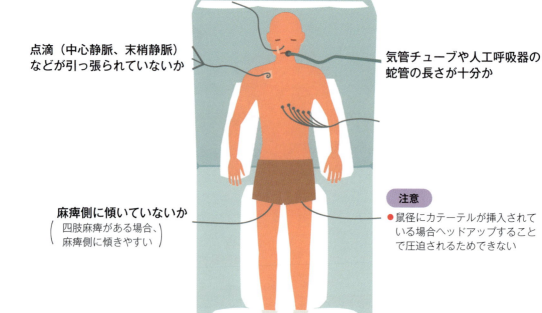

- 胃管が突っ張っていないか
- 点滴（中心静脈、末梢静脈）などが引っ張られていないか
- 気管チューブや人工呼吸器の蛇管の長さが十分か
- 麻痺側に傾いていないか（四肢麻痺がある場合、麻痺側に傾きやすい）

注意
- 鼠径にカテーテルが挿入されている場合ヘッドアップすることで圧迫されるためできない

体動が激しい場合、上半身を前傾させて乗り出すこともあるため、転落に注意する

POINT 2
良肢位が阻害されないようにポジショニングを行う

良肢位が保持されているかの確認も重要です（図10）。

体位が崩れてきたら、そのつど調整し、良肢位が阻害されないようにポジショニングを行います。

図10 良肢位

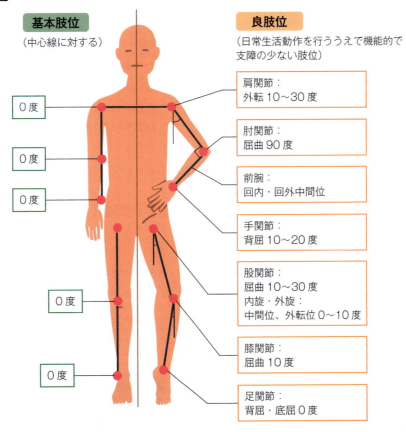

二次的障害（拘縮など）を引き起こさないよう、良肢位を保つことが大切である

あわせて知りたい！

「ショック体位」の効果は一過性
- 従来、血圧低下時の対応として、下肢挙上（ショック体位）が行われてきた。しかし、近年、ショック体位によって、脳浮腫の助長、横隔膜挙上に伴う呼吸機能低下などが生じる可能性も指摘されており、ルーチンで実施しなくてよいとされている。
- 特に、心不全を呈する患者に対しては、右心負荷となる場合があるため、実施は禁忌とされている。
- ただし「ショック時に、輸液に反応するか」を判断するために、一時的な下肢挙上（passive leg raising test：PLR）を行うことはある。これは、下肢を30〜45度挙上して静脈還流量を一過性に増加させ、1回拍出量の変化をみるもので、PLR陽性であれば輸液負荷が有効とされる。

17 ポジショニングと早期離床

観察ポイントとケア③

早期離床：患者を「疲れさせない」よう、安全に施行

POINT 1
患者の変化を注意深く観察しながら離床を図る

ベッド上でのカーディアックポジションが可能になったら、端座位から立位、歩行へと進めていきます。その際、まずは、起立耐性能[*1]があるかの評価が重要です。

十分なマンパワーを確保し、以下のように、役割を決めてから開始します。
- 生体モニター観察者
- ルートやドレーンを管理する者
- 気管チューブが挿入されている患者の場合はそれを把持する者
- 人工呼吸器を患者の動きに合わせて移動させる者
- 患者の前側で支える者　など

▶端座位～立位の場合

まず「患者の足底が床に接地しているか」を確認し、膝の角度が90度になるまでベッドの高さを調整します。その後、上半身が安定するように、患者自らが左右両手をつく体勢をとってもらいます(図11)。

抑制やAラインロープは外し、経皮的酸素飽和度モニターのプローブはシールタイプにするとよいでしょう。

▶歩行の場合

数歩から開始し、歩行距離を伸ばしていきます。万歩計を使用するのも具体的な数値として目標を立てられるので良いでしょう。

図11　端座位～立位のポイント

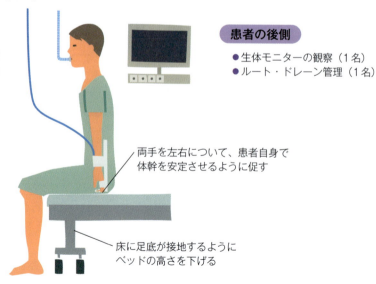

患者の前側
- 気管チューブの把持（1名）
- 患者の身体を支える（1名）

患者の後側
- 生体モニターの観察（1名）
- ルート・ドレーン管理（1名）

・両手を左右について、患者自身で体幹を安定させるように促す
・床に足底が接地するようにベッドの高さを下げる

呼吸困難感・疲労感の出現や、循環動態の変動があったら中止が必要となるため、患者の表情・訴え・モニタリングを注意深く観察することが大切

> **あわせて知りたい！**
>
> **ICU-AW（ICU-acquired weakness）**
> - ICU-AWは、ICUに入室している重症患者に起こる神経筋障害のことで、多くの場合、廃用症候群とは明らかに異なる脱力や筋萎縮、感覚障害を呈する。
> - 敗血症患者の50％以上がICU-AWを発症するといわれることからわかるように、敗血症などに伴う多臓器不全、安静や過鎮静による不動、高血糖などがICU-AWのリスク因子とされている。
> - 原疾患の治療と、上記リスク因子への早期介入が鍵である。早期離床・早期リハビリテーション、ABCDEバンドルの活用、適切な血糖コントロールなどを行って、予防に努めることが大切である。

【文献】
1) Harvey MA, Davidson JE. Postintensive Care Syndoromu：Right Care, Right Now…and Later. *Crit Care Med* 2016；44（2）：381-385.
2) Truong AD, Fan E, Brower RG, et al. Bench-to-bedside review：mobilizing patients in the intensive care unit-from pathophysiology to clinical trials. *Crit Care* 2009；13（4）：216.
3) 日本離床研究会 編著：実践！早期離床完全マニュアル 新しい呼吸ケアの考え方．慧文社，東京，2010．
4) Morris PE, Goad A, Thompson C, et al. Early intensive care unit mobility therapy in the treatment of acute respiratory failure. *Crit Care Med* 2008；36（8）：2238-2243.
5) 卯野木健：最も新しい重症患者の早期離床の考え方 鎮静管理とリハビリテーション．学研メディカル秀潤社，東京，2013：42-57，71-78，102-103．
6) 大内玲：スパルタ早期離床の行方．重症集中ケア 2016；15（5）：1-6．
7) 神山淳子：集中治療室での臥位・座位・端座位．重症集中ケア 2016；15（4）：28-32．
8) 中川遥：押さえておきたいPICSの基礎．ICNR 2016；3（3）：6-12．
9) 佐藤英樹：炎症の基本的メカニズム．道又元裕，尾野敏明 編，イラストでわかる！ICUナースの生体侵襲ノート，日総研出版，東京，2015：52-56．
10) Leijten FS, De Weerd AW, Poortvliet DC, et al. Critical illness polyneuropathy in multiple organ dysfunction syndrome and weaning from the ventilator. *Intensive Care Med* 1996；22（9）：856-861.

＊1　起立耐性能：重力に抗して血圧や脳灌流圧を維持する心血管系の能力．

18 画像の見かた

尾野敏明

基礎知識

ICUでは「ポータブルX線写真」が主流

POINT 1
ICU入室患者で頻用されるのは「X線写真」である

画像検査には、X線、CT、MRI、エコーなど、いくつかの種類があります。

しかし、重症患者は、呼吸・循環が安定していないこと、また、複数のカテーテルやドレーンなどが挿入されていることなどから、画像撮影のために移動するのが難しい場合も少なくありません。そのような患者の場合、ポータブル撮影によるX線写真を用いて、状態評価を進めていくことになります。

ここでは、ICUで最もよく行われる胸部X線写真と、腹部X線写真について解説します。

POINT 2
X線写真は、白黒の濃淡でさまざまな情報を表現している

X線写真は、物質（組織）におけるX線の吸収度（透過性）の違いを利用し、色の濃淡（白と黒のコントラスト）で、さまざまな情報を表しています。

X線の吸収度の高さは「骨＞凝固した血液＞軟部組織（筋肉や組織）＞血液＞水＞脂肪＞空気」の順です。つまり、X線写真では、骨が白く、徐々に灰色から黒に移行します（図1）。

白色のフィルムに「X線が当たると、黒く感光する」と考えるとわかりやすいでしょう。

図1 体内を通過したX線と「写り方」のイメージ

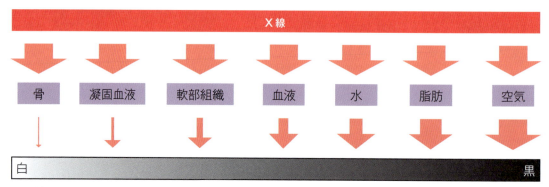

●X線の吸収度が高い（透過性が低い）ほど、白く写る

観察ポイントとケア①

胸部X線写真：肺、心臓と大血管、挿入物の状況がわかる

POINT 1
胸部X線写真からは「呼吸・循環」の情報が得られる

胸部X線写真は、X線検査のなかで、最も簡単で汎用される検査です。

簡便でありながら、呼吸・循環に関するさまざまな情報を得ることができるため、ICUにおいても頻用されます。

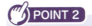
POINT 2
必ず「撮影条件」を確かめる

▶撮影条件の確認①
：撮影方法（P-AかA-Pか、図2）

ICUで行われるポータブル胸部X線写真（以

図2　単純X線とポータブルX線の違い

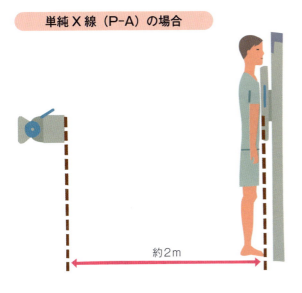

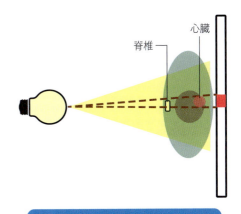

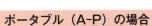

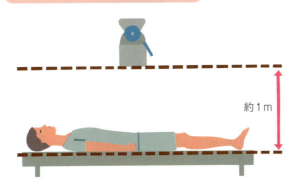

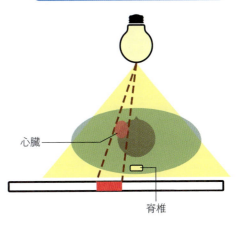

下ポータブル）と、立位で撮影する胸部単純X線写真（以下単純X線）では、写り方が異なります。

その違いは、X線を出す装置（以下管球）とフィルムまでの距離、フィルムを置く位置（前胸部or背側）などによって生じます。

①管球に近いほうが大きく写る

通常、単純X線では、フィルムを前胸部側に置き、背中側からX線を照射します。X線が「背中（後）→前胸部（前）」に向かって照射されるので、P-A（postero-anterior：背腹）像と呼んでいます。このときの管球とフィルムまでの距離は、2m弱です。

一方、ポータブルでは、仰臥位で背中の下にフィルムが置かれます。X線は前胸部→背中に向かって照射されるので、これをA-P（antero-posterior：腹背）像と呼びます。このときの管球とフィルムまでの距離は、およそ1mです。

では、単純X線とポータブルの違いをみていきます（図3）。

まず、マーカーの写り方に注目してください（図3-A）。左（P-A像）より右（A-P像）のほうが、間隔が広くなっています。P-A像よりA-P像のほうが管球とフィルムまでの距離が近いため、より管球に近い側（前胸部側）が拡大されて写るのです。

次に、心陰影に注目してください（図3-B）。心陰影も、左（P-A像）より右（A-P像）のほうが拡大しています。心臓も、身体中心から見ると「前方」に位置するため、A-P像では拡大して写ることになります。

図3　P-A像とA-P像：写り方の違い

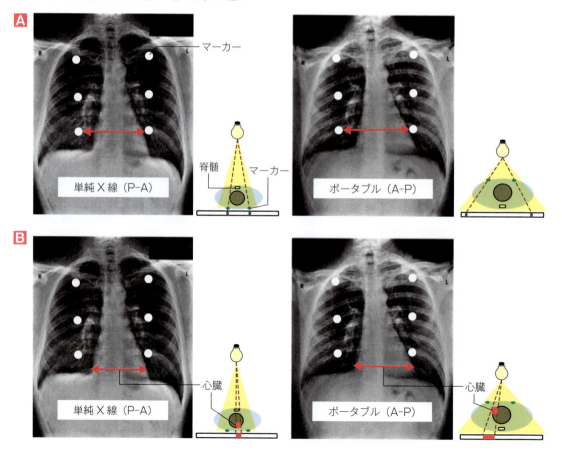

②経時的に比較するときは、特に注意

ICUでは、たびたび、入室前と入室後のX線写真を比較しますが、入室前の写真がP-A像、入室後の写真がA-P像だった場合、一概に比較できないことが上記からわかると思います。

だからこそ、まず、撮像されたX線写真が、P-A像なのかA-P像なのかを見分けることが必要です。

▶撮影条件の確認②
：撮影状態（ねじれ・傾きの有無）

X線写真は、物質のX線透過性の違いを利用し、白黒の濃淡だけでさまざまな情報を表現します。そのため、撮影時の身体のねじれ・傾きなどで透過性が変化します。

では、傾き・ねじれのある画像の写り方を見ていきます（図4）。

①傾きがあると、「下側」の透過性が低下したように見える

まず、左右肺のコントラストに着目してください。一見すると、右肺に比べ、左肺全体が白っぽく見えるでしょう。

本来、胸郭内臓器は左右対称ではありません。しかし、左右肺のX線の透過性（濃淡）は、ほぼ同じです。そのため、どちらか片方が白っぽい場合は、X線の吸収度が組織で高まっている（透過性が低下している）ことを意味します。

しかし、鎖骨付近に着目すると「胸椎の棘突起と左右鎖骨との距離」に違いが見えるでしょう。これはX線写真が「真正面から」ではなく、身体が「少し斜めになった状態」で撮像されたことを意味します。身体の傾きによって左肺に肩甲骨や皮下組織が重なり、あたかも左肺の透過性が低下したように見えているのです。左乳房の陰影を見ても左側部が少し下になっていることがわかると思います。

このように胸部X線写真を見るときは、真正面から撮られているかを確認することが重要です。骨格（肋骨や肩甲骨など）や皮下などの透過性にも着目し、左右差がないか確認します。

図4 「傾いた姿勢」で撮像されたX線写真

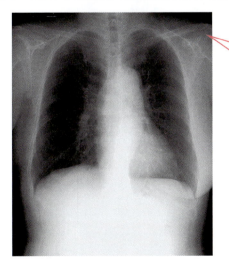

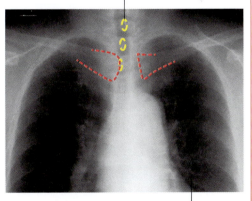

棘突起（本来なら、左右の鎖骨の中央に写る）

「下になった」ぶん肩甲骨や皮下組織が重なって白っぽく写る

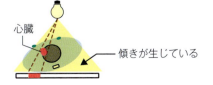

心臓　　傾きが生じている

POINT 3
構造物の辺縁や境界から、病変の位置を把握する（図5）

▶横隔膜：「高さ」「辺縁の角度」をみる

　まず、横隔膜の高さを見ます。通常、横隔膜は、後面（背部）第10肋骨の位置にあり、右が左より1/2肋間程度高い位置にあります。しかし、COPD（chronic obstructive pulmonary disease：慢性閉塞性肺疾患）などの場合は、横隔膜が腹腔側（下側）に下垂します。

　次に、CPアングルと呼ばれる肋骨横隔膜角（肋骨と横隔膜で形成される辺縁）を見ます。通常、この部分の角度は鋭角に描出されます。しかし、胸水などの貯留があると、この角度は鈍化します。

▶縦隔：「辺縁の鮮明度」をみる

　さらに、心臓横隔膜角や縦隔陰影（心血管系の辺縁）を見ます。通常、臓器の陰影の輪郭は、透過性の違いによる濃度差によって描出されます。これらの輪郭・辺縁が不鮮明な場合（シルエットサイン陽性）から、その病変の解剖学的位置関係（局在）を知ることができます。

　例えば、右中下肺野に浸潤陰影が認められた場合を考えてみましょう。右房辺縁が不鮮明なら、中葉に病変があることを示唆します。逆に、病変部が右下葉であれば、何らかの透過性低下があっても右房辺縁は見える、ということになります。

図5　構造物の辺縁・境界の見かた

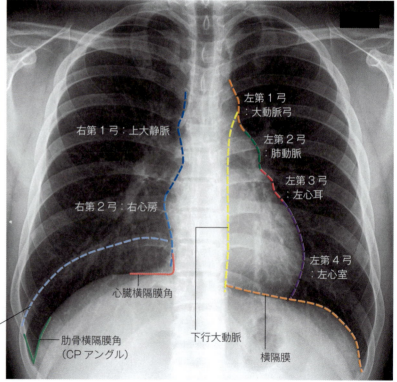

「CPアングルが鈍角」「シルエットサイン陽性」は、異常のサイン

POINT 4
各種チューブ・カテーテル類の位置を確認する

生体内に留置されるさまざまな**チューブ・カテーテル類**は、原則としてX線非透過性であるため、胸部X線写真に描出されます（図6）。

私たち看護師は、日常看護業務として、チューブ・カテーテル類の挿入部位を適時確認していますが、最も確実な確認方法は「X線写真」なのです。気管チューブをはじめ、チューブ、カテーテル類の**最適な位置**を理解し、X線写真で確認できるようにしておくとよいでしょう。

▶ 見にくい場合は、電子カルテ上の「白黒反転」機能を使う

なお、コンピュータX線撮影（CR）であれば、コントラストや明暗の変更・拡大を、パソコン上で簡単に行えます。パソコンでいろいろ調整しても元の画像が置き換わることはありませんので、確認しやすいよう調整し、観察してみるとよいでしょう。

図6 チューブ・カテーテル類の位置関係

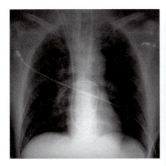
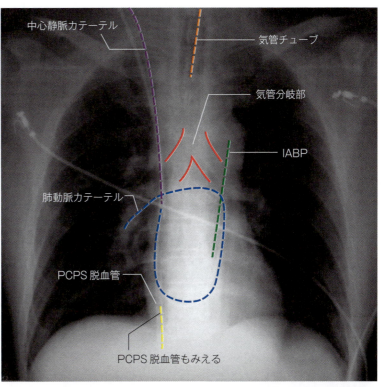

チューブ・カテーテル類の正しい位置

- 気管チューブ ……… 気管分岐部より3～5cm上方
- 中心静脈カテーテル … 上大静脈
- 肺動脈カテーテル …… 肺門から2cm以内の肺動脈
- IABP ……………… 大動脈弓部直下

［上記以外でよくみられるもの］
- 経鼻胃管 ………… 先端および側孔が左横隔膜下で胃内に存在
- 胸腔ドレーン ……… 第6～8肋間から上前方（気胸）、後下方（胸水）

白黒反転した画像

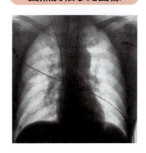

観察ポイントとケア②

腹部X線写真：ガス、脂肪組織に接する部位に注目

POINT 1
腹部単純X線写真では、ガスや臓器の形状などがわかる

腹部単純X線写真は、炎症や外傷などによる消化管内の異常ガスや腹腔内の遊離ガス、腹水などの確認、さらに肝・腎・脾臓の大きさ・形・位置などの観察、腫瘤陰影などの病変観察を目的に撮影されます。

腹部単純X線写真は、仰臥位（背臥位）正面像が基本です。ただし、異常ガスや液体貯留を評価するときには、立位正面像の撮影が行われます。

POINT 2
腹部単純X線写真では「大きな異常」を中心にみていく

腹部単純X線写真の場合、ほとんどの臓器は液性濃度（グレーっぽい色）を示します。そのため、輪郭がわかりにくく、同定できるのは、消化管内のガスが隣接している場合と、後腹膜腔の脂肪組織に接している肝臓、腎臓、大腰筋などに限られます。

したがって、腹部単純X線写真は、慣れないと「どこに異常があるか」がわかりにくいため、まず、腹部臓器の解剖学的位置関係をイメージし、X線写真と重ね合わせながら「大きな異常」をみるようにするとよいでしょう（図7）。

図7 腹部単純X線写真の見かた

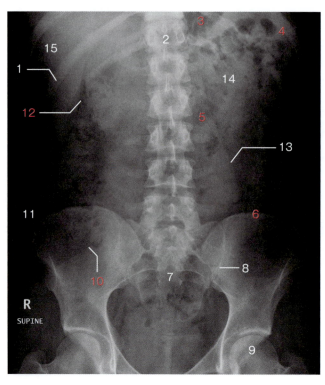

1 第11肋骨
2 第12胸椎
3 胃泡
4 腸管ガス（脾弯曲部）
5 腸管ガス（横行結腸）
6 腸管ガス（S状結腸）
7 仙骨
8 仙腸関節
9 大腿骨頭
10 腸管ガス（盲腸）
11 腸骨稜
12 腸管ガス（肝弯曲部）
13 大腰筋
14 左腎臓
15 肝臓

※ 色字はガスを示す

POINT 3
描出されている臓器の状況を確認し、異常所見を探る

▶腹部単純X線写真で描出される主な臓器

腹部単純X線写真では、胃や消化管、肝臓や腎臓、膀胱などが描出されます（図8）。これらの見え方（きちんと見えるか、位置は正常か、異常な石灰化やガス・液体はないか）をチェックします。

① 充実性臓器

肝臓と腎臓は、臓器周囲の脂肪が、辺縁を黒く縁取ったように見えます。

脾臓も一部見えますが、とても見にくいです。

また、膵臓は通常見えません。

肝臓や腎臓などの辺縁が見えない場合は、腹水（出血）貯留が考えられます。

腹水の代表的徴候であるDog's ears sign（膀胱を「犬の顔」、貯留した液体による陰影を「犬の耳」に見たてる）と併せて確認してみるとよいでしょう（図9）。

② 中（菅）腔臓器

消化管は、ガスを参考に見ます。

③ その他

横隔膜、骨、大腰筋などが見えます。

大腰筋が確認できない場合は、腎損傷に伴う出血などが考えられます。

図8　主な臓器の位置関係把握のヒント

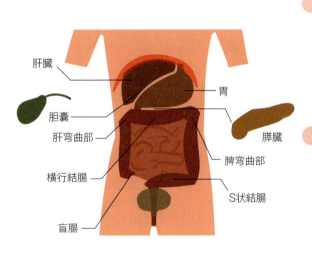

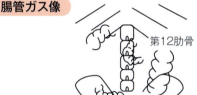

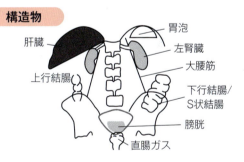

図9　Dog's ears sign

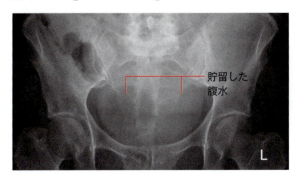

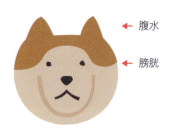

POINT 4
遊離ガスは「立位像」でないとしっかり見えない

消化管のガスパターンを見て、異常を認めた場合や、突然の腹痛がある場合は、立位で撮影し、遊離ガス（Free air）と鏡面像（Niveau）を確認します。

▶「ガスによる拡張」「鏡面像」はイレウスを示唆する

突然の腹痛を主訴として、急激に発症する疾患群を急性腹症といいます。

急性腹症のなかには、緊急手術などの処置を必要とする危険性の高い腹部疾患も含まれているため、すみやかな確定診断が必要です。

特に、腸閉塞（イレウス）の診断には、立位での撮影が非常に重要になります。

急性腹症で、腹痛、腹部膨満、嘔気・嘔吐を訴えた患者の腹部単純X線写真を図10に示します。

左側（仰臥位像）では見られない鏡面像が、右側（立位像）では見えることがわかるでしょう。

図10 遊離ガスと鏡面像

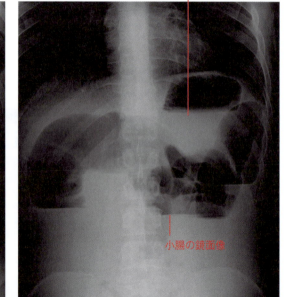

仰臥位像：大腸ガス／小腸ガス

立位像：胃の鏡面像／小腸の鏡面像

小腸がガスで拡張した場合はケルクリング（細かい縞模様）、大腸がガスで拡張した場合はハウストラ（丸みを帯びた太めの縞模様）がみえることが多い

鏡面像（ニボー）は「液体と気体の境界線」なので、くっきり写ったまっすぐな線として描出される

【文献】
1) 昆祐里:アセスメントに活かす画像読影 胸部X線.重症集中ケア 2014;13(4):2-8.
2) 妹尾聡美:アセスメントに活かす画像読影 腹部X線.重症集中ケア 2014;13(4):9-22.
3) 尾野敏明:呼吸器系のX線写真の見かた.エキスパートナース 2010;26(6):23-28.

Column　X線写真は、看護に必要？

　以前、ベテランの看護師から、「看護師は診断するわけではないのに、X線写真をみる必要性があるんですか？」と尋ねられたことがあります。
　確かに看護師は、医学的な診断は行いません。でも、X線写真は、医学的な診断をするときにしか利用されないのでしょうか？　「それは違うと思うけど…」という皆さんの声が、今にも聞こえてきそうです。では、看護師がX線写真をみる意味は何でしょうか？　この問いについて考えるには、"X線写真"を"血液検査"に置きかえてみると、とても明快になると思います。
　血液検査は、さまざまな医学的診断の際に、とても有用な情報をもたらします。そして、私たち看護師も検査結果に注目し、患者の病態把握やアセスメントに活かしています。X線写真も、血液検査と同様だと考えられませんか？
　検査データの解釈と同じように画像データをうまく読み解くことができれば、患者の体に起こっている変化を予測したり、看護ケアを評価したりすることにつながります。私たち看護師が得意とするフィジカルアセスメントにプラスして考えることができるならば、より高度な看護実践に結びつくことでしょう。
　少し理屈っぽいですが、ここで、言葉の意味を考えてみます。データは「客観的な事実を数値、文字、図形、画像などで表したもの」、情報は「データをある目的や意図を持って、意味づけしたもの」です。つまり、X線写真が、画像"データ"でしかないのか、画像"情報"になるのかは、それを取り扱う私たち医療者によって決まるのです。

（尾野敏明）

資料

「呼吸の状態」把握に役立つ指標

■ 酸素化の指標

	正常値	酸素化障害
肺胞気-動脈血酸素分圧較差（A-aDO$_2$）	<10〜20	>350
シャント率（$\dot{Q}s/\dot{Q}t$）	3〜5%	>20
呼吸係数（RI：A-aDO$_2$/PaO$_2$）	<0.33	>2.0
修正呼吸係数（M-index：P$_A$O$_2$/PaO$_2$）	1.1〜1.3	>2.5
酸素化係数（P/F比：PaO$_2$/FiO$_2$）	450〜470	<250

■ 酸素飽和度と酸素分圧

SpO$_2$	PaO$_2$
95	80
93	70
90	60
88	55
85	50
75	40

■ 動脈血液ガス分析

	項目	基準値	異常値
ガス交換の指標	動脈血酸素分圧（PaO$_2$）	85〜105Torr	60Torr以下（低酸素）
	動脈血二酸化炭素分圧（PaCO$_2$）	35〜45Torr	35Torr以下（過換気、呼吸性アルカローシス） 45Torr以上（低換気、呼吸性アシドーシス）
	動脈血酸素飽和度（SaO$_2$≒SpO$_2$）★	95%以上	90%未満
	肺胞気-動脈血酸素分圧較差（A-aDO$_2$）★	15Torr以下	15Torrを超える場合
酸塩基平衡の指標	pH	7.35〜7.45	7.35以下（酸血症）/7.45以上（アルカリ血症）
	重炭酸イオン（HCO$_3^-$）濃度★	23〜28mEq/L	22mEq/L以下（代謝性アシドーシス） 26mEq/L以上（代謝性アルカローシス）
	過剰塩基（BE）★	0（−3〜+3）	−2以下（代謝性アシドーシス） +2以上（代謝性アルカローシス）

★＝直接測定項目を用いて算出するもの

■ アシドーシスとアルカローシスの分類と原因

pH	HCO$_3^-$	PaCO$_2$	分類	原因疾患など
<7.35 アシドーシス	↑	↑	呼吸性アシドーシス	COPD・神経筋疾患など
	↓	↓	代謝性アシドーシス	糖尿病・腎不全・薬物中毒など
>7.45 アルカローシス	↓	↓	呼吸性アルカローシス	過換気症候群・薬物性・低酸素症に基づく過換気（間質性肺炎など）
	↑	↑	代謝性アルカローシス	繰り返す嘔吐・重炭酸の過剰投与・アルドステロン症・クッシング症候群

↑↓：一次性変化／↑↓二次性変化（代償性変化）

参考：呼吸モニタリング p.28／酸素投与 p.42／人工呼吸管理 p.56／人工呼吸器離脱 p.74

「循環の状態」把握に役立つ指標

■ スワンガンツカテーテルから得られる主な情報

	項目	基準値（めやす）	
右心系	中心静脈圧（CVP） ≒右房圧（RAP） ≒右室拡張終末期圧 （RVEDP）	2～8mmHg（平均圧）	上昇：循環血液量の増加、右心不全、心タンポナーデ 低下：循環血液量の低下（脱水、大量出血など）
	右房圧（RAP）	0～8mmHg（平均圧）	a波（心房充満波）の上昇：三尖弁狭窄 v波（心室充満波）の上昇：三尖弁逆流、右心不全
	右室圧（RVP）	収縮期：15～30mmHg 拡張期：1～7mmHg	収縮期の上昇：肺高血圧、肺動脈弁狭窄など 拡張期の上昇：右心不全、心タンポナーデなど
	肺動脈圧（PAP）	収縮期：15～30mmHg 拡張期：8～15mmHg 平均圧：10～18mmHg	肺動脈圧の拡張期圧で肺動脈楔入圧の代用が可能
	肺血管抵抗（PVR）	＜250dynes/秒/cm^5	右心系後負荷の指標
	右室拡張終期容量（RVEDV）	80～150mL/m^2	右室の拡張能の指標
	右室駆出率（RVEF）	45～50%	右室の拍出能の指標
左心系	体血管抵抗（SVR）	800～1,200dynes/秒/cm^5	左室の拍出に対する抵抗
	肺動脈楔入圧（PAWP） ≒左房圧（LAP） ≒左室拡張末期圧 （LVEDP）	4～13mmHg（平均）	上昇：僧帽弁狭窄症、大動脈弁不全症、左心不全、虚血性心疾患など 低下：循環血液量低下
その他	連続心拍出量（CCO）	4.0～8.0L/分	心臓が1回の拍出で送り出す血液の量
	心拍出量係数（CCI）	2.5～4.0L/分/m^2	1m^{2}あたりの1分間の心臓拍出血液量 （心拍出量÷体表面積）
	混合静脈血酸素飽和度（SvO$_2$）	60～80%	大静脈血・下大静脈血・冠静脈血が混じり合った血液の酸素飽和度

■ 心筋梗塞における血清酵素の経時的変化

検査項目	上昇開始時間	最高値を示す時期	正常化する時期	備考
ミオグロビン	1～3時間	6～10時間	2～3日	発症後早期に上昇
CK、CK-MB	4～6時間	17～24時間	3～5日	
CPK	4～6時間	17～24時間	3～5日	心筋壊死量推定
AST	3～6時間	12～30時間	3～5日	
トロポニンT	3～4時間	10～20時間 3～7日	1～3週	微小梗塞の推定 2峰性を示す
ミオシン軽鎖I	6～8時間	4～6日	1～3週	梗塞サイズの推定
LDH	6～10時間	2～3日	1～2週	

参考：循環モニタリング p.86／補助循環 p.102／ペーシング p.116

「消化器系の状態」把握に役立つ指標

■ ブリストル便形状スケール

1. コロコロ便	硬くてコロコロのウサギの糞状の排便困難な便
2. 硬い便	ソーセージ状の硬い便
3. やや硬い便	表面にひび割れのあるソーセージ状の便
4. 普通便	表面がなめらかで軟らかいソーセージ状、あるいは蛇状のようなとぐろを巻いた便
5. やや軟らかい便	水分が多く、やや軟らかい便
6. 泥状便	境界がほぐれて、ふにゃふにゃの不定形の小片便、泥のような便
7. 水様便	水様で、固形物を含まない液体状の便

Lewis SJ, Heaton KW. Stool Form Scale as a Useful Guide to Intestinal Transit Time. *Scandinavian Journal of Gastroenterology* 1997；32（9）：920-924.

参考：ショックの理解 p.8／栄養管理 p.188

「脳神経系の状態」把握に役立つ指標

■ 脳ヘルニアと頭蓋内圧亢進症状

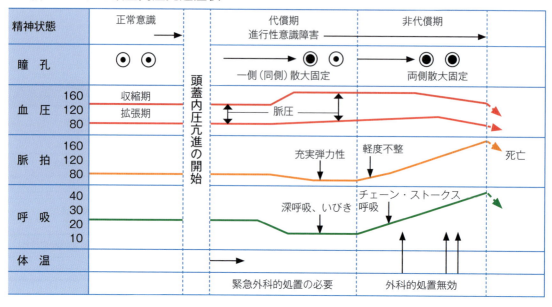

参考：脳神経モニタリング p.220／ドレーン管理 p.208

「その他」状態把握に役立つ知識

■ 不随意運動

種類	特徴	病変部位	原因疾患
振戦	体の一部あるいは全身の規則的な震え	大脳基底核、小脳、中脳	パーキンソン病、本態性振戦
ミオクローヌス	急速に起こる筋攣縮によって体の一部がピクッと動く	大脳皮質、脳幹、脊髄	ミオクローヌス、てんかん、リピトーシス、クロイツフェルト・ヤコブ病、亜急性硬化性全脳炎、無酸素脳症
舞踏様運動	手・足・顔などが不規則に動き、踊るような動作の運動	線条体、視床下核	ハンチントン病、小舞踏病、シデナム舞踏病、老人性舞踏病、脳血管障害
バリズム	舞踏運動より振幅が大きく、上下肢の投げ出すような粗大で激しい運動	視床下核	脳血管障害、腫瘍、脳動脈奇形、多発性硬化症、高血糖高浸透圧症候群
ジストニア	舌の捻転突出、体幹のねじれや四肢のつっぱり、眼球上転といった筋緊張の異常な亢進	大脳基底核、感覚系	遺伝性ジストニア、ウィルソン病、脳性麻痺
ジスキネジア	舌や口をもぐもぐ、くちゃくちゃさせるような、ゆっくりとした不規則、多様な運動	大脳基底核	抗精神病薬・抗パーキンソン薬・抗てんかん薬などの薬剤

■ ICUにおける痛み・不穏・せん妄のアセスメントと管理

	痛み	不穏	せん妄
評価	各勤務帯4回以上＋随時 評価ツール ● 意志表示可能ならNRS、意思表示不可能ならBPSやCPOT 評価 ● 痛みあり：NRS≧4、BPS＞5、CPOT≧3	各勤務帯4回以上＋随時 評価ツール ● RASS、SAS、脳機能モニター（筋弛緩薬使用中） 評価 ● 不穏：RASS＋1〜＋4、SAS5〜7 ● 覚醒かつ平穏：RASS0、SAS4 ● 浅い鎮静：RASS－1〜－2、SAS3 ● 過鎮静：RASS－3〜－5、SAS1〜2	各勤務帯ごと＋随時 評価ツール ● CAM-ICU、ICDSC 評価 ● せん妄あり：CAM-ICU陽性、ICDSC≧4
治療	● 30秒以内に鎮痛し再評価 ● 非薬物治療：リラクセーション療法 ● 薬物療法：非神経障害性ならオピオイド静注or非オピオイド鎮痛薬、神経障害性ならガバペンチンorカルバマゼピン＋オピオイド静注、腹部大動脈瘤術後や肋骨骨折なら硬膜外麻酔	● 目標：RASS－2〜0、SAS3〜4 ● 鎮静が浅い（RASS＞0、SAS＞4）：痛みの評価・治療後に再評価・治療。アルコールやベンゾジアゼピンの離脱症状がない限りベンゾジアゼピンの使用を避ける ● 鎮静が深い（RASS＜－2、SAS＜3）：目標スコアになるまで鎮痛薬をいったん中止し、投与前投与量の50％量から再開	● 必要であれば痛み治療 ● 患者の環境整備 ● 薬物治療：アルコールやベンゾジアゼピンの離脱症状がない限り、ベンゾジアゼピンの使用を避ける。リバスチグミンの使用を避ける。QT延長リスクがある場合、抗精神病薬の使用を避ける
予防	● 頓用の鎮痛薬投与and/or非薬物療法 ● まず鎮痛、次に鎮静	● 禁忌がない限り、普段からSBT、早期のリハビリテーション	● 早期からの運動療法 ● 睡眠導入 ● ベンゾジアゼピン使用を避ける ● 適応があるなら抗精神病薬を再開

Barr J, Fraser GL, Puntillo KA, et al. Clinical practice guidelines for the management of pain, agitation, and delirium in adult patients in the intensive care unit. *Crit Care Med* 2013；41：263-306.

参考：人工呼吸管理 p.56 /人工呼吸器離脱 p.74 /ポジショニングと早期離床 p.240

索引

和文

あ

アーチファクト	239
アゴニスト	146
アシスト比	108
アシネトバクター	160,172
アセトアミノフェン	155,228
アドレナリン	18,23
アトロピン	18
アナフィラキシー	96
──ショック	17,176
アルブミン	130,143,198
安静	105,142,240
アンダーセンシング	121
アンタゴニスト	146

い

異化	179
易感染	180,206
意識障害	15,176,184,222
意識レベル	227,246
維持輸液	134
移植片対宿主病(GVHD)	133
一時的ペースメーカー	124
イレウス	260
陰圧呼吸	60
インスリン抵抗性	180
咽頭部痛	153
インフォメーションドレーン	208

う・え

うっ血性心不全	150
うつ熱	200
運動麻痺	231
栄養管理	188
栄養障害	192
塩化カルシウム	185
嚥下困難	49
炎症性サイトカイン	142
エンテロバクター	160,172

お

嘔気	25,156
嘔吐	156,176
オートトリガー	66
オーバーセンシング	122
悪寒	200
オキシマスク	53
オピオイド	154

か

外傷	18,132,178,200,208
咳嗽	24
開放式ドレナージ	208
加温	144
加湿	49
下肢の虚血	106
過大侵襲	200,240
カテコールアミン	19,96,179,206
──製剤の交換	137
カフ圧管理	72
カプノグラム	35,39
カプノメーター	35
カプノメトリー	35
カフピークフロー	82
カフリークテスト	82
換気血流比不均等分布	55
換気障害	82
肝機能障害	133
観血的動脈圧モニター	90
カンジダ	173
間質性肺炎	55
感染管理	160
感染症	14,114
感染徴候	143,217
完全房室ブロック	117

き

顔面蒼白	9
気管吸引	34,165
気管挿管	133
気管チューブの固定	72
気胸	63,210
起座呼吸	24
拮抗薬	146
気道加湿	72
気道クリアランス	82
気道閉塞	17,83
機能的残気量	47,81
吸収性無気肺	55
急性期高血糖	178
急性心筋梗塞	23
急性腎傷害(AKI)	22
急性腎不全	138
急性膵炎	138
急性腹症	260
吸入酸素濃度	50
胸腔ドレーン	210
強心薬	152
胸水	210,256
強制換気	62
胸部X線写真	253
胸部誘導	88
鏡面像	260
局所麻酔薬	155
虚血性心疾患	87
虚脱	9
筋逸脱酵素	152
菌血症	166
筋弛緩薬	202
筋電図	238
筋力低下	242

く

クーリング	203

クッシング徴候 237	恒久的ペースメーカー 123	**し**
くも膜下出血 200	抗凝固薬 142,157	死腔 39
グラム陰性桿菌 160,172	抗菌薬 176	刺激薬 146
グラム陽性球菌 160	口腔乾燥 50	四肢誘導 88
グルカゴン 179	口腔ケア 72	自然気胸 26
グルコース・インスリン療法 185	高クロール性アシドーシス 186	持続的血液濾過（CHDF） 142
	高血圧 93	弛張熱 15
グルコン酸カルシウム 186	高血糖 178,206	失神 119,124
クレブシェラ 160	膠質浸透圧 130,143	至適目標エネルギー量 196
クロール異常 186	高体温 200	自発呼吸 62
	喉頭浮腫 17	シバリング 15,202
け	高ナトリウム血症 184	遮断薬 146
経腸栄養 193	高二酸化炭素血症 227	シャント 140
頸静脈の怒張 135	高濃度酸素 33,55	縦隔陰影 256
経肺圧 58	後負荷 23,86,95,150	出血 20,90,106,114,142,217
経皮的ペーシング 126	高マグネシウム血症 186	——傾向 144,157
外科的糖尿病 178	高流量システム 48	——性ショック 20,132,134
血圧上昇 135,237	誤嚥 175	循環血液量減少性ショック 19,134
血圧低下 19,110,133,143,176,206,246	呼吸困難 18,24,133,176	循環不全 162,205
	呼吸性アルカローシス 14	循環モニタリング 86
血液ガス 37,112	呼吸性変動 92,212	昇圧薬 17,152
血液浄化 138,186	呼吸パターン 227	消化管刺激薬 156
血液透析（HD） 140	呼吸不全 9,25,56,206	消化管出血 144
血液の再循環 112	呼吸モニタリング 28	消化管穿孔 208
血液培養 166	個人防護具（PPE） 165	消化器症状 15,25,156,176
血液分布異常性ショック 13		上気道狭窄・閉塞 82
血管拡張薬 150	**さ**	上行性網様体賦活系（ARAS） 220
血管作動薬 102	サードスペース 185	
血管収縮薬 18,150	サイトカイン 200	硝酸マグネシウム 186
血管内脱水 92	細胞外液 130,180	晶質浸透圧 130
血行動態 95	——補充液 134	静脈拡張薬 150
血漿浸透圧 130	細胞内液 129,180	褥瘡 152
血小板製剤 132	細胞内脱水 22	ショック 8,96,102,150
血栓塞栓症 110	酢酸リンゲル液 21	——指数 20
血糖測定 182	作動薬 146	——スコア 12
ケミカルメディエーター 13	酸素化障害 56	徐脈 18,21,122,206,237
下痢 133,186	酸素解離曲線 32	——性不整脈 116
限外濾過 138	酸素投与 18,42,133	シルエットサイン陽性 256
嫌気性代謝 15	酸素分圧 32	心陰影 254
	酸素飽和度 32,112	心外閉塞・拘束性ショック 26
こ	酸素マスク 53	腎機能障害 93,186
抗炎症薬 154		神経原性ショック 18
高カリウム血症 138,185		

神経症状 …… 186	**● せ ●**	中心静脈圧 …… 24
心係数(CI) …… 101	成長ホルモン …… 179	中心静脈カテーテル …… 150
心原性ショック …… 23	制吐薬 …… 156	───血流感染(CRBSI) … 166
人工呼吸管理 …… 133,240	生理食塩液 …… 134,185	中枢神経障害 …… 228
人工呼吸関連肺炎予防バンドル	赤血球製剤 …… 131	腸球菌属 …… 160
…… 175	舌根沈下 …… 227	腸閉塞 …… 260
人工呼吸器 …… 60	セットポイント上昇 …… 200	治療的ドレーン …… 208
───関連肺炎(VAP) … 74	セラチア …… 172	鎮静 …… 76,184,240
───離脱 …… 74	ゼロ点設定 …… 94	───薬 …… 202
心室細動・心室頻拍 …… 121	センシング不全 …… 121	鎮痛 …… 76,240
新鮮凍結血漿 …… 132	喘息 …… 176	───薬 …… 78,153
腎代替療法(RRT) …… 157	前負荷 …… 23,86,150	
心タンポナーデ …… 26	せん妄 …… 15,71,74,240	**● て ●**
心電図 …… 87		低アルブミン血症 …… 143
浸透圧 …… 20,130	**● そ ●**	低栄養 …… 197
───性脱髄症候群 …… 185	早期経腸栄養 …… 196	低カリウム血症 …… 186
心拍出量(CO) …… 95,206	臓器出血 …… 142	低カルシウム血症 …… 186
───低下 …… 19,23	臓器障害 …… 86,208	低血糖 …… 182
───増加 …… 105	早期離床 …… 240,250	低酸素血症 …… 133,227,242
心拍数低下 …… 242	創傷治癒遅延 …… 180	低酸素症 …… 24,47
心不全 …… 22,98,101,125,	蒼白 …… 21	低心機能 …… 125
135,150	創部痛 …… 153,240	低心拍出量 …… 22
───症状 …… 84,134	阻害薬 …… 146	低髄圧症 …… 215
心房細動・粗動 …… 157		低体温 …… 110,143,202
	● た ●	───療法 …… 205
● す ●	体位管理 …… 145	低ナトリウム血症 …… 185
髄液採取 …… 166	体位ドレナージ …… 83	低分子デキストラン …… 21
髄液ドレナージ …… 215	体液過剰 …… 138	低容量性ショック …… 21
錐体路 …… 231	体液喪失 …… 21,129	低流量システム …… 51
水頭症 …… 214	体液量減少性低ナトリウム血症	低リン血症 …… 186
髄膜炎 …… 166	…… 185	電解質異常 …… 87,184
スキントラブル …… 34	体温管理 …… 200,228	
スタンダードプリコーション … 160	対光反射 …… 228	**● と ●**
頭痛 …… 140	代謝性アシドーシス …… 138	頭蓋内圧(ICP) …… 234
ステロイド …… 18,154	大腸菌 …… 173	───亢進 … 205,227,235
ストレス性高血糖 …… 178	大量輸液 …… 22	───モニタリング …… 237
ストレスホルモン …… 179	大量輸血 …… 185	頭蓋内出血 …… 144
ストレス誘導性高血糖 …… 178	多臓器不全 …… 138,157	瞳孔径 …… 228
スパイクon T …… 121	脱気 …… 208	糖質コルチコイド …… 179
スパイナルドレーン …… 215	脱水 …… 180	糖新生 …… 180,188
スワンガンツカテーテル … 24,98		糖尿病 …… 182
	● ち ●	───性ケトアシドーシス … 186
	チアノーゼ …… 135	洞不全症候群 …… 117

動脈圧波形 ……………………… 90
動脈圧ライン（Aライン）……… 90
トータルフロー ………………… 50
吐血 ……………………………… 21
トリガー不全 …………………… 65
ドレーン管理 …………………… 208
トレンド波形 …………………… 40
ドロッピングテスト …………… 232

••••••••• な・に •••••••••

内因性PEEP …………………… 65
内因性カテコールアミン ……… 23
二相性CPAP …………………… 66
ニボー …………………………… 258
日本版敗血症診療ガイドライン
　2016 …………………………… 166
乳酸リンゲル液 ………………… 21
尿毒症 …………………………… 138
尿量低下 ……………………… 19,24
尿量増加 …………………… 105,206

••••••••• ね・の •••••••••

ネーザルハイフロー …………… 48
熱傷ショック …………………… 21
ネブライザー付ベンチュリー装置
 ……………………………………… 49
脳灌流圧（CPP）………………… 235
脳血流量（CBF）………………… 235
脳梗塞 …………………………… 93
脳室ドレーン …………………… 214
脳循環自動調節能 ……………… 226
脳神経モニタリング …………… 220
脳槽ドレーン …………………… 215
脳浮腫 …………………………… 185
脳ヘルニア ……………………… 228
ノーリア-スティーブンソン分類
 ……………………………………… 24
ノルアドレナリン …………… 17,23

••••••••• は •••••••••

肺・気道出血 …………………… 144
肺うっ血 …………………… 22,110
肺炎 …………………………… 166,206
肺虚脱 …………………………… 210
敗血症 ………… 96,138,168,178,
　206,240
── 性ショック ……………… 14
肺コンプライアンス …………… 63
肺シャント ……………………… 56
肺水腫 ………………… 22,24,58,110,
　132,206
肺塞栓 …………………………… 26
肺動脈カテーテル ……………… 98
肺動脈楔入圧（PAWP）………… 101
背腹（P-A）像 …………………… 254
ハイフローシステム …………… 48
肺胞虚脱 ………………………… 56
肺胞低換気 ……………………… 56
バソプレシン …………………… 17
抜管 ……………………………… 82
発熱 …………… 15,133,171,200,228
鼻カニューレ …………………… 54
バブリング ……………………… 211
ハリス-ベネディクトの推定式
 ……………………………………… 194
パルスオキシメーター ………… 30
バレー徴候 ……………………… 232
半閉鎖式ドレーン ……………… 208

••••••••• ひ •••••••••

腓骨神経麻痺 …………………… 105
ヒスタミン …………………… 13,21
必要エネルギー量不足 ………… 198
皮膚症状 ………………………… 176
肥満 ……………………………… 192
貧血 …………………………… 33,131
頻脈 ………………………… 135,152,206

••••••••• ふ •••••••••

ファイティング ………………… 66
フィブリノゲン ………………… 132
フェンタニル …………………… 155
フォレスター分類 …………… 24,98
不均衡症候群 …………………… 140
腹腔ドレーン …………………… 213
副交感神経遮断薬 ……………… 18
腹痛 ……………………………… 15
腹背（A-P）像 …………………… 254
腹部X線写真 …………………… 258
腹部膨満 ………………………… 15
腹膜炎 …………………………… 208
浮腫 …………………………… 17,21,130
不整脈 …………… 87,180,186,205
ブドウ球菌 …………………… 160,172
ブプレノルフィン ……………… 155
プラズマリフィリング ………… 143
ブランチテスト ………………… 25
フルクテーション ……………… 212
ブルンストロームステージ …… 232
プレアルブミン ………………… 198
プレショック …………………… 22
フロートラックセンサー ……… 95
フロー波形 ……………………… 65
プロスタグランジンE_2（PGE_2）
 ………………………………… 13,200

••••••••• へ •••••••••

平均血圧 ……………………… 92,246
平均動脈圧（MAP）…………… 235
閉鎖式ドレナージ ……………… 208
ペーシング ……………………… 116
── 不全 ……………………… 122
── 方式（モード）…………… 119
ペースメーカー植込み術 ……… 123
ペースメーカー機能不全 ……… 121
ヘパリン ………………………… 158
ヘマトクリット（Ht）…………… 20
ヘモグロビン（Hb）………… 30,42
ペンタゾシン …………………… 155
ベンチュリーマスク …………… 51
便秘 ……………………………… 156

••••••••• ほ •••••••••

縫合不全 ………………………… 208
房室ブロック …………………… 117
乏尿 ……………………………… 138
ポータブルX線写真 …………… 252
保温 …………………………… 143,203
ポジショニング ………… 152,240,247

補助換気 …………………………… 62
補助循環 ………………… 102,150,240
ホメオスタシス ……………………… 8

••••••••••• ま •••••••••••
マグネシウム異常 ………………… 186
マクロファージ …………………… 200
麻酔薬 …………………………… 202
マスクフィッティング …………… 68
末梢血管抵抗 …………………… 20,95
末梢冷感 …………………………… 16,246
慢性高二酸化炭素血症 ……………… 51

••••••••••• み〜も •••••••••••
水・電解質代謝 …………………… 128
脈圧拡大 …………………………… 237
脈拍触知不能 ………………………… 9
ミンガッツィーニ徴候 …………… 232
無気肺 …………………………… 55,206
無尿 ……………………………… 138
めまい …………………………… 21
免疫反応 ………………………… 133
免疫不全 ………………………… 58
モニター心電図 …………………… 87

••••••••••• や〜よ •••••••••••
遊離ガス ………………………… 260
輸液 …………………… 17,128,134
輸血 …………………… 21,128,131
──後GVHD ………………… 133
陽圧換気 ………………………… 60
腰椎ドレーン …………………… 215
予測上昇Hb値 …………………… 131
予防的ドレーン ………………… 208

••••••••••• り •••••••••••
リーク ………………………… 67,211
リガンド ………………………… 146
リザーバーマスク ………………… 51
離床 …………………………… 218,240
利尿 ……………………………… 22
──促進 ……………………… 242
──薬 …………………… 150,186

良肢位 …………………………… 249
緑膿菌 ………………………… 160,172
リンの異常 ……………………… 186
リンゲル液 ……………………… 134

••••••••••• る〜ろ •••••••••••
ループ利尿薬 …………………… 185
冷罨法 ………………………… 228
冷汗 …………………………… 21,25,246
レセプター ……………………… 146

欧文その他

••••••••••• A •••••••••••
Aライン（動脈圧ライン）……… 90
A/Cモード ……………………… 63
a-ADCO$_2$（肺胞気動脈血二酸化炭素分圧較差）……………… 37
A-P（腹背）像 ………………… 254
A-V block（房室ブロック）…… 117
AAIモード ……………………… 120
ABCDEバンドル ………………… 71
ADH（抗利尿ホルモン）……… 206
AIUEO TIPS …………………… 222
AKI（急性腎傷害）……………… 22
APRVモード …………………… 66
APTT（活性化部分トロンボプラスチン時間）………………… 132
ARAS（上行網様体賦活系）… 220
ARDS（急性呼吸窮迫症候群）… 66
ATP（アデノシン3リン酸）
 ………………………… 42,206
auto-PEEP ……………………… 65
autoregulation ………………… 226

••••••••••• B •••••••••••
bacterial translocation … 196,206
BALF（気管支肺胞洗浄液）… 166
BIPAPモード …………………… 66
BIS（鎮静度）…………………… 238
──モニター ……………… 238
BPS（行動疼痛スケール）……… 78

BRS（ブルンストロームステージ）
 ………………………………… 232

••••••••••• C •••••••••••
CAUTI（カテーテル関連尿路感染）
 ………………………………… 173
CBF（脳血流量）……………… 235
CMVモード …………………… 62
CO（心拍出量）………………… 95
CO$_2$ナルコーシス ……………… 51
cold shock …………………… 16
COPD（慢性閉塞性肺疾患）
 ……………………………… 58,256
CPAPモード ……………… 66,68,80
CPOT（重症患者疼痛観察法）… 78
CPP（脳灌流圧）……………… 235
CPアングル …………………… 256
CRBSI（カテーテル関連血流感染）
 ………………………………… 172
CRRT（持続的腎代替療法）… 157
CRT（心臓再同期療法）……… 125
CRT（毛細血管再充満時間）… 25
CRT-D（両室ペーシング機能付き植込み型除細動器）…………… 125
CRT-P（両心室ペースメーカー）
 ………………………………… 125
CVP（中心静脈圧）……………… 24

••••••••••• D •••••••••••
DDDモード …………………… 120
de-escalation ………………… 176
diastolic augmentation ……… 103
DIC（播種性血管内凝固症候群）
 ……………………………… 16,157
dicrotic notch ………………… 91

••••••••••• E •••••••••••
ECF（細胞外液）……………… 130
ECMO（体外式膜型人工肺）
 ……………………………… 112,157
EEG（脳波）…………………… 238
EF（左室駆出率）……………… 23
EGDT …………………………… 16

EMG（筋電図） ………………… 238
EPAP（気道内呼気陽圧） ……… 68
ESKAPE ………………………… 160
E$_T$CO$_2$（呼気終末二酸化炭素分圧）
　……………………………………… 35
EVLW（肺血管外水分量） ……… 97

・・・・・・・・・・ F～H ・・・・・・・・・・

F$_I$O$_2$（吸入気酸素濃度） …………… 46
GCS（Glasgow Coma Scale） … 224
GEDV（全拡張終期容量） ……… 97
GEF（全駆出率） ………………… 97
GVHD（移植片対宿主病） ……… 133
HFT（ハイフローセラピー） …… 84
HIV（ヒト免疫不全ウィルス）
　……………………………………… 133

・・・・・・・・・・ I・J ・・・・・・・・・・

IABP（大動脈バルーンパンピング）………………………………… 103
ICF（細胞内液） ………………… 130
ICHDコード ……………………… 119
ICP（頭蓋内圧） ………………… 234
　―――――モニター ………… 234
ICU-AW …………………… 71,240
IPAP（気道内吸気陽圧） ………… 68
ITBV（胸腔内血液量） …………… 97
JCS（Japan Coma Scale） …… 224

・・・・・・・・・・ M～O ・・・・・・・・・・

MAP（平均動脈圧） ……………… 235
MMT（徒手筋力テスト） ………… 232
NBGコード（国際ペースメーカーモード） ………………………… 119
NPPV（非侵襲的陽圧換気療法）
　…………………………… 58,67,84
NSAIDs（非ステロイド系消炎鎮痛薬） …………………… 154,228
ODA（客観的データ栄養評価）
　……………………………………… 192

・・・・・・・・・・ P ・・・・・・・・・・

P-A（背腹）像 …………………… 254

P$_A$CO$_2$（肺胞気二酸化炭素分圧）
　……………………………………… 37
PaCO$_2$（動脈血二酸化炭素分圧）
　……………………………………… 35
PaO$_2$（動脈血酸素分圧） …… 30,42
PAWP（肺動脈楔入圧） ………… 24
PCPS（経皮的心肺補助装置） 109
PCV（従圧式） …………………… 65
PEEP（持続気道陽圧） ………… 80
permissive under feeding …… 197
PGE$_2$（プロスタグランジンE$_2$）
　……………………………………… 200
PICS（集中治療後症候群） …… 240
PS（プレッシャーサポート） …… 80
PT（プロトロンビン時間） …… 132
PVPI（肺血管透過性係数） ……… 97

・・・・・・・・・・ Q・R ・・・・・・・・・・

qSOFAスコア …………………… 169
QT延長 …………………………… 186
RASS（リッチモンド鎮静興奮スケール） …………………… 78,238
recirculation …………………… 112
RRT（腎代替療法） ……………… 157

・・・・・・・・・・ S ・・・・・・・・・・

Sモード …………………………… 68
S/Tモード ………………………… 68
SaO$_2$（動脈血酸素飽和度）
　…………………………… 32,42,97
SAS（鎮静興奮スケール） ……… 78
SAT ………………………………… 76
SBT ………………………… 74,80
ScvO$_2$（中心静脈血酸素飽和度）
　……………………………………… 97
SGA（主観的包括的栄養評価）
　……………………………………… 192
SIMVモード ……………………… 66
SOFAスコア ……………… 14,168
SpO$_2$（経皮的動脈血酸素飽和度）
　……………………………………… 30
SSS（洞不全症候群） …………… 117
ST変化 …………………………… 89

SV（1回拍出量） ………………… 95
SVI（1回拍出量係数） ………… 96
SVR（体血管抵抗） ……………… 95
SVV（1回拍出量変化） ………… 95
systolic unloading ……………… 104

・・・・・・・・・・ T ・・・・・・・・・・

Tモード …………………………… 68
TBW（全体液量） ……………… 129
TMP（膜間圧力差） …………… 144
torsades de pointes …………… 186
TRALI（輸血関連急性肺障害）
　……………………………………… 132

・・・・・・・・・・ V ・・・・・・・・・・

V-A ECMO ……………………… 112
V-V ECMO ……………………… 112
VALI・VILI（人工呼吸器関連肺障害） ……………………………… 74
VAP（人工呼吸器関連肺炎）
　…………………………… 74,174
VCV（従量式） …………… 63,66
VDDモード ……………………… 120
V̇O$_2$（酸素消費量） ……………… 97
VOOモード ……………………… 126
VVIモード ……………… 120,126

・・・・・・・・・・ W・X ・・・・・・・・・・

warm shock ……………………… 14
weaning …………………………… 76
X線写真 …………………………… 252

・・・・・・・・・・ その他 ・・・・・・・・・・

12誘導心電図 …………………… 88
1回拍出量（SV） ………………… 95
　―――――係数（SVI） ……… 96
　―――――変化（SVV） ……… 96
2度房室ブロック ……………… 117
3学会合同人工呼吸器離脱プロトコル ……………………………… 74
3点誘導 …………………………… 87
5点誘導 …………………………… 87

これならわかる ICU 看護_{かんご}

2018年 4月1日　第1版第1刷発行	編　著	道又 元裕_{みちまた ゆきひろ}
2023年 3月8日　第1版第7刷発行	発行者	有賀 洋文
	発行所	株式会社 照林社
		〒112-0002
		東京都文京区小石川2丁目3-23
		電　話　03-3815-4921（編集）
		03-5689-7377（営業）
		http://www.shorinsha.co.jp/
	印刷所	共同印刷株式会社

- 本書に掲載された著作物（記事・写真・イラスト等）の翻訳・複写・転載・データベースへの取り込み、および送信に関する許諾権は、照林社が保有します。
- 本書の無断複写は、著作権法上での例外を除き禁じられています。本書を複写される場合は、事前に許諾を受けてください。また、本書をスキャンしてPDF化するなどの電子化は、私的使用に限り著作権法上認められていますが、代行業者等の第三者による電子データ化および書籍化は、いかなる場合も認められていません。
- 万一、落丁・乱丁などの不良品がございましたら、「制作部」あてにお送りください。送料小社負担にて良品とお取り替えいたします（制作部 ☎0120-87-1174）。

検印省略（定価はカバーに表示してあります）
ISBN978-4-7965-2426-1
©Yukihiro Michimata/2018/Printed in Japan